孕产胎教育儿百科

全新升级版

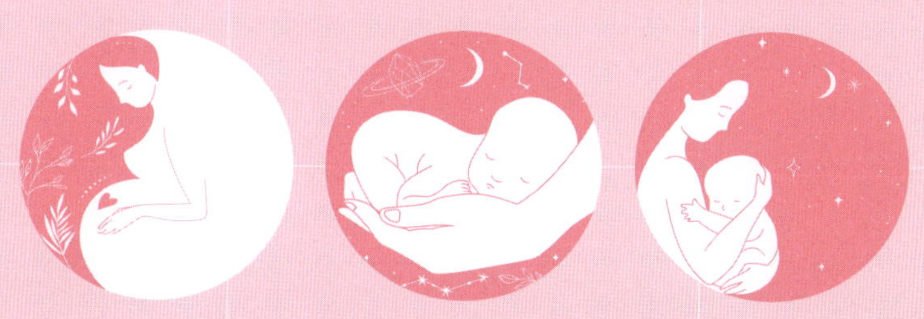

王山米・主编
北京大学人民医院妇产科主任医师

吉林科学技术出版社

图书在版编目（C I P）数据

孕产胎教育儿百科 ： 全新升级版 / 王山米主编 . —
长春：吉林科学技术出版社，2022.12
ISBN 978-7-5384-6535-8

Ⅰ . ①孕… Ⅱ . ①王… Ⅲ . ①围产期－妇幼保健－基本
知识②婴育儿－哺育－基本知识③胎教－基本知识
Ⅳ . ① R715.3 ② G610.8

中国版本图书馆 CIP 数据核字（2022）第 156957 号

孕产胎教育儿百科（全新升级版）

YUNCHAN TAIJIAO YU'ER BAIKE (QUANXIN SHENGJI BAN)

主　　编　王山米
出 版 人　宛　霞
策划编辑　穆思蒙　张　超
责任编辑　王聪会
封面设计　子鹏语衣
制　　版　悦然生活
幅面尺寸　167 mm × 235 mm
开　　本　16
字　　数　352千字
印　　张　22
印　　数　1-6 000册
版　　次　2022年12月第1版
印　　次　2022年12月第 1次印刷
出　　版　吉林科学技术出版社
发　　行　吉林科学技术出版社
地　　址　长春市福祉大路5788号出版大厦A座
邮　　编　130118
发行部电话/传真　0431-81629529　81629532　81629535
81629530　81629531
储运部电话　0431-86059116
编辑部电话　0431-81629517
网　　址　www.jlstp.net
印　　刷　长春百花彩印有限公司
书　　号　ISBN 978-7-5384-6535-8
定　　价　88.00元

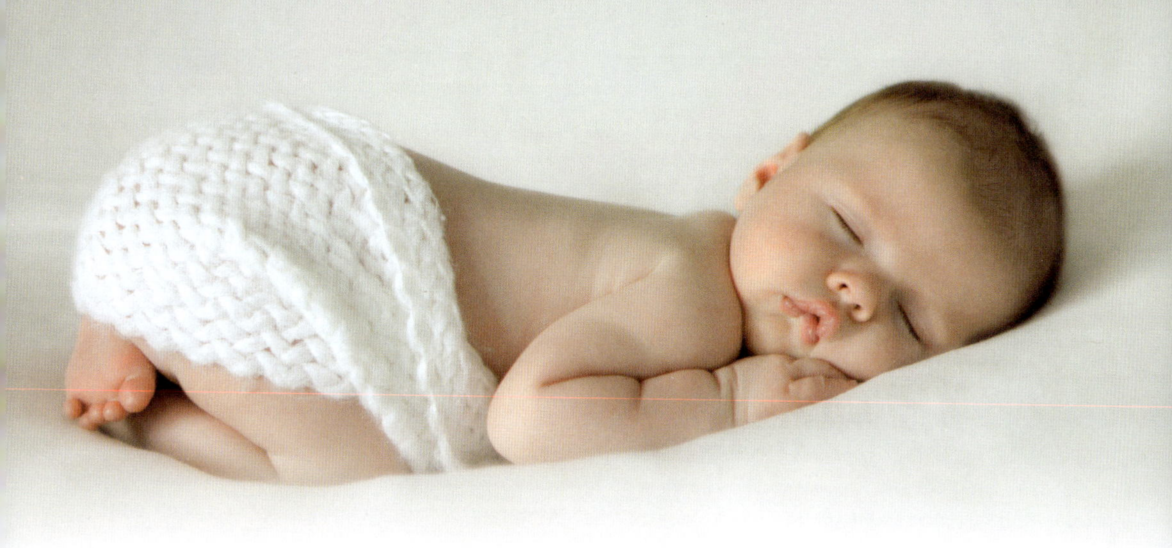

前言

PREFACE

对于有备孕计划的夫妻来说，一旦做好了要宝宝的准备，就应该立刻采取健康的生活方式，学习怀孕的各种知识。即便如此，面临着让人惊喜的成功怀孕，很多人仍会觉得突然，甚至都不清楚胎囊、胎芽和胎心意味着什么，就升级为“准爸爸”“孕妈妈”了。

从怀孕起，要健康饮食、规律生活。这不仅有利于宝宝出生后养成良好的生活习惯，还可以让大人在带宝宝时省心不少。

该吃孕妇奶粉吗？怎样避免受到辐射？感冒的时候怎么办？怀孕期间容易流鼻血，怎样快速止血……怀孕期间，孕妈妈可能会面临诸多问题，我们将为这些问题找到科学、全面、细致的答案。

用平和的心态看待怀孕，用快乐的方式进行胎教，把自己的愉悦传递给胎宝宝。每天抽点时间，散散步、听听音乐、折点千纸鹤、朗读诗歌……这样能让你心情平静，宝宝也会更加聪明可人。同时，你也会惊喜地发现，怀孕其实是轻松与愉悦的事，而不再是患得患失、顾虑重重。

宝宝娩出后，如何尽快开奶？乳汁不够怎么办？宝宝老是吐奶如何是好？宝宝出现了黄疸怎样护理……这诸多的事情让爸爸妈妈费尽心力，但看着宝宝一天天地成长，内心会油然而生一种强烈的幸福感。

怀孕、分娩、育儿的每个日子里，因期待而觉得漫长，因幸福而又觉得时光如梭。孕育过程的每一天，感受都是如此深刻。身为父母，尽情享受这段美妙时光吧！

目录

CONTENTS

第1篇 备孕·怀孕·产后篇

备孕（孕前12个月至“幸孕”降临）完美好孕早准备

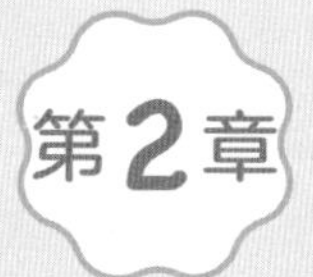

孕1月（1～4周）与胎宝宝的美丽邂逅

孕2月（5～8周）平安度过“多事之秋”

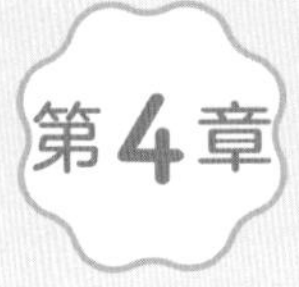

孕3月（9～12周）平稳度过危险期

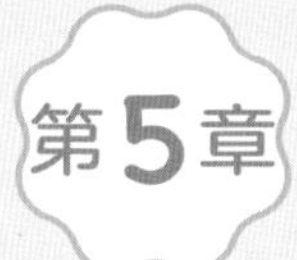

孕4月（13~16周）最舒适惬意的孕育阶段

第6章 孕5月（17～20周）在跳动中感受宝宝成长

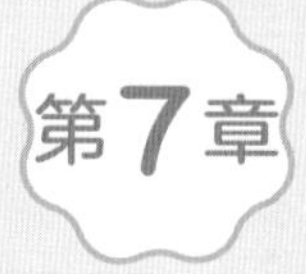

孕6月（21～24周）在妈妈的肚子里游来游去

孕7月（25~28周）在“小房子”里感受外面的世界

孕8月（29～32周）能清晰地从肚皮上看到胎动了

孕9月（33～36周）漫漫孕途倒计时

第11章 孕10月（37～40周）痛并幸福着

分娩(预产期前后2周) 翘首期盼的感动场面

第13章

产后护理　做回漂亮妈妈

第2篇 育儿篇

新生儿（0~1个月）

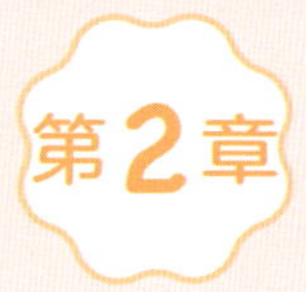

婴儿期（1个月~1岁）

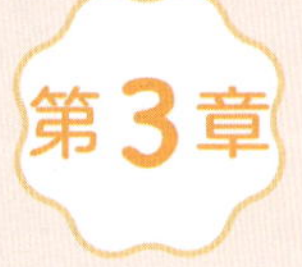

幼儿期（1～3岁）

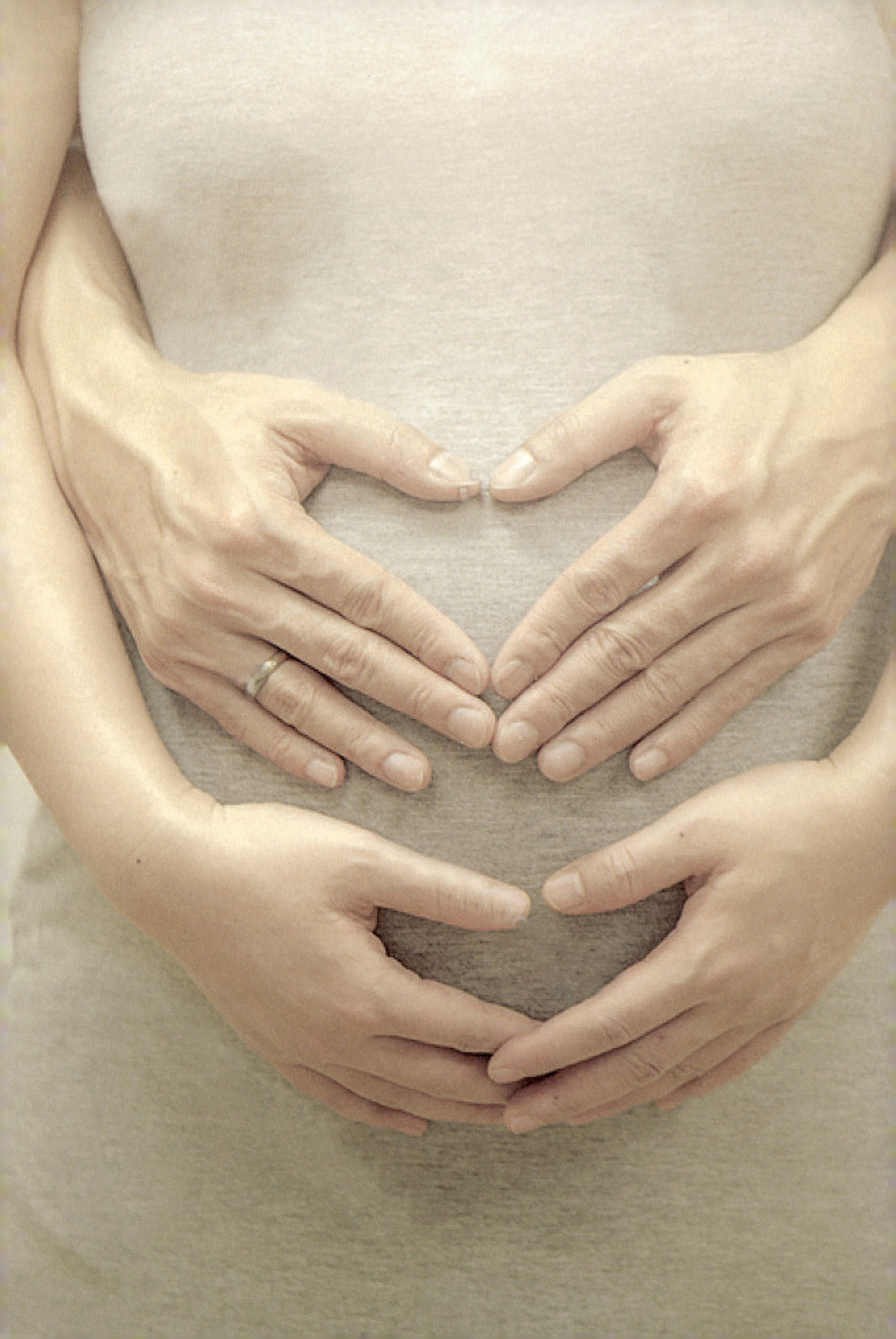

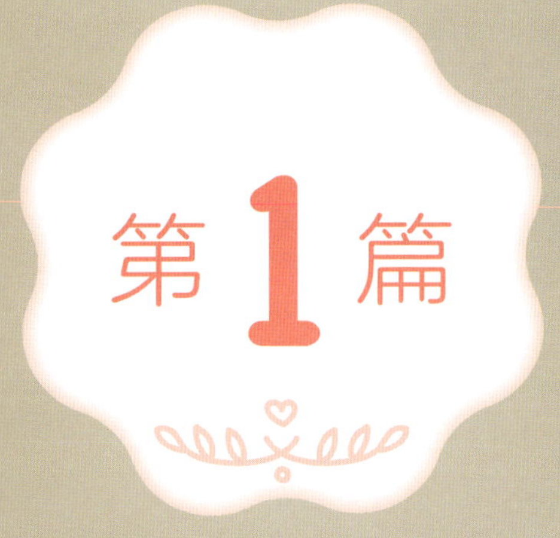

备孕·怀孕·产后篇

第1章
备孕（孕前12个月至“幸孕”降临）
完美好孕早准备

第2章
孕1月（1~4周）
与胎宝宝的美丽邂逅

第3章
孕2月（5~8周）
平安度过“多事之秋”

第4章
孕3月（9~12周）
平稳度过危险期

第5章
孕4月（13~16周）
最舒适惬意的孕育阶段

第6章
孕5月（17~20周）
在跳动中感受宝宝成长

第7章
孕6月（21~24周）
在妈妈的肚子里游来游去

第8章
孕7月（25~28周）
在“小房子”里感受外面的世界

第9章
孕8月（29~32周）
能清晰地从肚皮上看到胎动了

第10章
孕9月（33~36周）
漫漫孕途倒计时

第11章
孕10月（37~40周）
痛并幸福着

第12章
分娩（预产期前后2周）
翘首期盼的感动场面

第13章
产后护理
做回漂亮妈妈

第1章

备孕（孕前12个月至“幸孕”降临）完美好孕早准备

对孕育我的亲爱的爸爸妈妈来说，让我在妈妈那温暖的“小阁楼”里生活直到出生，是一个多么漫长、艰辛的过程，但这一过程又充满了无比的幸福感。孕育一个新生命是一件重大的事情，自然要求爸爸妈妈提前做好方方面面的准备工作，如心理准备、物质准备、知识准备等，力争做到有备而孕，唯有这样，才能让我顺利地搭乘上“幸孕”的列车。

——胎宝宝寄语

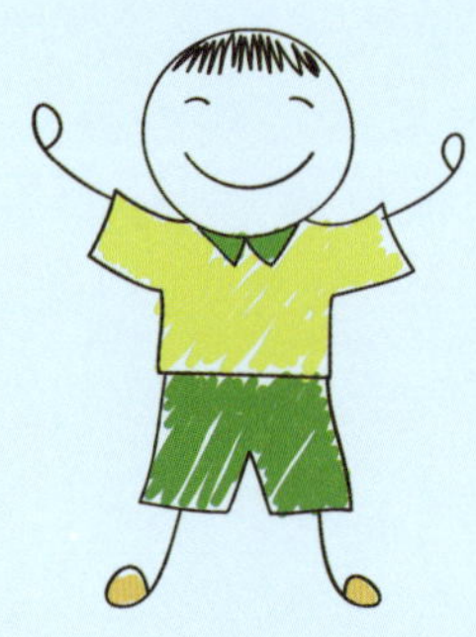

“幸孕”第一步：有备而孕

做好心理准备是迎接小宝宝的开始

在计划怀孕之前，夫妻双方都要做好充分的思想准备来迎接小宝宝。要有一个乐观、平和的心态，这对未来宝宝的成长是非常有好处的。在备孕的日子里，夫妻双方都要尽可能地放松身心，可以安排一些有趣的外出活动，如旅游度假等，来释放工作和生活的压力，让彼此都开心、顺心、安心，这对孕育一个开心、快乐的小宝宝是大有裨益的。

女性怀孕前一年备战计划表

提前 12 个月	做一次全面、详细的身体检查，若有问题，应及时治疗
提前 11 个月	孕前最好注射乙肝疫苗
提前 10 个月	着手改变不良的生活方式，实施健身计划
提前 8 个月	接种风疹疫苗，降低胎宝宝畸形的风险
提前 6 个月	停服有致畸作用的药物，留足时间使身体代谢掉这些有害物质
提前 5 个月	禁烟忌酒，提高精子与卵子结合率
提前 3 个月	提前补充叶酸，预防胎宝宝神经管畸形
提前 1 个月	放松心情，有助于提高受孕概率，孕育出健康的宝宝

算算生个宝宝得花多少钱

在计划怀孕之前，夫妻双方还要做好物质上的准备，这应视自身经济状况而定。实际上，怀孕期间花费最多的是生活费用，孕妈妈要增加营养以满足不同孕期身体对营养物质的不同需求，这就要求夫妻双方在制订孕前计划时，把这部分开支考虑在内。

怀孕后女性的身体外形会发生改变，这就需要通过穿着打扮来修饰身体的变化，如购买孕妇装、化妆品，准备合适的内衣和鞋子以及保护孕妈妈和胎宝宝的腹带等。这些服装或用品的专用性很强，怀孕结束后就不再使用，所以在购买时，要考虑价格因素。另外，这些物品使用的舒适性和安全性，是否会对孕妈妈和胎宝宝产生不好的影响，这些因素也应考虑周全。

此外，孕期产检是必不可少的，产检也需要一定的费用。所以，在做孕期费用预算时，要把产前检查以及孕期有可能会出现的意外因素所产生的费用都考虑在内，以免临时筹措。

另外，为了保证母子平安，孕妈妈应在医院分娩，所以分娩时的手术费用、住院费用以及新生儿出生后的费用等都应考虑在内。

在做孕期和生产费用预算时，应适当地准备宽裕一些，以备不时之需。

最佳怀孕年龄

女性最佳生育年龄

女性生育的最佳年龄段是 24 ~ 29 岁。在这个年龄段，女性生理成熟，卵子质量高，生育能力处于良好状态，而且精力充沛，容易接受孕产、育儿方面的最新知识。如在此年龄段怀孕生育，怀孕和分娩的危险性都大大降低，并且，此阶段生育的宝宝质量也相对较高，新妈妈也有精力照顾小宝宝。

与生育最佳年龄段相比，年龄过小——18 岁以下，身体还没有完全发育成熟，心智发育也不够健全，生活能力还比较弱，不容易应付将来对孩子的哺乳和养育；年龄过大——超过 35 岁，女性卵细胞会老化，质量也会降低，而且骨盆和韧带会变得松弛，盆底和会阴的弹性也变差，子宫的收缩力减弱，女性的生育能力降低，也会增加早产、难产、畸形儿的发生率，对优生优育不利。

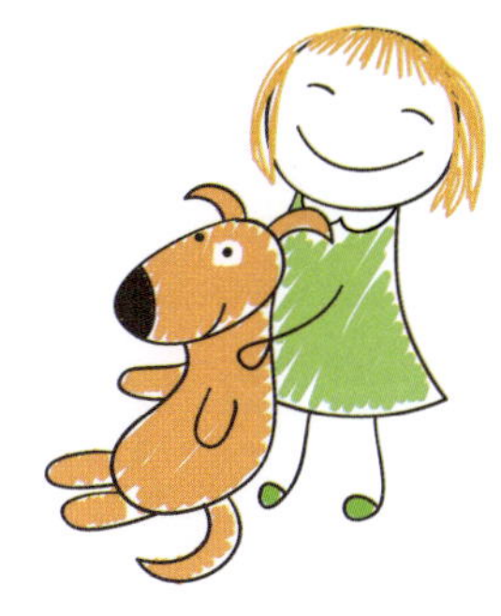

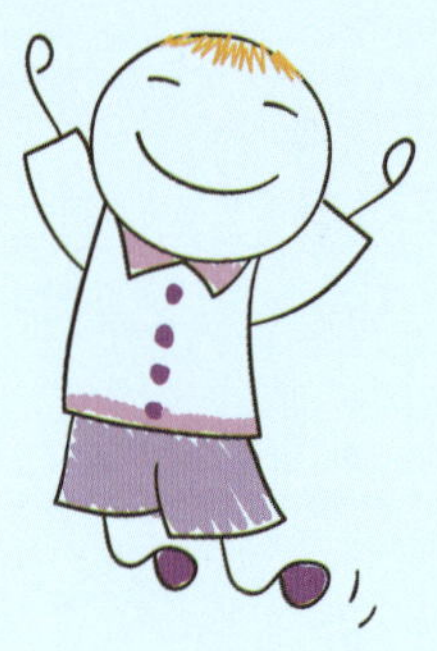

不同年龄段女性生育的优势和劣势比较

生育年龄段	生育优势	生育劣势
20~29 岁	流产、早产、难产、畸形儿的发生概率低；精力充沛，有能力照顾宝宝；重返职场压力不大	物质基础薄弱，经济压力大；可能由于工龄太短，无法享受产后福利
30~39 岁	夫妻关系稳定，在抚育宝宝问题上容易达成一致；职场上取得了一定成就，能享受到完全的产后福利；经济基础较为牢固，能支付起较高的养育费用	畸形儿发生的概率增高；35 岁以后的高龄孕妈妈早产的发生率较高，容易出现糖尿病、高血压等并发症；35 岁之后生育能力有所下降，流产概率增高
40 岁及以上	此年龄段的女性在社会上打拼已久，且多半已有生育经验，照顾孩子得心应手；有一定的经济基础积累，夫妻关系更融洽；职场基础牢固，不认为孩子是事业的绊脚石	流产概率高达 13%~15%；基因缺陷比例攀升；年龄较大，精力和体力均大不如前

男性最佳生育年龄

男性生育的最佳年龄段是 25~35 岁。这是因为，男性的精子质量一般在 30 岁时达到高峰，并将在随后的 5 年持续产生高质量的精子，过了 35 岁之后，男性体内的雄性激素开始衰减，而且精子基因突变的概率也相应地提升，精子的数量和质量都会有所下降，对孕育下一代不利。因此，一般来说，25~35 岁是男性的最佳生育年龄段。

一般来说，男女生育的最佳年龄组合是男性比女性稍微大点。准爸爸年龄稍大，心理相对成熟，工作和生活也比较稳定；孕妈妈年纪轻，生命力旺盛，能为胎宝宝营造一个好的孕育环境，对胎宝宝的生长发育有利。因此，这种组合更能孕育出优质的宝宝来。

夏秋之交是最佳受孕季节

怀孕前3个月是胎宝宝大脑组织开始形成和分化的关键期，这期间胚胎对子宫内的各种因素极为敏感，需要充足的营养供应和安全的母体环境。所以，选择最佳受孕季节，是关系到能否孕育出聪明、健康宝宝的一件大事，千万不可掉以轻心。

女性在夏秋之交受孕有两点好处。

1. 在夏秋之交，即7~9月怀孕，能使怀孕早期避开流行性感冒（流感）等病毒感染的高发期，有利于胎宝宝发育，同时孕妈妈可以放心地在室外散步，充分呼吸新鲜空气，而且此时各种新鲜的蔬菜、瓜果大量上市，孕妈妈可获取丰富的营养，促进胎宝宝健康成长。

2. 在夏秋之交怀孕，能使娇弱的孕早期避开寒冷、空气污染较重的冬季。在冬季，二氧化硫和总悬浮颗粒物浓度最高，生出缺陷儿的风险增加。

因此，从健康角度来考虑，最好不要在冬末春初怀孕。

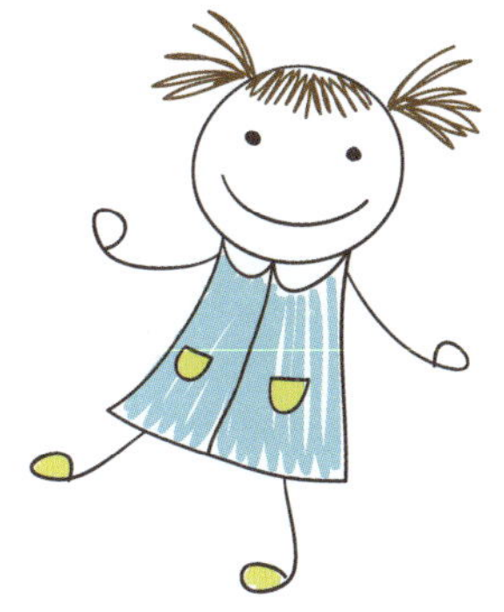

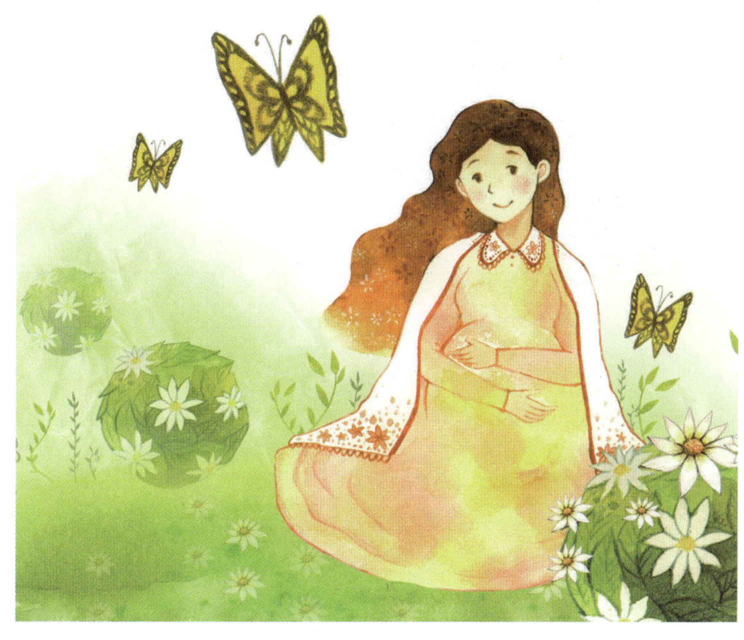

关于我们的身体

了解女性生殖系统

女性腹部的下 1/3 处就是生殖系统的内生殖器。卵巢是储存和释放卵细胞的，发育成熟的卵细胞会通过输卵管到达子宫。阴道是连接子宫与体外的通道。外阴是生殖器官外露部分的统称，由阴蒂及阴唇等组成。阴唇是包绕阴蒂及覆盖在阴道口和尿道口的皮肤褶皱，能够起到保护女性生殖系统的作用。

每个月，女性的身体中都会有数个未成熟的卵细胞在卵巢中发育，这就是通常所说的卵泡。一般说来，每个月只有一个卵细胞可以发育成熟，其他的卵细胞会慢慢萎缩。

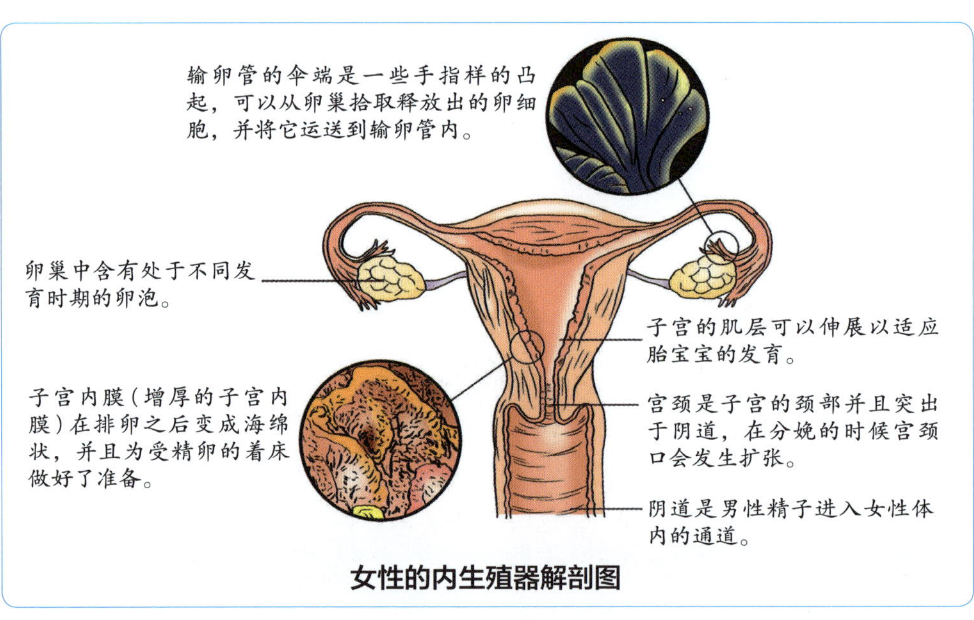

女性的内生殖器解剖图

了解男性生殖系统

阴茎和阴囊是男性外生殖器的两部分，阴囊内有两个睾丸，睾丸是精子生成的场所。精子储藏在紧贴睾丸后部的附睾中，并获得一定的运动能力。输精管联系着附睾和射精管，射精管和阴茎中的尿道是相通的。在射精的过程中，精子混合在精囊的腺体所分泌的囊液中。

男性从青春期开始，两个睾丸就会以大约每天 1 亿个精子的量不断产生精子。

精子头部里面是细胞核，有 23 条染色体，是人类遗传信息的代表。其中有一条性染色体 X 或 Y，能决定胎宝宝的性别。中间部分是与精子能量代谢相关的结构，可以为精子的游动提供能量。尾部长长的，像鱼尾巴，能使精子直线快速地游动。

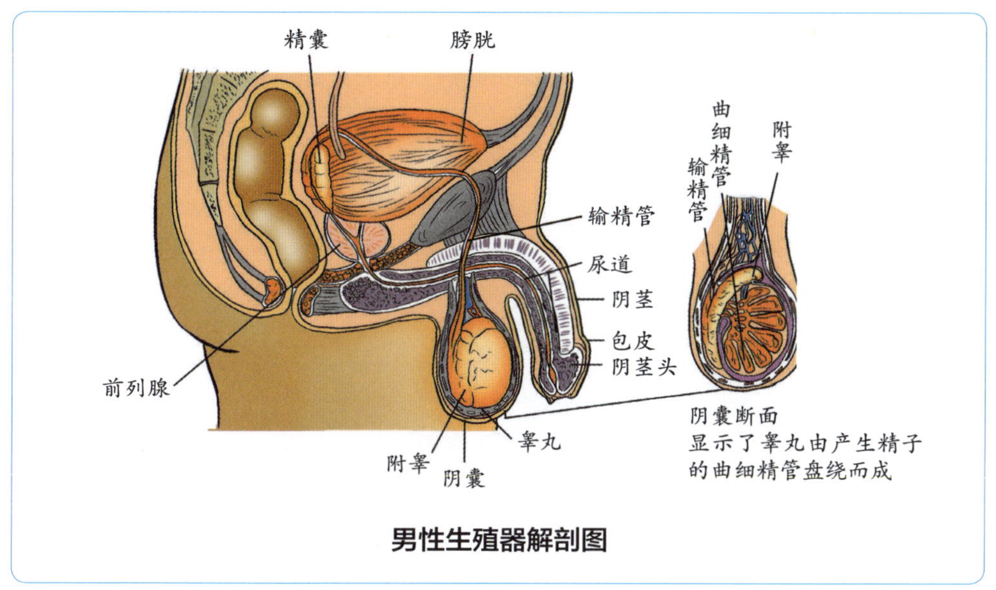

男性生殖器解剖图

最佳受孕体位

很多研究发现，同房体位和受孕是有关系的。好的同房体位，能更容易达到受精的目的。夫妻双方希望要宝宝时，同房的体位以让阴茎能深入射精，精液能汇集在子宫附近为着眼点，这可以使精子容易进入子宫，在输卵管中与卵子结合。最佳受孕体位有以下两种。

屈膝体位

女性弯曲双腿，把双脚放在男性肩上，这样能使阴道更多地露出，阴道的距离也可缩短，使阴茎更加深入。同时，由于后阴道腔的位置较低，能贮藏射出的精液，不致倒流出来。此外，女性还可以拿一个小枕头稍微垫高臀部并保持平躺睡姿，这样有助于精子游向子宫，增加了精卵接触的机会。男方射精后，最好等阴茎变软后再抽出。

胸膝位

女性跪着，放低胸部，并抬高臀部，这种体位阴茎固然无法深入，但阴道腔的位置降低，能储存精液。

采用这种体位时，女方最好在丈夫射精后平躺 30 分钟，这样能使精子更顺畅地进入子宫。

最佳受孕日期

在排卵日同房最容易受孕，所以，只要我们准确地找到了排卵日，也就知道了最佳受孕日期是哪一天，受孕就变得容易多了。我们可以通过排卵试纸和基础体温法来准确地找到排卵日。

排卵试纸找排卵日

先通过手机 App（如疯狂造人、怀孕管家、排卵期计算器等）推算出易孕期，然后在此期间使用排卵试纸进行测试即可。刚开始备孕的女性适合用这种方法。

方法

用洁净、干燥的容器收集尿液。持排卵试纸，将有箭头标志线的一端浸入尿液中，液面不可超过试纸的最高线（MAX 线），约 3 秒钟后取出平放，10～20 分钟观察结果，结果以 30 分钟内阅读为准。

结果判定

阳性

在检测区（T）及控制区（C）各出现一条色带。T 线与 C 线同样深，预测 48 小时内排卵；T 线深于 C 线，预测 14～28 小时排卵。

阴性

仅在控制区（C）出现一条色带，表明未出现过黄体生成素（LH）高峰或峰值已过。

无效

在控制区（C）未出现色带，表明检测失败或检测条无效。

基础体温法找排卵日

基础体温法是根据女性在月经周期中基础体温呈周期性变化的规律来推测排卵期的方法。一般情况下，排卵前基础体温在 36.6℃以下，排卵后，基础体温上升 0.3～0.5℃，持续 14 天，从排卵前 3 天到排卵后 1 天这段时间是容易受孕期。以月经周期 28 天为例，基础体温示意图如下所示。

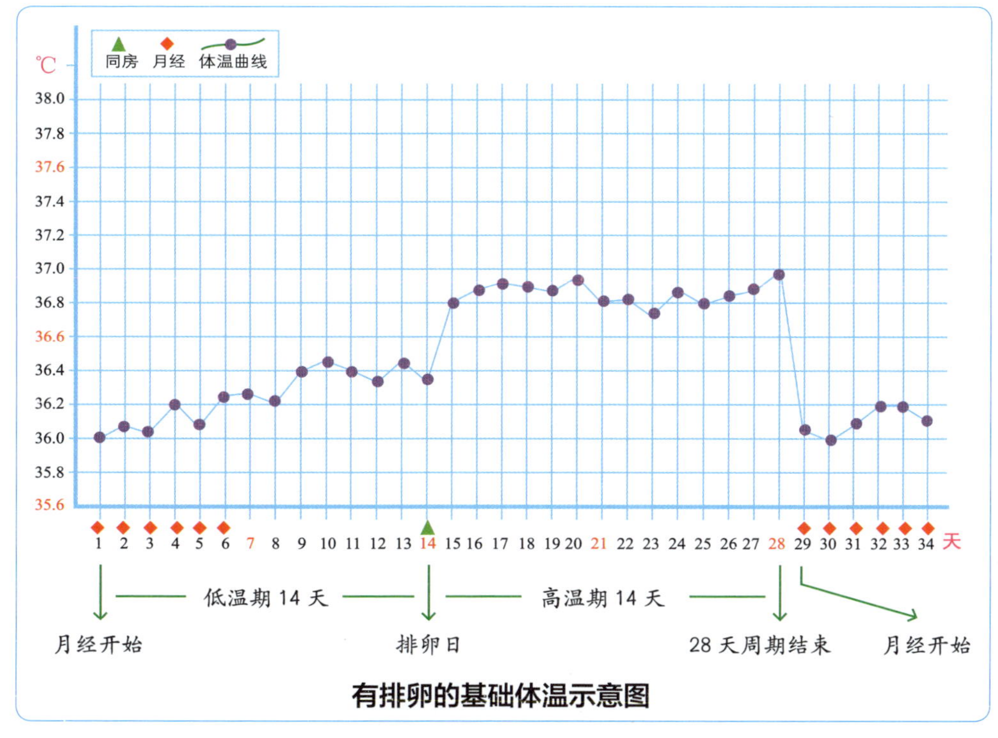

有排卵的基础体温示意图

在排卵当日和排卵后体温上升的第一天同房，受孕概率会大大提高。高体温从第 15 天持续到第 34 天，已经持续 20 天时可以考虑受孕成功。一般来说，高体温持续超过 16 天就是怀孕的征兆。已经怀孕的基础体温示意图如下图所示。

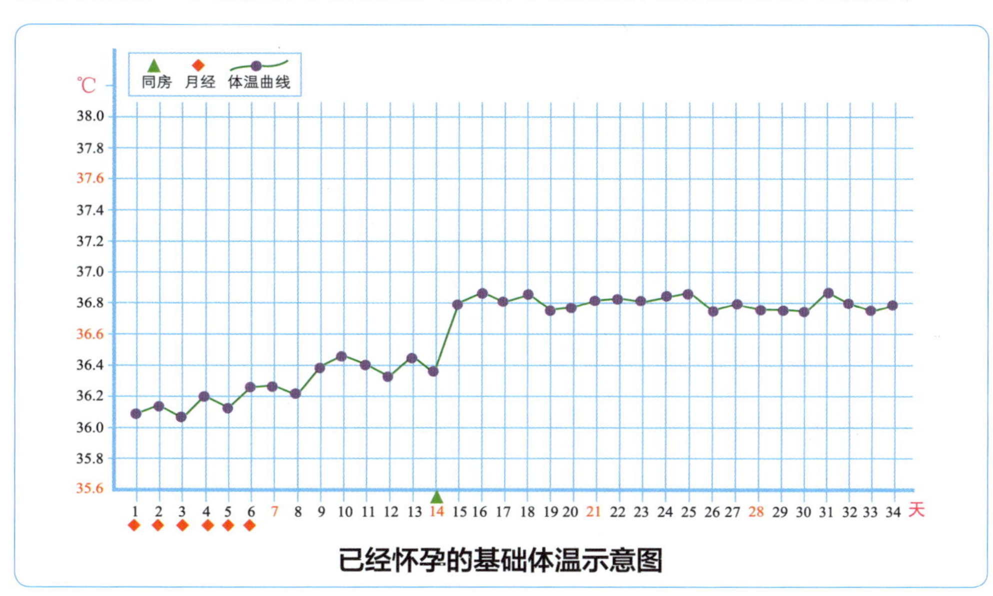

已经怀孕的基础体温示意图

最佳受孕时刻

科学家根据生物钟的研究表明，人体的生理现象和机能状态在一天内是不断变化的。7～12时，人的身体机能状态呈上升趋势；13～14时，是白天里人体机能状态的最低时刻；17时再度上升，23时又急剧下降，普遍认为21～22时同房是最佳受孕时刻。除此之外，同房后女方最好能长时间平躺，有利于精子游动，增加精子邂逅卵子的机会。

卵子和精子的一次美丽约会——受孕

受孕是指从女性的卵巢排出的卵子和男性的精子相结合，是卵子和精子的一次美丽的约会，其结合的成品称为受精卵。

一般情况下，女性每月排卵的时候，会有1枚卵子被送进输卵管。在接下来的12～24小时，如果3.5亿个精子中有1个成功到达输卵管并钻进卵子的外膜，就会使卵子受精。然后受精卵就会迅速分裂，与此同时，它从输卵管里被送进子宫内，并在那里继续发育、成长，成为成熟的胎宝宝，最后出生。整个过程大概需要9个月时间。下面我们用图示的方式展示受精卵的形成过程。

1 卵子诞生：卵子从卵巢排出，进入输卵管。

2 精子生成：夫妻同房，一次射出的精液为2～6毫升，里面含有的精子数为3.5亿个（平均一次射精的量）。精子会在输卵管外侧的1/3处与卵子相遇。

3 形成受精卵：一个强壮的精子"拔得头筹"，其头颈部会向卵子的中心方向移动，慢慢接近卵子的细胞核，融合为受精卵。

4 受精卵着床：受精卵依靠着输卵管的蠕动和输卵管内部的细纤毛摆动，在4～5天后到达子宫腔内着床。

5 形成胚胎：受精卵在子宫腔内着床后，细胞加剧分化，即1个变2个，2个变4个，4个变8个……最后就形成了胚胎。与此同时，子宫内膜也做了一切准备，有蓬松的温床和丰富的养料，准备迎接未来的胎宝宝。

健康与疾病

备孕女性必须进行的检查

在计划怀孕前几个月你要去医院做一次全面的身体检查，检查一下血常规、宫颈病变以及对风疹、乙肝的免疫情况等。如果你的年龄已经超过了 35 岁，而且伴有高血压、糖尿病等疾病，那么，若想怀孕，你需要咨询医生你现在的身体状况是否适合怀孕，药物如何调整，以及怀孕后应注意什么。

在去医院做检查之前，备孕女性不妨先做一下自我检查。

1. 搬进新居一年之内最好不要怀孕。
2. 患病期间不宜怀孕，待病情稳定后在医生指导下可怀孕。
3. 在不良环境中，如接触铅、汞、高氟、化学农药、放射线等工作的女性应调岗或离岗之后再怀孕。
4. 人流手术后 3 个月内或剖宫产后 2 年内不宜怀孕。
5. 子宫肌瘤手术后半年内不宜怀孕。
6. 需要进行预防接种者不宜怀孕。
7. 营养状况不佳的女性不宜受孕。

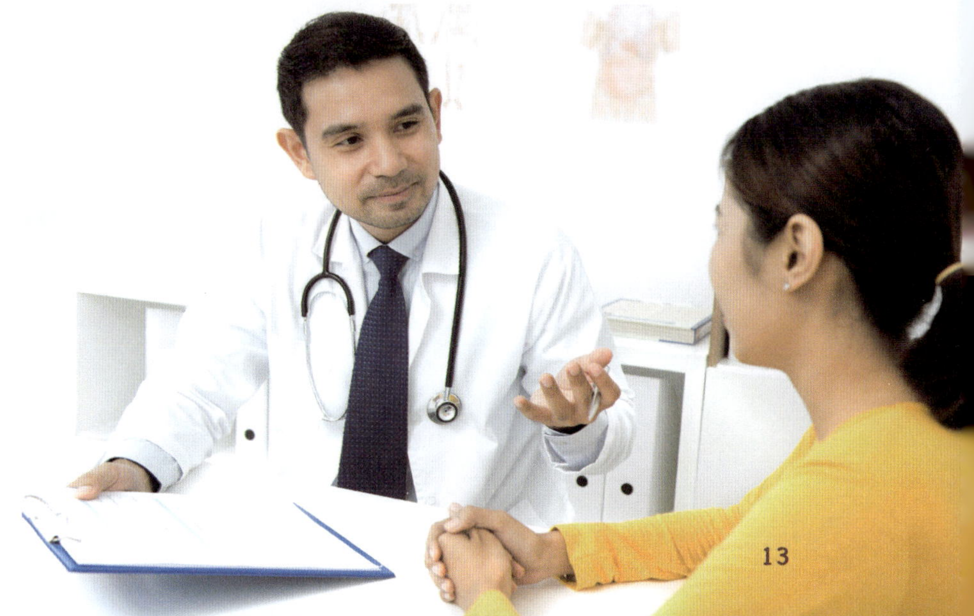

孕前检查项目一览表

检查项目	检查内容	检查目的	检查方法	检查时间
身高体重	测出具体数值，评判体重是否达标	如果体重偏瘦或超重，最好先调整体重至正常范围	用秤、标尺来测量	怀孕前1个月
量血压	血压的正常数值： 高压：<140毫米汞柱 低压：<90毫米汞柱	怀孕容易使高血压患者的血压更高，甚至会威胁到孕妈妈的生命安全	用血压计测量	怀孕前3个月
血常规血型	白细胞、红细胞、血沉、血红蛋白、血小板ABO血型、Rh血型等	是否患有地中海贫血、感染等，也可预测是否会发生血型不合等	采指血、静脉血检查	怀孕前3个月
尿常规	尿道炎症及肾脏疾患的早期诊断	有助于肾脏疾病的早期诊断，有肾脏疾病的需要治愈后再怀孕	尿液检查	怀孕前3个月
生殖系统	通过白带常规筛查滴虫、真菌、细菌等引起的生殖系统疾病，以及淋病、梅毒等性传播疾病，有无子宫肌瘤、卵巢肿瘤、宫颈病变等	是否有妇科疾病，如患有性传播疾病、卵巢肿瘤，影响受孕的子宫肌瘤，最好先调理好，然后在医生指导下怀孕，否则容易引起流产、早产等危险	阴道分泌物、宫颈涂片及B超检查	怀孕前3个月
脱畸（TORCH）全套	包括风疹、弓形虫、巨细胞病毒和单纯疱疹病毒四项检查	减少流产及胎儿畸形的概率	静脉抽血检查	怀孕前3个月
肝肾功能	包含肝肾功能、乙肝病毒等项目	肝肾患者怀孕后可能会加重病情，导致早产	静脉抽血检查	怀孕前3个月
口腔检查	是否有龋齿、未发育完全的智齿及其他口腔疾病	怀孕期间，原有的口腔隐患容易恶化，严重的还会影响到胎宝宝的健康。因此，口腔问题要在孕前就解决好	口腔检查	怀孕前6个月

小贴士

做全套孕前检查时，宜穿方便穿脱的服装、鞋袜，宜穿棉布内衣，勿穿带有金属纽扣的衣服、文胸；请摘去项链、手机、钢笔、钥匙等金属物品。时间最好选择在上午，并且要空腹，同时注意留尿以备做B超检查。

专家问答

Q 备孕男性要做的检查有哪些?

A 备孕男性要做的检查项目主要有以下3项：一是精液常规检查，检查的目的是看精子的质量是否达标；二是检查生殖器官，看是否有生殖器官疾病和感染；三是性病的排查，防患于未然。

孕前“大扫除”：将可能影响怀孕的疾病拒之门外

患病期间受孕容易影响体质、受精卵的质量和宫内的着床环境。所以，夫妻双方如有人患病，要先将身体调理好，遵医嘱怀孕。

高血压

孕前血压控制得不理想者，最好不要怀孕，因高血压对母婴健康影响较严重。高血压患者怀孕后血压易进一步升高，症状也比较严重，应按照医生的建议，采取利尿、降压等方式，使血压保持正常。

血压如果只是轻度升高，只要注意休息，低盐饮食，进行药物调整，还是可以怀孕的。如果高血压已经持续一段时间并产生了一些并发症，就应暂缓怀孕，监测身体状况，待血压及并发症得到控制后再考虑怀孕。

以下是妊娠合并高血压的孕妈妈须知。

1. 孕期注意休息，低盐饮食，避免过度疲劳、睡眠不足、精神压抑。每天测量血压1~2次。

2. 并发妊娠期高血压疾病的孕妈妈要住院进行治疗。

3. 预产期前2周最好能住院待产。

4. 病情严重的要根据医生建议、结合自身意愿选择是否终止妊娠。

在怀孕后34周出现妊娠期高血压疾病症状者，可采用保守治疗到36周后终止怀孕。一般说来，并发妊娠期高血压疾病越早，病情越重，愈后越差，需要多加注意。

糖尿病

糖尿病是由遗传和环境因素相互作用诱发的，在某种程度上，可以说是孕妈妈的大敌。因为身患糖尿病的孕妈妈患上妊娠期高血压疾病的概率是正常人的 4 倍，而且妊娠合并糖尿病的孕妈妈有可能产下巨大儿，这无疑会给分娩带来困难，糖尿病孕妈妈流产、死产、生下畸形儿的概率都比较高。医生建议，至少在糖尿病得到良好控制 3 个月之后，在医生指导下方可妊娠。

孕期糖尿病患者须知。

1. 适当控制饮食。孕妈妈要满足自身和胎宝宝所需的营养，所以不可过分限制热量，全天食物可分为 4 ~ 6 次进食，晚上睡前要有 1 次，以保证血糖稳定。原则上轻者可以适当控制糖类和低盐饮食，保持尿糖阴性或阳性，血糖含量每升 6.1 ~ 7.7 毫摩尔，能从事日常活动而无饥饿感，并给予维生素、钙和铁剂。重症者需要药物治疗。

2. 孕期不宜口服降糖药。常用的降糖药如甲苯磺丁脲等可通过胎盘进入胎宝宝体内，刺激胎宝宝胰岛细胞增生，分泌过多胰岛素，致使胎宝宝出生后发生低血糖，甚至危及生命。

3. 在医生指导下使用胰岛素。孕期如果饮食控制血糖不够理想，可以在医生指导下，进行胰岛素治疗。胰岛素不通过胎盘，对胎宝宝比较安全。用药剂量应该根据病情和妊娠周数，在医生的指导下进行调整，以便控制病情。

4. 产前检查必不可少。每 1 ~ 2 个月做一次产检，内容包含眼底、肾功能、心血管系统及 B 型超声波、胎盘功能、胎宝宝生长状况等。

5. 提前住院待产。在预产期前 4 周左右住院，以便更好地控制病情，防止胎死宫内、胎宝宝过大造成难产，还可结合自身健康状况选择分娩的方式。

肾病

孕妈妈在孕前患有肾病，孕后肾脏的负担比一般孕妈妈要重，容易导致病情恶化，甚至发生肾衰竭；怀孕中、晚期比正常孕妈妈更容易诱发妊娠期高血压疾病，加重肾脏的负担，从而影响胎盘功能，造成胎宝宝发育迟缓，还容易出现流产或死胎。因此，最好在孕前将肾病调理好，对孕妈妈自身和胎宝宝的健康负责。

肾病的预防和治疗

1. 如果曾经患有肾炎，经过治疗已经基本痊愈，尿化验蛋白仅微量或偶尔出现“+”，肾功能也恢复正常，血压比较稳定，最好在医生指导下进行妊娠。

2. 如果患有慢性肾炎并伴有高血压，或蛋白尿“++”以上，怀孕后容易造成

胎宝宝死亡，还会加重肾脏功能损害。所以，病情未得到一定控制时不适宜怀孕。

3. 孕后注意外阴清洁，每天用水清洗。平时多饮水，能起到冲洗尿路的作用。多食含蛋白质和维生素的食物。加强监护，注意保健，多休息。定时产前检查，发现问题，及时采取措施。

4. 卧床休息时，应左右交替侧卧，减少子宫对静脉的压迫。

膀胱炎

患有膀胱炎的女性怀孕的话，容易加重病情。因此，要在病情得到控制后再怀孕。其症状有尿频、尿急、尿痛、残尿感等，患者要及时到医院检查、治疗，以免引起肾盂肾炎。要预防膀胱炎，女性平时就要注意勤换内裤，保持外阴清洁；多喝奶、勤排尿；大便后用手纸由前向后擦。

肝病

患有肝病的女性怀孕，容易诱发妊娠期高血压疾病，所以应在病情稳定后再怀孕。乙肝病毒携带者在妊娠期间不会受到疾病的影响，但分娩或哺乳时极有可能使新生儿受到感染，因此，生产后，孩子应立即接种免疫球蛋白和疫苗。

对于慢性迁延型肝炎，若病情不严重，肝功能正常，平时体质又好，经过适当治疗，是可以遵医嘱怀孕的。

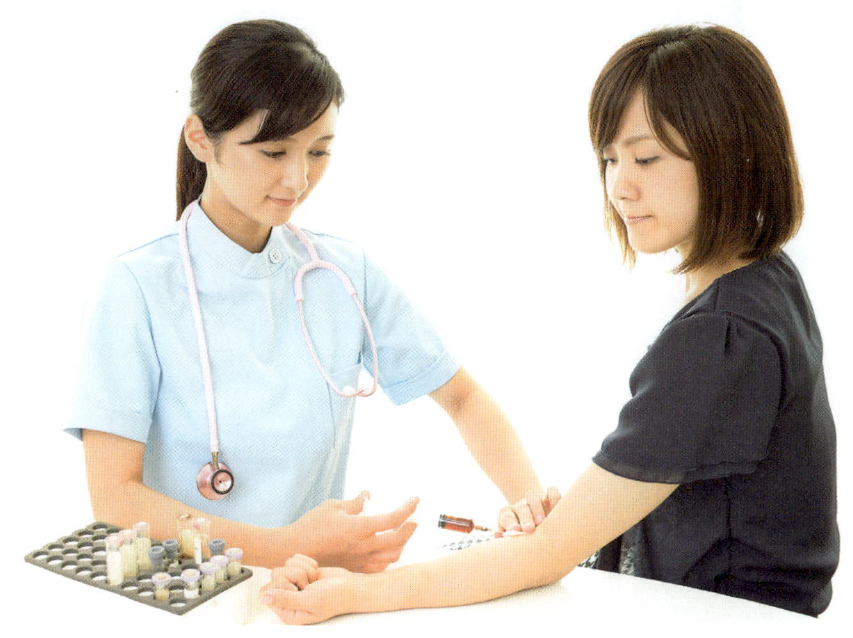

关于遗传的一些话题

宝宝长得更像谁——解开神奇的遗传密码

宝宝长得更像谁？是爸爸，还是妈妈？这是由什么决定的？很多爸爸妈妈都带着这些疑问、憧憬度过了 10 个月的漫漫孕途。宝宝出生后，周围人也把最为关注的目光投向这个话题。甚至有父母不解：孩子怎么没有继承我的大眼睛、双眼皮呢？如此等等。其实，这主要归结为遗传的概率。

接近百分百的“绝对”遗传

肤色	父母皮肤都比较黑，绝对不会有白嫩肌肤的子女；如果父母一方白、一方黑，那么，会“平均”后给子女一个“中性”的肤色
下巴	下巴形状属于明显的显性遗传。如果父母有一方的下巴是突出的，子女很可能具备这种外貌特征
双眼皮	一般父亲的双眼皮都会遗传给子女。另外，大眼睛、大耳垂、长睫毛都是从父母那里得到的特征遗传

50%以上概率的遗传

身高	子女身高中的 35% 来自父亲的遗传，35% 来自母亲的遗传，其余 30% 来自后天环境的影响。所以，若父母中有一方个子较矮，子女也往往会偏矮
肥胖	父母双方都肥胖，其子女有 53% 的机会成为胖子；如果只一方肥胖，子女成为胖子的概率会下降到 40%
秃头	秃头这个特征只遗传给男性。父亲秃头的话，儿子秃头的概率为 50%，如果外公秃头，外孙秃头的概率为 25%

有遗传但概率不高

少白头	这是概率比较低的隐性遗传。所以，不用过分担心父母的少白头会在子女的头顶上“如法炮制”

遗传但后天可改善

声音	一般来说，男孩的声音大小和高低像父亲，而女孩则像妈妈。但是，这种由父母遗传的音质如果不悦耳，多数可通过后天发音训练得到改善
萝卜腿	酷似父母的那双脂肪堆积的腿，完全可以通过健美运动而塑造成修长、健壮的腿。但是，如果因遗传而导致过长或过短时，就无法再改变，只能任其自然发展

血型遗传

血型是有遗传规律的，父母的血型是可以遗传给子女的，这也是我们习惯将亲情关系称为“血缘关系”的原因。人类的血型系统中最常见的是“ABO血型系统”和“Rh 血型系统”。

小贴士

溶血：怀孕时，母体血液的抗体进入婴儿体内。出生后，孩子自己开始造血，其血液里的红细胞和母亲留下的抗体产生排斥反应，导致孩子体内血液红细胞发生破裂溶解。

ABO血型

ABO 血型是按照人类血液中的抗原、抗体所组成的血型的不同而分为 A 型、B 型、AB 型、O 型，其中 O 型血比较常见，被誉为“万能捐血者”，AB 型是“万能受血者”。

ABO 血型系统遗传规律

父母血型	子女血型	子女不可能的血型
O 型 +O 型	O 型	A 型、B 型、AB 型
O 型 +A 型	A 型、O 型	B 型、AB 型
O 型 +B 型	B 型、O 型	A 型、AB 型
O 型 +AB 型	A 型、B 型	O 型、AB 型
A 型 +A 型	A 型、O 型	B 型、AB 型
A 型 +B 型	AB 型、A 型、B 型、O 型	无
A 型 +AB 型	A 型、B 型、AB 型	O 型
B 型 +B 型	B 型、O 型	A 型、AB 型
B 型 +AB 型	A 型、B 型、AB 型	O 型
AB 型 +AB 型	A 型、B 型、AB 型	O 型

Rh血型

恒河因子 Rh 是恒河猴（Rhesus monkey）外文名称的头两个字母，是血液中另一主要特点，也被读作 Rh 抗原、Rh 因子。兰德斯坦纳等科学家在 1940 年做动物实验时，发现恒河猴和多数人体内的红细胞上存在 Rh 血型的抗原物质，故而命名。Rh 是由第一对染色体上一对有 2 个等位的基因所控制。Rh+，称作“Rh 显性”，表示人体红细胞有“Rh 因子”；Rh−，称作“Rh 阴性”，表示人体红细胞没有“Rh 因子”。

ABO 血型中配合 Rh 因子是非常重要的，错配（Rh+ 的血捐给 Rh− 的人）会导致溶血。不过 Rh+ 的人接受 Rh− 的血是没有任何问题的。

Rh 血型系统遗传规律表

父母 Rh 血型	Rh+、Rh+	Rh+、Rh-	Rh-、Rh-
子女血型	Rh+	Rh+	Rh-
子女不可能的血型	—	—	Rh+

生男或生女的秘密

在精子和卵子不期而遇结合为受精卵的那一瞬间，宝宝的性别就已经定了，起关键作用的是性染色体。

受精时，若含 X 染色体的精子与卵子结合，受精卵为 XX，发育为女孩；若含 Y 染色体的精子与卵子结合，受精卵为 XY，发育成男孩。因此，胎宝宝的性别完全由男性的精子决定。之所以这么说，是由于在这些染色体上存在着控制性别的基因。

除非某些伴性遗传隐性疾病需要选择宝宝的性别，否则国家严禁人为选择胎宝宝性别。

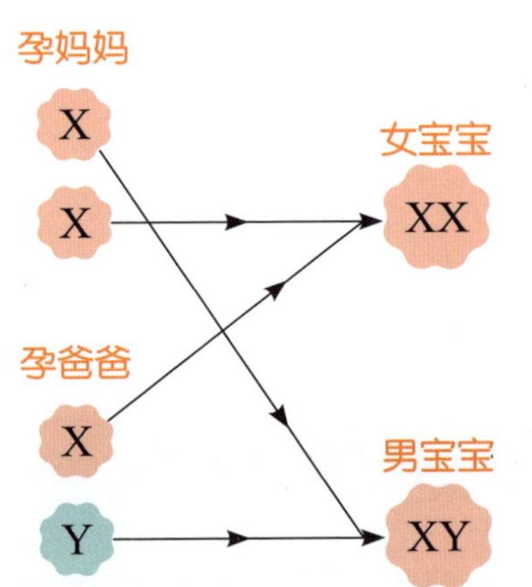

在人类的生殖细胞中，有 23 对染色体，其中 22 对为常染色体，1 对为性染色体，女性为 XX，男性为 XY。受精时精卵的结合是随机的，机会均等，即生男生女的概率各占一半。

一定要做遗传咨询的夫妻

夫妻类型	原因分析
35 岁以上的高龄孕妈妈	年龄越大，卵子越老化，发生染色体错位的概率就越高，生育出染色体异常患儿的可能性也会相应增加
夫妻一方为染色体平衡易位携带者	如果通过染色体检查，查出夫妻一方是染色体平衡易位携带者时，可以考虑在妊娠后进行产前遗传学诊断，防止患病儿出生
有习惯性流产史的女性	有习惯性流产史的女性体内染色体异常的概率比一般人高，如果女性有连续流产史，胎儿就会从亲代那里继承缺陷基因，患遗传病的可能性大大增加
已生育过先天愚型和常染色体隐性遗传病患儿的女性	已生育过先天愚型患儿的女性，其下一胎患先天愚型的概率增加。已经生育过一个常染色体隐性遗传病如白化病、先天性聋哑、侏儒症等患儿的女性，下一胎患病的概率为 25%
女性为连锁疾病（如血友病）患者	生出的男宝宝全部是该病的患者，女宝宝则是该病基因的携带者
夫妻一方经常接触放射线或化学药剂	放射线和化学药剂对优生的影响较大，从事这些行业的夫妻应向专家具体咨询

专家问答

Q 什么情况下需要选择宝宝的性别？

A 目前人类共有 190 多种伴性遗传隐性疾病，如色盲、肾源性尿崩症等；有 10 多种伴性遗传显性疾病，如遗传性慢性肾炎等。隐性遗传多数是母传子，显性遗传全为父传女。因此，要根据男性所患遗传病的种类来决定胎宝宝的性别。以血友病为例，如果患血友病男性与正常女性结婚，则所生男孩正常，所生女孩为致病基因携带者，这样的夫妻应该生男孩。如果女性基因异常，生出的男孩为血友病患者，生女孩为又一代血友病携带者，所以最好生女孩。而这个女孩长大结婚后最好也生女孩。

备孕女性的准备工作

备孕女性要改变这些不健康的生活方式

偏食、挑食

备孕期间，备孕女性需要全方位的营养，不同食物中所含的营养成分不同，含量也不等，有的含这几种，有的含那几种；有的含量多些，有的含量少些。所以，为了自身的健康和胎宝宝的健康发育，备孕女性最好改掉以往挑食、偏食的坏习惯，饮食上要保证营养均衡，不偏食，不忌口。

抽烟

烟草中含有20多种有毒物质，其中以尼古丁的毒性最大，备孕女性抽烟，烟草中的毒性物质就可通过胎盘直接进入胎宝宝体内，会导致胚胎发育迟缓，引发畸形、流产及先天性心脏病等。另外，备孕女性被迫吸“二手烟”，也会对胎宝宝的发育不利。所以，备孕女性要主动远离烟草。

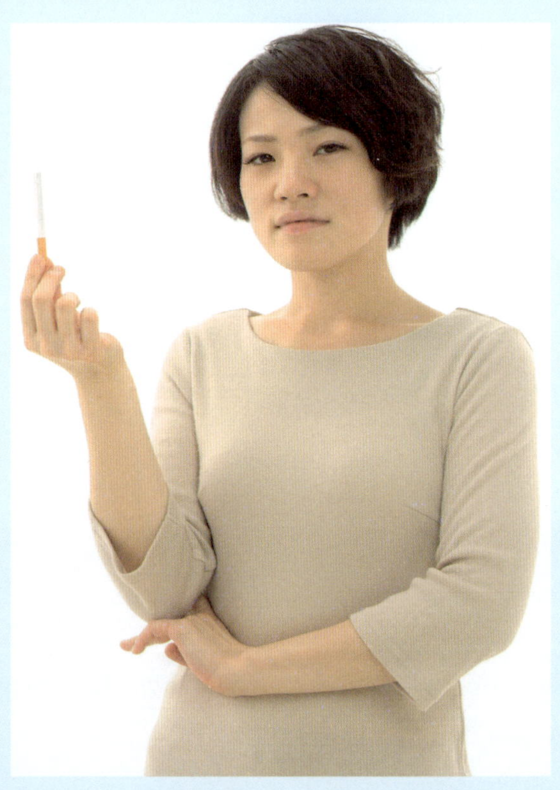

酗酒

科学研究表明，酗酒的孕妈妈所生婴儿的畸形危险性比不饮酒的孕妈妈高两倍。孕妈妈酗酒不仅会引发慢性酒精中毒性肝炎、肝硬化，还会造成子女智力低下。备孕女性酗酒，孩子出生后可引起“酒精中毒综合征”，还会出现出生时体重偏低、中枢神经发育障碍等严重后果。所以，将生孩子列入日程的备孕女性切不可再酗酒了。

小贴士

有弓形虫抗体，就不必将宠物送走

提起弓形虫，备孕的朋友会很害怕，因为 TORCH 筛查，即我们通常说的优生五项检查，其中有一项就是针对弓形虫的。之所以需要特别检查 TORCH，是因为母体感染后，不会表现出特别的症状，一旦怀孕，这些潜伏的微生物对胎宝宝有极大的危害：孕早期，容易造成流产和胎停育；孕晚期，容易导致早产及发育异常。

以前大家普遍认为，既然它在优生检查项目中，且和猫、狗等动物有一定关系，从备孕期开始就应把家里的宠物送人。但现在，人们的观念发生了变化，很多国内外妇产科权威专家都认为，如果感染过弓形虫并产生抗体，孕期可以不用送走宠物。

备孕女性饮食指南

备孕女性的营养建议

对女性来说，怀孕和分娩是一个非常特殊的时期。在体内孕育新生命，是体力、心理和精神上的巨大考验，这就需要补充更多的营养物质保证胎宝宝生长所需。

营养状况一般的备孕女性，最好从孕前 6 个月开始，注意多摄取含优质蛋白质、脂肪、矿物质、维生素和微量元素丰富的食物，要注意钙、铁、碘、维生素 A 和维生素 C 的摄入，多吃些海产品、瘦肉、动物的肝和肾、新鲜蔬菜和水果等。

体质瘦弱、营养状况差的备孕女性，孕前开始增加营养的时间要更早一些。除了上述的营养物质要足够外，还应注意营养要全面，不偏食、不挑食，搭配要合理，讲究烹调方法，注意更换口味，循序渐进，不要急于求成，将身体调至最佳状态。

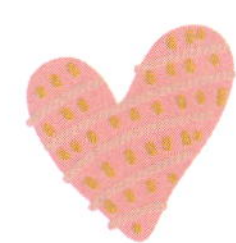

身体肥胖、营养状态较好的备孕女性，不需要过多地增加营养。但是，优质蛋白质、维生素、矿物质、微量元素的摄入仍不能少，要注意控制含脂肪和糖类较高食物的摄入。

备孕女性孕前各种营养素的摄取

营养素	好孕功效	富含的食物
维生素 E	被称为“生育酚”，含有酚的化学结构，是生育的催化剂	绿叶蔬菜，种子胚芽，如麦芽、花生、芝麻等
维生素 C	提高人体对铁、钙和叶酸的利用，还可抗氧化、清除自由基	橘子、鲜枣、猕猴桃、菜花、草莓、大蒜等
叶酸（非常重要）	能降低胎宝宝发生缺陷的概率	动物肝脏、甜菜、菜花、绿叶蔬菜、水果等

孕前宜适当多吃的食物

食物	功效
各种水果	水果中含多种维生素，能在胎宝宝生长发育的过程中起到促进细胞不断生长和分裂的作用
小米、玉米	其中蛋白质、脂肪、钙、胡萝卜素、B 族维生素的含量，都是大米及面粉所不及的，是健脑、补脑的营养主食
海产品	为人体提供易被吸收利用的钙、碘、磷、铁等矿物质和微量元素，能促进大脑生长发育，预防并调理神经衰弱
黑芝麻	所含的近 10 种重要氨基酸是构成脑神经细胞的主要成分
黑木耳	胶质能把残留在消化系统中的杂质等吸附集中起来，排出体外，起到清胃涤肠的作用；具有滋补、益气、养血、健胃、止血、润燥、清肺等作用
核桃仁	对大脑神经细胞有益，能帮助大脑发育
花生	含极易被人体吸收利用的优质蛋白，还含各种维生素、糖、卵磷脂、人体必需的精氨酸、胆碱等，对人体有益

备孕女性至少从孕前3个月就开始加强营养

受孕前 3 个月，备孕女性要加强营养，以提供健康优良的卵子，为优良胎儿的形成和孕育提供良好的物质基础。饮食上，多吃一些富含动物蛋白质、矿物质和维生素的食物。备孕女性可以根据自身的经济条件、季节等情况，有选择地科学安排好一日三餐，并注意多吃水果。经过一段时间的健体养生，精力会更加充沛，为优生做好准备。

养成良好的孕前饮食习惯

不同食物中所含的营养成分不同，含量也不等。有的含这几种，有的含那几种；有的含量多些，有的含量少些。因此，最好吃得种类多一些，不偏食，不忌口，养成良好的饮食习惯。

你的孕前体重标准吗

备孕女性首先要实现标准体重，因为太胖或过瘦都会对女性的生育力产生影响。那么，体重多少才算是标准的呢？让我们先计算一下自己的体重指数，然后根据算出的数值来科学调整体重。

体重指数

体重指数就是体质量指数（简称 BMI），是用体重千克数除以身高米数平方得出的数字，是目前国际上常用的衡量人体胖瘦程度以及是否健康的一个标准。用公式来表示如下。

体重指数（BMI）= 体重（千克）÷［身高（米）］^{2}

其算出的数值如果小于 18.5，即体重不足；如果 18.5 ≤ BMI ≤ 23.9，属于正常体重；如果 24.0 ≤ BMI ≤ 27.9，就是超重；如果 BMI ≥ 28.0，就表明肥胖。

例如，你的体重为 60 千克，身高 1.64 米，那么你的体重指数是：60 ÷（1.64）^{2} =22.3，属于正常体重。如果你的体重偏瘦或偏胖，都会使怀孕的概率降低。所以，体重超常的女性，需要在孕前就有计划地通过合理调整饮食，以及进行适量的体育锻炼，使自己的体重达到或接近标准体重。

备孕男性的准备工作

备孕男性要改掉这些不良生活方式

抽烟喝酒

和备孕女性一样，备孕男性也要主动戒烟戒酒。烟草中产生的尼古丁和多环芳香烃类化合物会引起睾丸萎缩和精子形态改变，而酒精对人体肝脏和睾丸有直接影响，容易导致精液质量下降。因此，备孕男性一定要远离烟酒。

长时间泡热水澡

高温会对睾丸产生损害，因此备孕男性最好避免在高温环境中停留过长时间。如不要长时间洗桑拿浴或泡热水澡。

饮食不均衡

备孕男性饮食不均衡，会导致体内微量元素缺乏，如锌、硒、铜、钙、镁等，这些微量元素与男性的生殖功能和生育能力密切相关。如缺锌会影响青春期男性生殖器官和第二性征的发育，降低精子的活动能力，削弱机体的免疫功能，使男性容易患前列腺炎、附睾炎等感染性疾病。因此，男性应该多吃锌、硒等含量较高的食物，如牛奶、玉米、黑米、黑豆等。

超负荷工作

很多男性的工作强度高、节奏快、压力大，从而导致身体健康状况不佳，生育也受到影响。而且，长时间熬夜加班，作息不规律，也会导致夫妻性生活不和谐。为了下一代的健康，从事超负荷工作的男性在备孕期要及时做出调整。如果工作原因需要出差，在备孕期最好和领导、同事沟通好，调整出差计划。同时，备孕的这段时间，从事高强度工作的男性可以找一些生活或者工作上的乐趣，保持愉快的心情。

备孕男性饮食指南

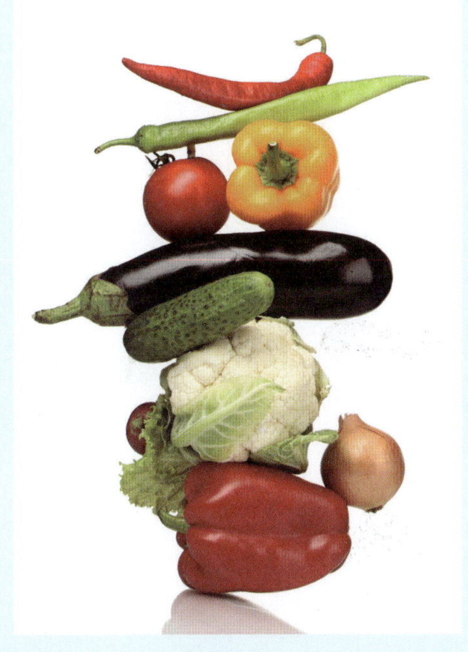

备孕男性的营养建议

1. 改变口味重的习惯。长时间摄入过多的盐分，容易引起高血压，也会损害心、脑、肾等一系列器官，对优生优育十分不利。人体每天至多食用食盐的量为 6 克，包括通过各种途径如酱油等调味品及咸菜中摄入的盐量。

2. 吃饭七分饱。吃得过饱、暴饮暴食等容易造成消化不良，加重胃、肠、肝、脾、胆等消化器官的负担，精子的质量也不会高。

3. 孕前要节制能量饮料和酒。大部分能量饮料中含有大量的咖啡因和牛磺酸，会对心脏功能和血压造成影响，从而影响优生优育。长期过量饮酒容易引起高脂血症，血液中的三酰甘油和低密度脂蛋白浓度也会升高。长期饮酒还会引起营养缺乏，对肝脏不利，对生育能力的危害尤甚。另外，啤酒含有一些甲醛，容易导致畸形儿，生育前，最好少饮啤酒。

4. 合理摄入优质蛋白质。孕前要合理摄入优质蛋白质，这是优生优育的一个基础法则。优质蛋白质与胎宝宝的健康关系十分密切，它是体内各种酶和某些激素的主要构成原料，还可通过糖异生转化为糖，对人体十分重要。

备孕男性一定要进食的补精食物

有一些食物可以提高精子质量，增加精子数量，适当食用还可以提高备孕男性的男性魅力。

9 大补精食物

食物名称	补精功效	食用宜忌
枸杞子	补肾益精，养肝明目。对肝肾阴虚、腰膝酸软、头晕目眩、遗精有一定疗效。能帮助增强性功能	因枸杞子温热身体的效果不错，故正在感冒发热、身体有炎症、腹泻者不宜食用

（续表）

食物名称	补精功效	食用宜忌
香蕉	中医认为，香蕉能清热解毒，通血脉，增精髓。香蕉中富含镁，镁可以增强精子的活力，提高男性的生育能力	香蕉性寒，故脾胃虚寒、胃痛、腹泻者应少食，胃酸过多者最好不吃
羊肾	补肾，益精。主治肾虚劳损、腰背冷痛、足膝痿弱、耳鸣、耳聋、阳痿、滑精、尿频等症。能帮助增强性功能，改善性趣不足	可与杜仲、肉苁蓉搭配，煮熟食用
桑葚	补肝，益肾，滋阴，主治肝肾阴亏引起的各种症状	脾胃虚寒、腹泻者不宜食用
牛肉	中医认为，牛肉有补中益气、滋养脾胃、强健筋骨的功效。牛肉中的锌含量丰富，而锌不但是构成精子的重要元素，还和精子的产生过程密切相关	牛肉一周食用1～2次为宜。患有感染性疾病、肝病和肾病的人要慎食
牡蛎	天然的补精良药，其中锌的含量是目前所知的天然食物中较为丰富的	皮肤病患者忌食。脾胃虚寒、慢性腹泻者不宜多吃
鹌鹑	具有益中补气、强筋骨、补血填精的功效。对肾精不足引起的腰膝酸软、夜尿频多、阳痿、早泄等有一定调理作用	鹌鹑宜搭配山药、枸杞子等煲汤
鳙鱼	俗称胖头鱼，具有温肾益精、补脾暖胃之功效，尤其适合肾阳不足者食用	鳙鱼性热，容易上火的人应少食
甲鱼	有滋补强身、益气填精、滋阴养血之功效，对肝肾阴虚者有益	偶尔食用，不宜常食。食欲缺乏、消化不良、脾胃虚寒者慎食。肝炎患者不宜食用

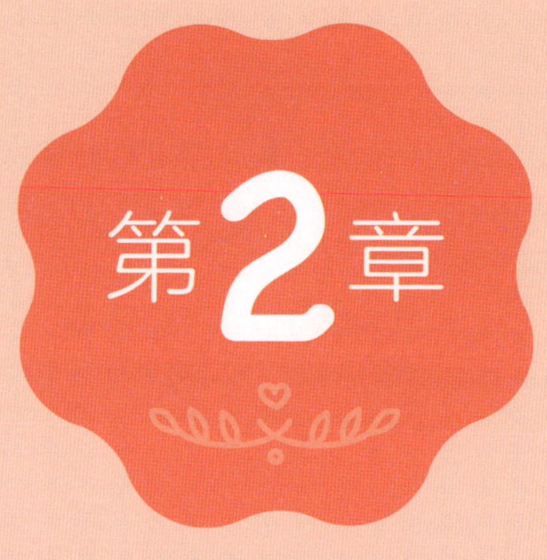

第2章

孕1月
(1~4周)
与胎宝宝的美丽邂逅

不知不觉，我已经在妈妈那温暖舒适的子宫里安营扎寨了。我作为你们爱情的结晶，就像一份神秘的礼物，在某日清晨神奇地出现在你们的世界里。在你们还一无所知时，我已经独自一人走过了那最令人激动不已的第一个月的神秘旅程。

——胎宝宝寄语

1 个月胎宝宝生长发育逐周看

1 个月胎宝宝自述

爸爸妈妈对我的到来浑然不知

亲爱的爸爸妈妈，你们好！我是你们的胎宝宝，我已经悄悄地在妈妈那温暖舒适的子宫里安营扎寨了，只不过你们还浑然不知呢。等你们知道的时候，我相信肯定会激动不已的，因为我是你们生命的延续，是你们爱情的结晶，让我暂时保守这个秘密吧。

前半个月，我从受精卵开始发育成为一个胚胎，由此我拥有了变成一个婴儿的权利。我是幸运的，我冲破了重重阻挠，终于成功地在妈妈的子宫内膜里“着床”了，开始了真正意义上的发育。我很小，几乎看不见，我的外形呈圆筒状，头尾弯向腹侧，长着鳃弓和嘴巴。我的血液循环系统已经初步建立，胎盘雏形形成，胎膜也在此时形成。此时的我生活在一个充满液体的毛茸茸的小球里面，我像鱼一样在里面自由自在地游着，好玩极了。

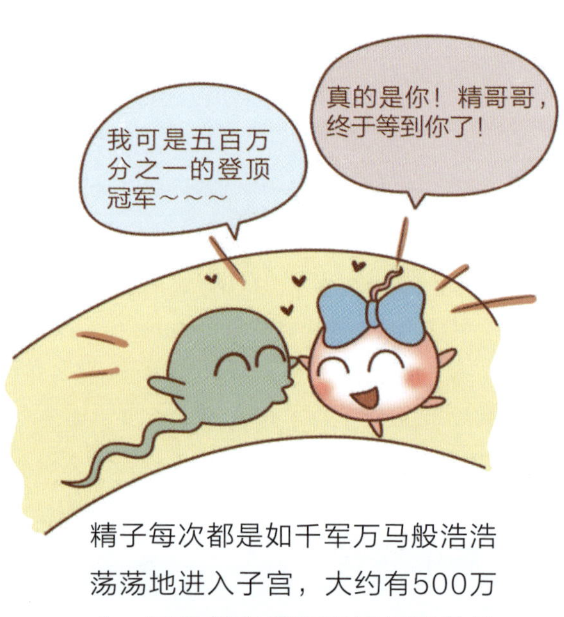

精子每次都是如千军万马般浩浩荡荡地进入子宫，大约有500万个，可是能有幸和卵子相遇并结合的只有一个。

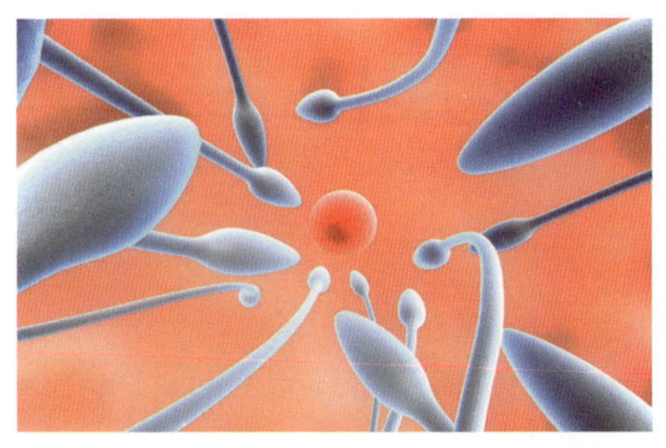

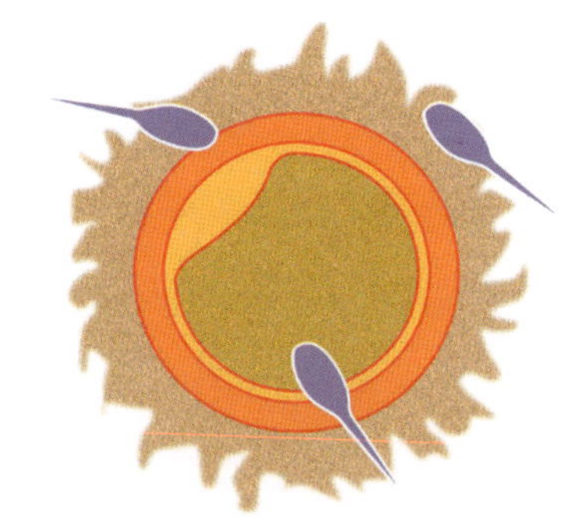

第1周 卵子、精子分别存在着

按照280天计算，这时妈妈正值经期，胎宝宝以精子和卵子的状态分别存在于备孕爸爸和备孕妈妈的身体内。

第2周 卵子离开卵巢，进入输卵管

在本周，有1个卵子从妈妈的卵巢内脱颖而出，率先成熟了，它迈着缓慢稳重的步伐迎接着属于自己的另一半。

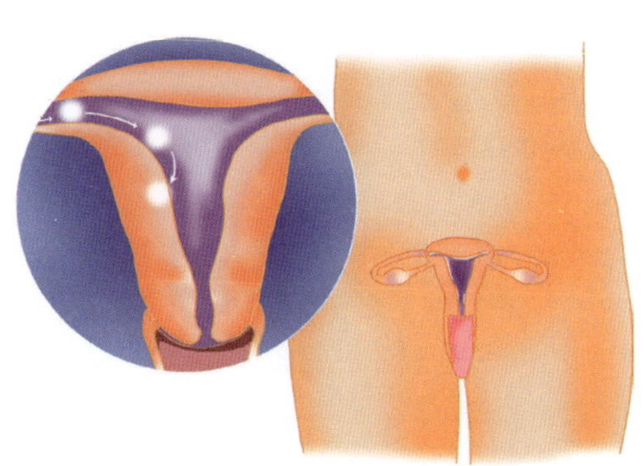

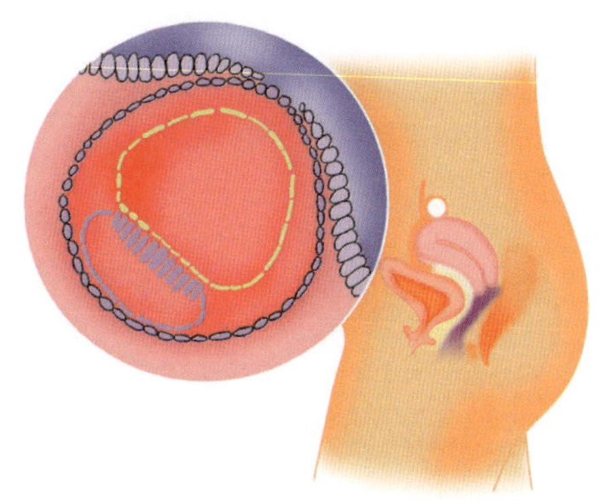

第3周 一个小小的受精卵

在性生活之后，一个健硕无比、幸运的精子冲破重重关口，率先与卵子结合了，于是一颗种子悄悄萌芽，这颗种子就是受精卵。

第4周 在妈妈的子宫里“扎根”了

这枚承载着无数期待与祝福的受精卵以飞快的速度加剧分裂着，变成了一个球形细胞团（胚泡），沿着输卵管游进子宫腔，并深深地植埋于子宫内膜里，这一过程就是“着床”。

孕 1 月的孕妈妈

在怀孕的第 1 个月，对于大多数孕妈妈来说，只是每月如期而至的月经不再出现，其他症状暂时还不明显，只有极少数身体比较敏感的孕妈妈在这个月月末可能会有怕冷、低热、慵懒、困倦和嗜睡等不适症状，但此时还没有到下个月月经“光顾”的日子，孕妈妈也不会把此类症状与怀孕联系起来，粗心的孕妈妈还以为是自己感冒了呢！这时，子宫的大小与怀孕前基本等同，如一枚鸡蛋，只是稍微软一些，这时胎宝宝已经形成了脑和脊髓。

小贴士

当心别感冒

- 孕期感冒的预防

1. 防寒保暖，预防季节性流感。孕妈妈应根据天气的变化情况适当增添衣物，预防流感。

2. 讲卫生，防止病从口入。如勤洗手，餐具分开，避免交叉感染。

3. 尽量不去人群密集的公共场所，若避免不了，可以采取戴口罩的方式来隔离传染源。

4. 保持适宜的室内温度、湿度。一般来说，适宜的室内温度为夏季 24 ~ 26℃，冬季 18 ~ 25℃，湿度为 50 %，孕妈妈可以通过适当的方式，如开窗通风、使用加湿器等来加以调节。

- 孕期感冒的应对

若轻度感冒，如只有鼻塞、轻微头痛等，一般不需要服药，应多喝白开水，充分休息，在短时间内会好转；若发生高热、烦躁等症状，应立即就诊，在医生的指导下对症处理，切忌盲目服用退热剂之类的药物；若持续高热超过 3 天，应积极治疗，待病情痊愈后再进行检查，以明确胎宝宝是否正常。

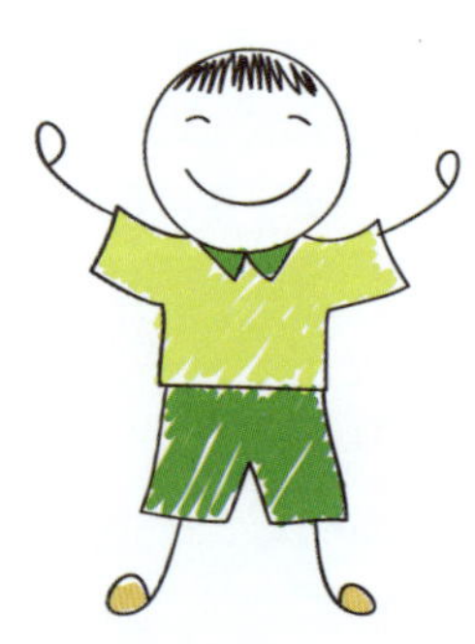

孕妈妈的变化

孕妈妈的乳房会有硬硬的感觉，颜色会变深。乳房变得很敏感，碰触下有可能引起疼痛，但有的孕妈妈可能没什么感觉。
孕妈妈的卵巢开始分泌孕酮，能帮助乳腺发育。

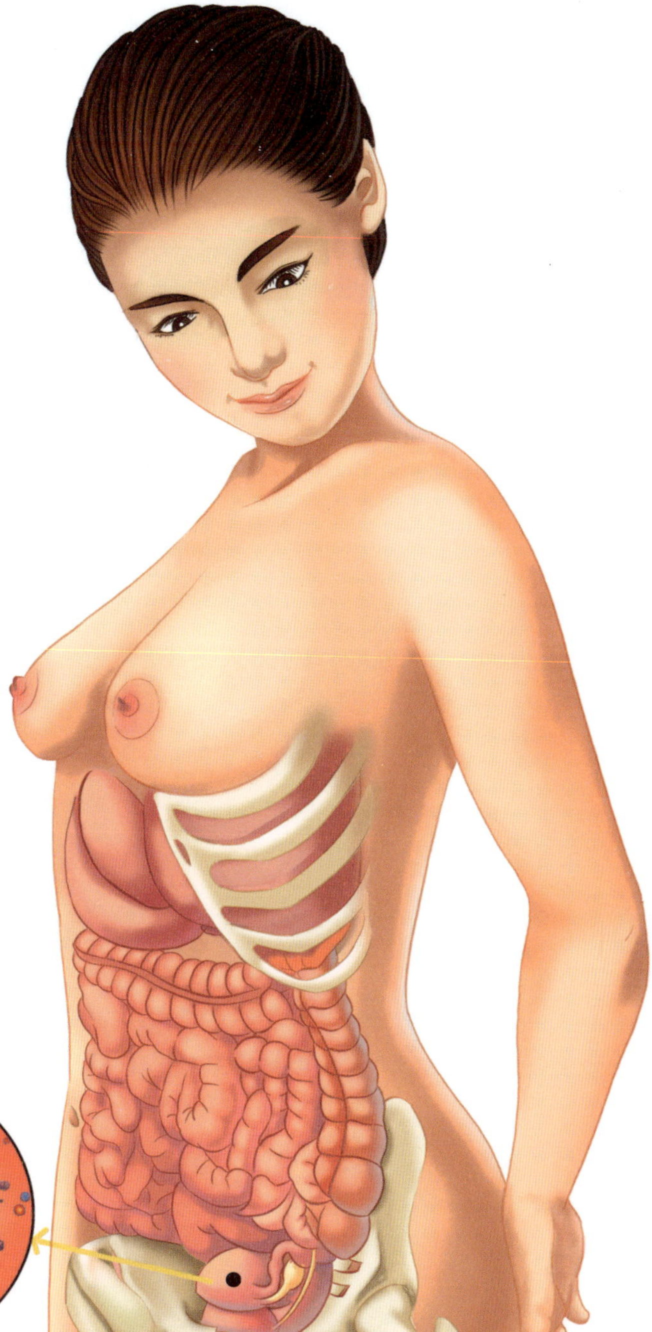

胎宝宝的变化

胚泡的一部分会附着在子宫壁上，形成最原始的胎盘，另一部分会发育成为胎宝宝。

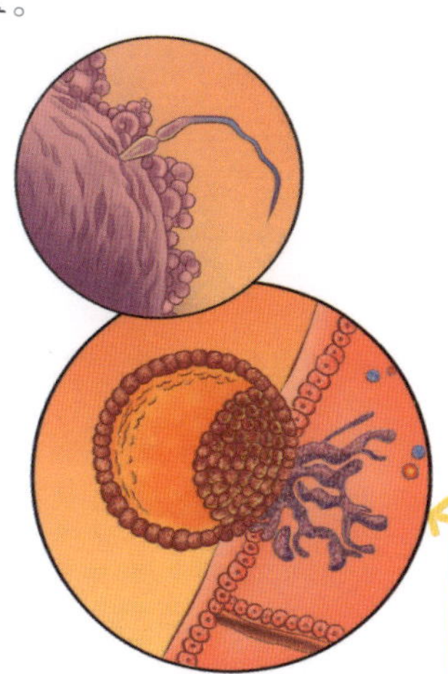

孕妈妈关心的问题

可以适当做一些家务或运动

孕妈妈在这个月可以适度做一些家务活或运动，有助于缓解烦躁情绪，使心情舒畅，还可以起到锻炼的作用。做家务活时要避免登高爬低，也不可长时间蹲着或长时间接触冷水、使用刺激性强的洗涤剂。

孕妈妈要注意休息

在这个月，有一些孕妈妈会感到身体疲乏、没有力气，只想睡觉，其实这是怀孕的一种征兆，孕妈妈不要过于担心。孕妈妈要尽可能有规律地作息，睡眠时间可以比平时延长 1 小时，早睡早起，条件允许的话可以午睡一会儿，30 分钟就差不多了，不要超过 1 小时，否则，晚上有可能会失眠。

保持外阴的清洁

女性特殊的生理构造，决定了清洁生殖器官的重要性。孕妈妈应每天用温水从前向后清洗外阴，并用消毒过的干净毛巾擦干。内衣、内裤也要经常更换。

孕妈妈适当休息，能缓解身体疲乏。

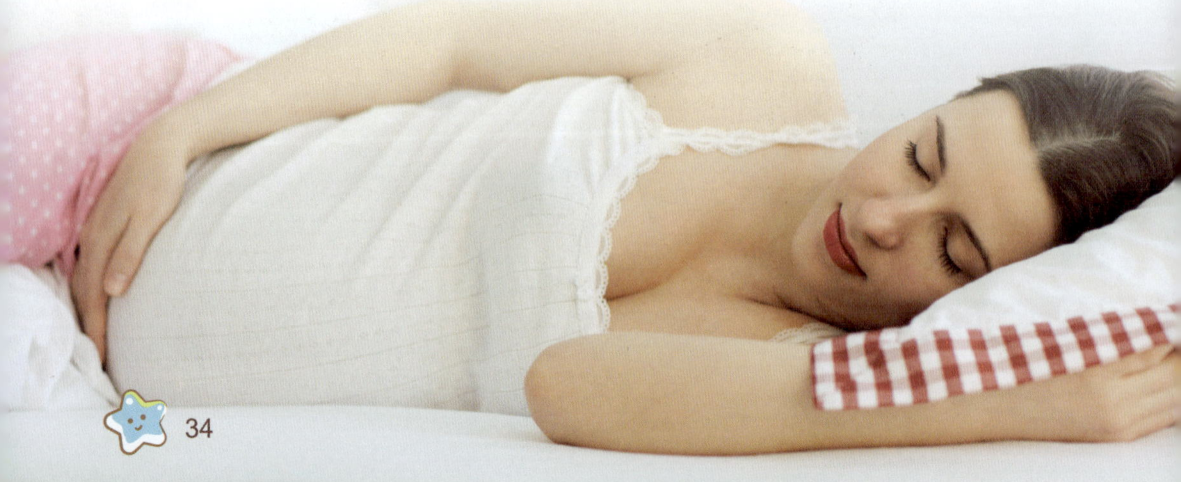

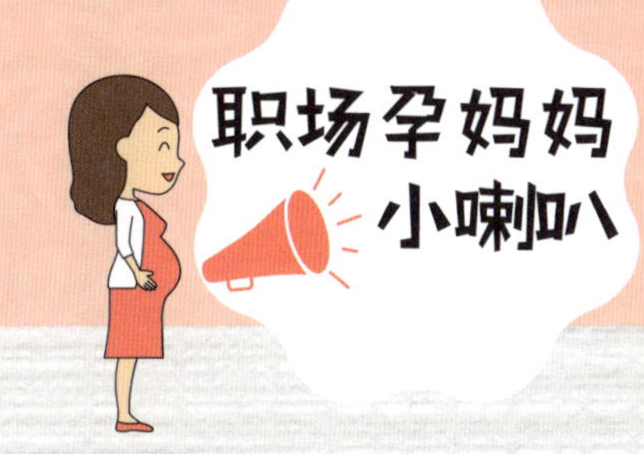

减少电脑辐射

调整与电脑的距离

坐着工作时，身体与电脑的距离保持在50～75厘米，以能看清楚字为准，尽量避免电脑屏幕的背面朝着自己，要正对电脑屏幕，因为屏幕的正面辐射最弱。

使用新款的液晶电脑

为了使自己和胎宝宝少受电脑的电磁辐射伤害，孕妈妈要使用新款的液晶电脑来办公。

酌情吃具有防辐射作用的食物

在外就餐时，适当多吃一些能减轻电脑辐射的食物，如胡萝卜、豆芽、番茄、瘦肉、动物肝等。

不可乱服感冒药

怀孕后孕妈妈身体免疫力下降，稍有不慎就容易引发感冒。所以，孕妈妈平时就要注意保暖，尤其早晚上下班的时候，一定不要为了显得苗条或其他原因而穿得过于单薄。若不小心感冒，切不可乱服感冒药，要听从医生的建议。

可适当出去散散步

一天紧张的工作终于结束了，孕妈妈回到家中，在和家人吃过晚饭后，可以和丈夫一起出去散散步、说说话，以缓解白天的劳累，也可以借此机会增进夫妻之间的感情。

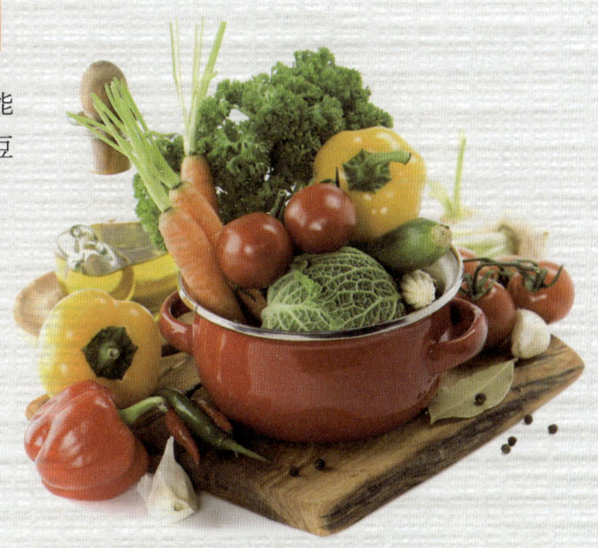

孕1月孕妈妈营养饮食

孕1月营养饮食方案

孕1月饮食要点

为了避免或减少恶心、呕吐等早孕反应，可采用少食多餐的方法，饮食最好清淡，不吃油腻和辛辣的食物，多吃易于消化吸收的食物。

食用前，蔬菜要充分洗净，水果最好削皮，这样能避免农药污染。每天清晨空腹喝杯白开水或矿泉水。要吃早餐，并保证质量。

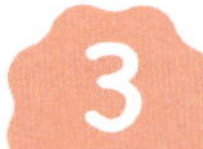

采用合理的加工烹调方法，减少营养物质的损失，使之食用起来更健康。烹调过程中尽量少用调味料，保留食物的原味。

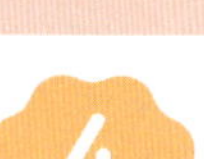

孕妈妈进餐时最好能心情愉悦，这样在营造温馨进餐氛围的同时，还有助于增进食欲。

5

养成良好的饮食习惯，定时用餐，三餐之间最好安排两次加餐，坚持“三餐两点心”的进食原则。加餐可选择一些点心、饮品（如牛奶、酸奶、鲜榨果汁等）和水果等。做到不挑食、不偏食，尽量多在家里吃饭，保证食物的卫生。

合理搭配食物。可以将果类蔬菜和叶类蔬菜搭配，根类蔬菜和叶类蔬菜搭配，红色、紫色蔬菜和绿色蔬菜搭配。

小贴士

- 三次正餐应该占全天总热能的90%，大部分营养素的摄入，应该在三餐中安排进去，特别是优质蛋白质、脂肪、碳水化合物这三大营养物质。
- 加餐一般占到全天总热量的10%，可以吃点核桃仁、花生、瓜子等零食，或100克苹果、桃子、猕猴桃、香蕉、草莓等水果，加1份酸奶。

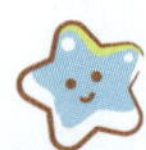

孕1月关键营养素：叶酸

预防胎宝宝神经器官缺陷

妊娠早期是胎宝宝神经器官发育的关键期，孕妈妈补充叶酸可以帮助减少贫血、早产等情况的发生，还能预防胎宝宝神经管畸形。除了遵照医嘱口服叶酸片来保证每日所需的叶酸之外，孕妈妈还可以多吃些富含叶酸的食物，如面包、面条、白米饭等谷类食物，以及牛肝、菠菜、龙须菜、芦笋及苹果、柑橘、橙子等。一般来说，孕妈妈应从备孕前 3 个月开始补充叶酸。

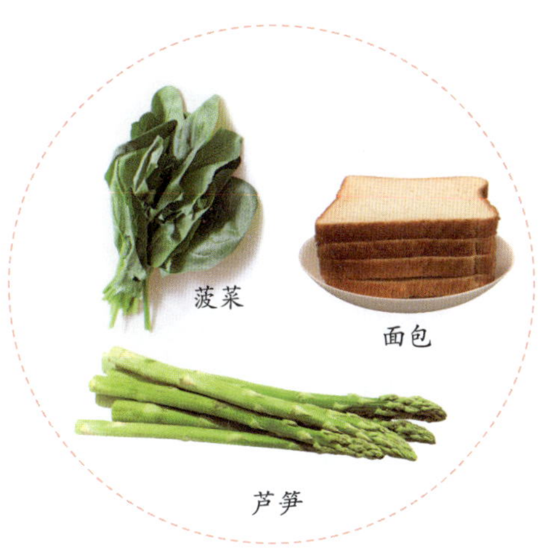

孕1月重点营养素

孕 1 月，孕妈妈可按照正常的饮食习惯进食，做到营养丰富全面、饮食结构合理，膳食中最好含有人体所需要的所有营养物质，如蛋白质、脂肪、水、碳水化合物、各种维生素和必需的矿物质、膳食纤维等。

碳水化合物

孕妈妈每天应摄入不低于 150 克的碳水化合物。如果受孕前后碳水化合物和脂肪摄入不足，孕妈妈会一直处于饥饿状态，容易导致胎宝宝大脑发育异常，影响宝宝出生后的智力。碳水化合物在面粉、大米、玉米、红薯、土豆、山药等粮食作物中含量较多，孕妈妈可从这些食物中获取。

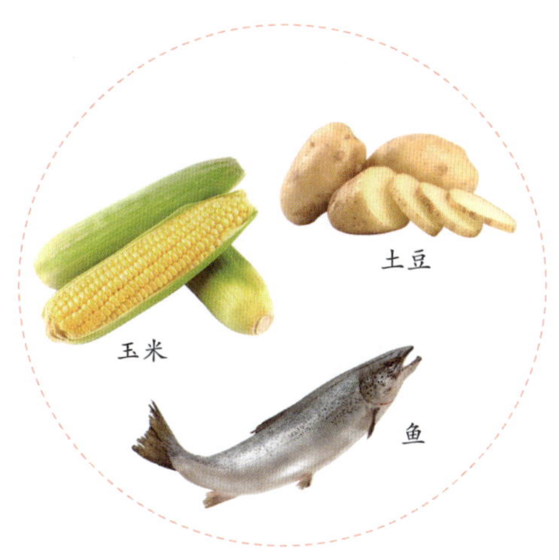

蛋白质

孕妈妈要保证优质蛋白质的充分摄入，这样能保证受精卵的正常发育，可以多吃鱼类、蛋类、乳类、肉类和豆制品等食物。

矿物质

各种矿物质对早期胚胎器官的形成发育有一定作用。富含锌、钙、磷、铜等矿物质的食物有乳类、肉类、蛋类，如牛奶、牛肉、牡蛎、鸡蛋等。

维生素

维生素能帮助早期胚胎器官的形成发育。孕妈妈要多摄入叶酸、维生素 C、B 族维生素等。叶酸普遍存在于绿叶蔬菜、柑橘、香蕉、动物肝脏、牛肉中。谷类、鱼类、肉类、乳类和坚果中富含 B 族维生素。

小贴士

孕妈妈应多吃玉米

玉米中富含蛋白质、脂肪、糖类、维生素和矿物质等，适宜孕妈妈食用。

- 蛋白质　玉米中富含蛋白质，其中特有的胶质占 30%，球蛋白和白蛋白占 20%～30%。甜玉米天冬氨酸和谷氨酸的含量很高，多食能促进胎宝宝的大脑发育。
- 维生素　玉米中富含维生素 E，能防止细胞氧化、减缓衰老，对胎宝宝的智力发育有利。黄玉米中含有胡萝卜素，对孕妈妈和胎宝宝的视力有益。
- 膳食纤维　玉米中富含膳食纤维，能有效消除便秘，有利于肠道的健康。
- 脂肪酸　玉米中的亚油酸、油酸等脂肪酸的含量很高，这些营养物质对胎宝宝的大脑发育有帮助。

孕 1 月每日营养食谱举例

餐次	用餐时间	食谱参考
早餐	7:00～8:00	牛奶，猪肚大米粥，花卷，小炒油菜
加餐	10:00	果汁，消化饼
午餐	12:00～12:30	米饭，菠菜炒猪肝，西芹炒百合，菠菜鸡蛋汤
加餐	15:00	吃些坚果，如核桃仁、花生、腰果、开心果等
晚餐	18:00～18:30	荞麦面条，烤馒头片，豆芽蘑菇汤
加餐	21:00	牛奶，威化饼干

菠菜炒猪肝

预防缺铁性贫血

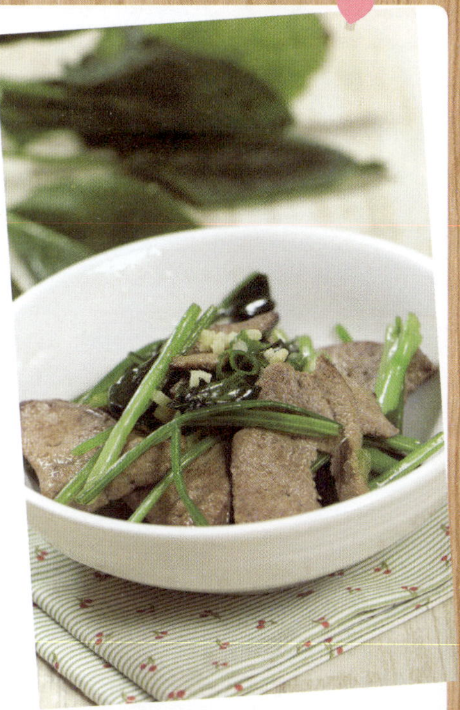

材料 猪肝 250 克，菠菜 150 克。

调料 葱末、姜末、酱油、料酒、白糖、淀粉、醋、植物油各适量。

做法

1. 将猪肝洗干净放入水中，加几滴醋，浸泡 2 小时，捞出沥干，切片，盛入碗中，加淀粉拌匀；菠菜洗净，焯水，切段，沥干；取部分淀粉加适量水变成水淀粉备用。
2. 锅内倒油烧热，下入猪肝，用炒勺推散，滑透油，到猪肝变色时捞出，将油沥干。
3. 锅内留少许油，放入葱末、姜末爆香，加入酱油、料酒、白糖、菠菜、猪肝，翻炒均匀后，用水淀粉勾芡，翻炒 1 分钟即可。

西芹炒百合

清凉爽口

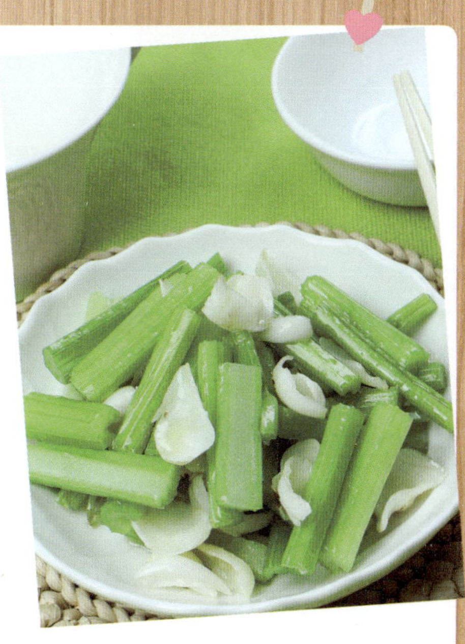

材料 西芹 300 克，鲜百合 100 克。

调料 盐、白糖、植物油、水淀粉、香油各适量。

做法

1. 西芹洗净，切段，放入加了盐和油的沸水中焯烫 10 秒；百合掐头去尾剥开，洗净，浸泡。
2. 另取锅，锅底加入适量的油烧热，再倒入焯烫好的西芹翻炒，加少量盐、白糖翻炒均匀，倒入百合，用水淀粉勾芡，淋香油即可。

孕 1 月聚焦：一眼看出预产期

一旦知道自己怀孕了，孕妈妈最想知道的就是胎宝宝何时会出生。根据预产期预算法则，从最后一次月经的首日开始往后推算，怀孕期为 40 周，每 4 周计为 1 个月，共 10 月。

预产期月份：
末次月经月份 +9 个月（相当于本年的月份）
或 -3 个月（相当于次年的月份）

预产期日期：
末次月经日期 +7 天（若得数大于 30，减去 30 之后得到的数字即为预产期的日期，月份则延后一个月）

例如：末次月经日期是 2020 年 6 月 15 日，所以预产期就应该是 2021 年 3 月 22 日。

本日历下一行为末次月经日期，上一行为预产期日期。如末次月经为 2 月 1 日，那么预产期就是 11 月 8 日。

注：表中 3 月、4 月、5 月、7 月、12 月，与公式计算法相比，预产期会相差 1～3 天。之所以出现这种情况，是因为公式计算法是按照经期为 28 天的标准计算的，而预产期日历是以实际日期逐日推算的，并且有的月份天数不一样。孕妈妈可以根据实际情况自行选择方便的推算法。

黑色数字：代表您末次月经的起始日期。

1月（Jan）			10/8 1	10/9 2	10/10 3	10/11 4
10/12 5	10/13 6	10/14 7	10/15 8	10/16 9	10/17 10	10/18 11
10/19 12	10/20 13	10/21 14	10/22 15	10/23 16	10/24 17	10/25 18
10/26 19	10/27 20	10/28 21	10/29 22	10/30 23	10/31 24	11/1 25
11/2 26	11/3 27	11/4 28	11/5 29	11/6 30	11/7 31	

浅色日期：代表您的预产期。
末次月经起始日
预产期

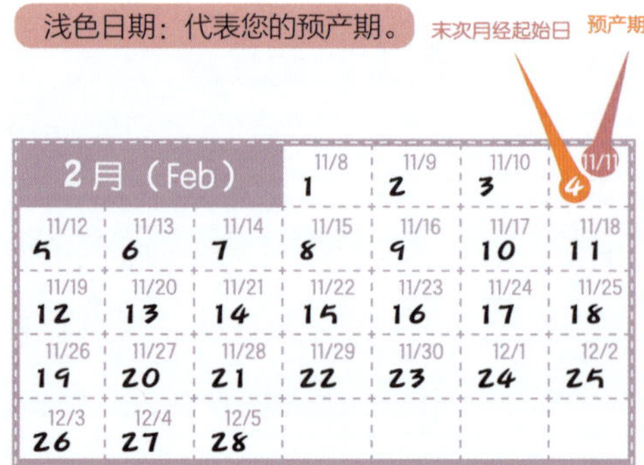

2月（Feb）			11/8 1	11/9 2	11/10 3	11/11 4
11/12 5	11/13 6	11/14 7	11/15 8	11/16 9	11/17 10	11/18 11
11/19 12	11/20 13	11/21 14	11/22 15	11/23 16	11/24 17	11/25 18
11/26 19	11/27 20	11/28 21	11/29 22	11/30 23	12/1 24	12/2 25
12/3 26	12/4 27	12/5 28				

3月（Mar）			12/6 1	12/7 2	12/8 3	12/9 4
12/10 5	12/11 6	12/12 7	12/13 8	12/14 9	12/15 10	12/16 11
12/17 12	12/18 13	12/19 14	12/20 15	12/21 16	12/22 17	12/23 18
12/24 19	12/25 20	12/26 21	12/27 22	12/28 23	12/29 24	12/30 25
12/31 26	1/1 27	1/2 28	1/3 29	1/4 30	1/5 31	

4月（Apr）			1/6 1	1/7 2	1/8 3	1/9 4
1/10 5	1/11 6	1/12 7	1/13 8	1/14 9	1/15 10	1/16 11
1/17 12	1/18 13	1/19 14	1/20 15	1/21 16	1/22 17	1/23 18
1/24 19	1/25 20	1/26 21	1/27 22	1/28 23	1/29 24	1/30 25
1/31 26	2/1 27	2/2 28	2/3 29	2/4 30		

5月（May）			2/5 1	2/6 2	2/7 3	2/8 4
2/9 5	2/10 6	2/11 7	2/12 8	2/13 9	2/14 10	2/15 11
2/16 12	2/17 13	2/18 14	2/19 15	2/20 16	2/21 17	2/22 18
2/23 19	2/24 20	2/25 21	2/26 22	2/27 23	2/28 24	3/1 25
3/2 26	3/3 27	3/4 28	3/5 29	3/6 30	3/7 31	

6月（Jun）			3/8 1	3/9 2	3/10 3	3/11 4
3/12 5	3/13 6	3/14 7	3/15 8	3/16 9	3/17 10	3/18 11
3/19 12	3/20 13	3/21 14	3/22 15	3/23 16	3/24 17	3/25 18
3/26 19	3/27 20	3/28 21	3/29 22	3/30 23	3/31 24	4/1 25
4/2 26	4/3 27	4/4 28	4/5 29	4/6 30		

7月（Jul）			4/7 1	4/8 2	4/9 3	4/10 4
4/11 5	4/12 6	4/13 7	4/14 8	4/15 9	4/16 10	4/17 11
4/18 12	4/19 13	4/20 14	4/21 15	4/22 16	4/23 17	4/24 18
4/25 19	4/26 20	4/27 21	4/28 22	4/29 23	4/30 24	5/1 25
5/2 26	5/3 27	5/4 28	5/5 29	5/6 30	5/7 31	

8月（Aug）			5/8 1	5/9 2	5/10 3	5/11 4
5/12 5	5/13 6	5/14 7	5/15 8	5/16 9	5/17 10	5/18 11
5/19 12	5/20 13	5/21 14	5/22 15	5/23 16	5/24 17	5/25 18
5/26 19	5/27 20	5/28 21	5/29 22	5/30 23	5/31 24	6/1 25
6/2 26	6/3 27	6/4 28	6/5 29	6/6 30	6/7 31	

9月（Sep）			6/8 1	6/9 2	6/10 3	6/11 4
6/12 5	6/13 6	6/14 7	6/15 8	6/16 9	6/17 10	6/18 11
6/19 12	6/20 13	6/21 14	6/22 15	6/23 16	6/24 17	6/25 18
6/26 19	6/27 20	6/28 21	6/29 22	6/30 23	7/1 24	7/2 25
7/3 26	7/4 27	7/5 28	7/6 29	7/7 30		

10月（Oct）			7/8 1	7/9 2	7/10 3	7/11 4
7/12 5	7/13 6	7/14 7	7/15 8	7/16 9	7/17 10	7/18 11
7/19 12	7/20 13	7/21 14	7/22 15	7/23 16	7/24 17	7/25 18
7/26 19	7/27 20	7/28 21	7/29 22	7/30 23	7/31 24	8/1 25
8/2 26	8/3 27	8/4 28	8/5 29	8/6 30	8/7 31	

11月（Nov）			8/8 1	8/9 2	8/10 3	8/11 4
8/12 5	8/13 6	8/14 7	8/15 8	8/16 9	8/17 10	8/18 11
8/19 12	8/20 13	8/21 14	8/22 15	8/23 16	8/24 17	8/25 18
8/26 19	8/27 20	8/28 21	8/29 22	8/30 23	8/31 24	9/1 25
9/2 26	9/3 27	9/4 28	9/5 29	9/6 30		

12月（Dec）			9/7 1	9/8 2	9/9 3	9/10 4
9/11 5	9/12 6	9/13 7	9/14 8	9/15 9	9/16 10	9/17 11
9/18 12	9/19 13	9/20 14	9/21 15	9/22 16	9/23 17	9/24 18
9/25 19	9/26 20	9/27 21	9/28 22	9/29 23	9/30 24	10/1 25
10/2 26	10/3 27	10/4 28	10/5 29	10/6 30	10/7 31	

孕妈妈爱运动

孕妈妈这个月最重要的任务之一就是保持好的心情，这对胎宝宝来说是至关重要的。因为孕妈妈和胎宝宝之间有着微妙的精神联系，孕妈妈的情绪会影响胎宝宝的发育。所以，从本月起，要努力使自己成为一个快乐幸福的孕妈妈。要做到这一点，孕妈妈必须克服初次怀孕的紧张和焦虑。下面介绍几种简单的孕期瑜伽动作，希望能帮助孕妈妈平静下来。

枕臂侧躺

侧躺（任意一边），屈臂枕于头下，另一手臂置于弯曲的大腿上，位于底下的腿保持放松伸直的姿势，上面的腿保持弯曲。时间以舒服为度，做完一侧后再换另一侧。

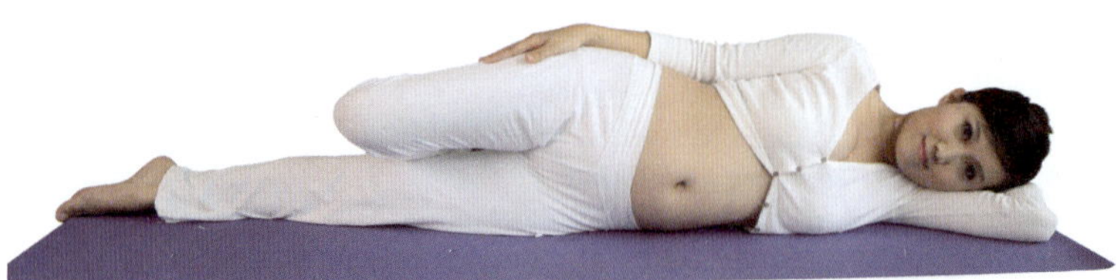

坐姿聆听

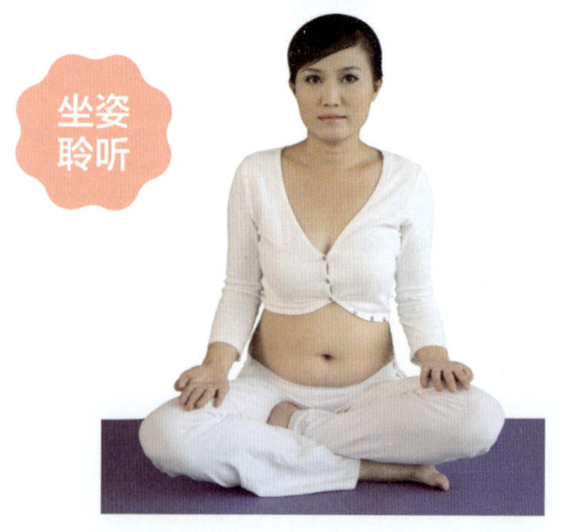

坐在瑜伽垫或床上、毯子上，双腿盘坐，手臂自然放松，双手手心朝上，放在大腿上，颈部、脸部放松，聆听有节律的、细微的声音，或听些轻柔的音乐，保持 10 分钟。

瑜伽呼吸

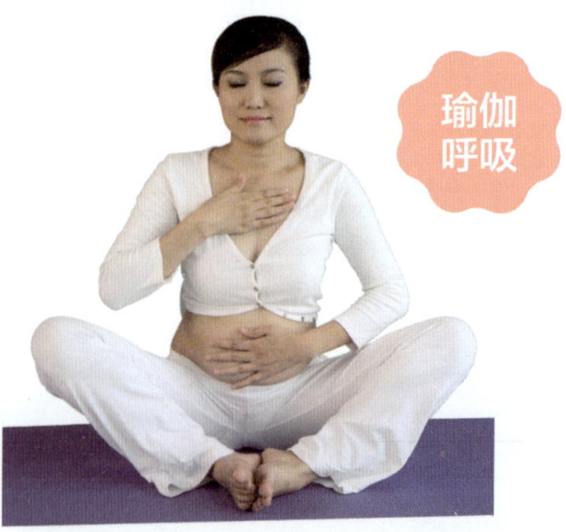

以舒适的姿势盘坐在垫子上，两脚掌心相对。双手分别放在腹部和胸部，双肩自然放松。双眼微闭，保持呼吸，让你的双手去感受你的呼吸，每次感受 3～5 次呼吸。

孕 1 月胎教

怀孕初期，孕妈妈总会被一种莫名的紧张情绪困扰。对于这个阶段的孕妈妈来说，学会放松就是最重要的任务，也是这个月胎教的主旨所在。

优美动人的诗歌往往能够以其无与伦比的感召力打动人心，使人们在陶醉其优美意境的同时，不由自主地生发出一股强大的力量，顿时变得豁达起来。下面请孕妈妈欣赏徐志摩的《再别康桥》。这首诗歌虽然描写的是作者与母校（剑桥大学）的离别，但诗中所体现的意境美得令人心醉。

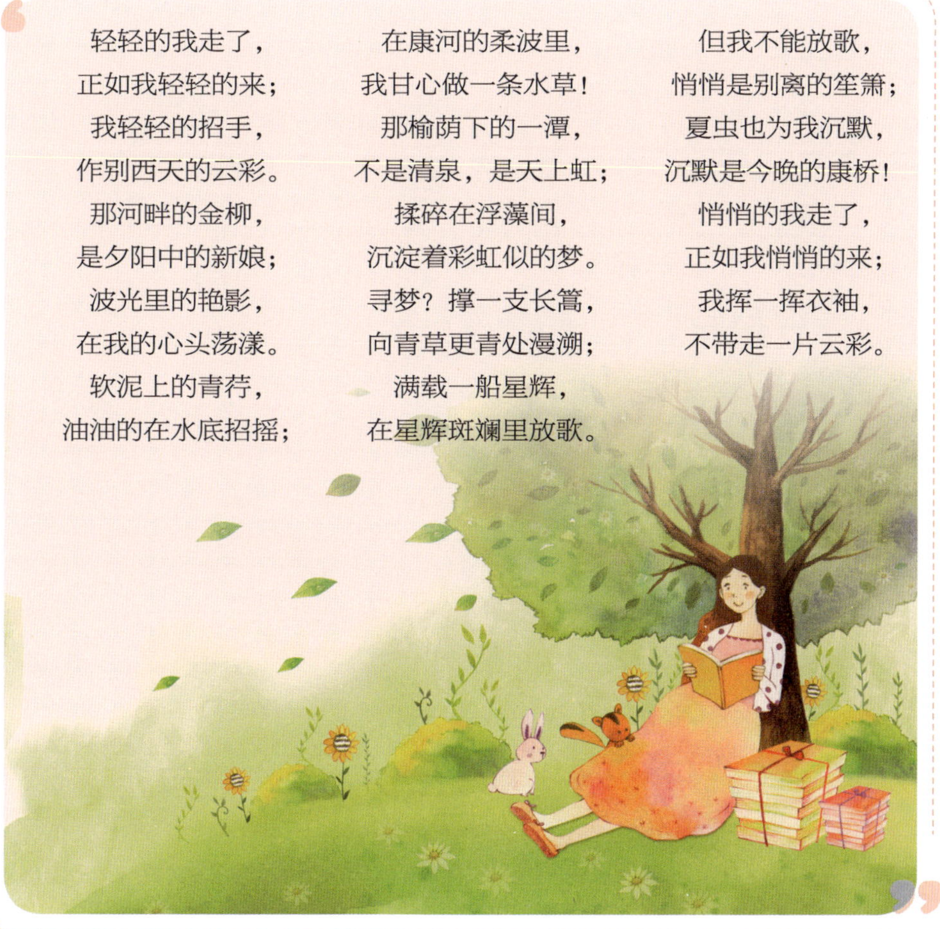

轻轻的我走了，
正如我轻轻的来；
我轻轻的招手，
作别西天的云彩。
那河畔的金柳，
是夕阳中的新娘；
波光里的艳影，
在我的心头荡漾。
软泥上的青荇，
油油的在水底招摇；
在康河的柔波里，
我甘心做一条水草！
那榆荫下的一潭，
不是清泉，是天上虹；
揉碎在浮藻间，
沉淀着彩虹似的梦。
寻梦？撑一支长篙，
向青草更青处漫溯；
满载一船星辉，
在星辉斑斓里放歌。
但我不能放歌，
悄悄是别离的笙箫；
夏虫也为我沉默，
沉默是今晚的康桥！
悄悄的我走了，
正如我悄悄的来；
我挥一挥衣袖，
不带走一片云彩。

第 1 个月怀孕日记

<table>
<tr><td rowspan="5">生理和心理上的变化</td><td>我可能怀孕了</td><td></td><td rowspan="5">第 1 个月
孕妈妈的开心照片</td></tr>
<tr><td>末次月经首日</td><td></td></tr>
<tr><td>我最可能受孕的日期</td><td></td></tr>
<tr><td>对受孕那一刻的记忆</td><td></td></tr>
<tr><td>我对宝宝的感觉</td><td></td></tr>
<tr><td rowspan="4">确认怀孕</td><td>确认怀孕的日子</td><td colspan="2"></td></tr>
<tr><td>我的第一反应</td><td colspan="2"></td></tr>
<tr><td>丈夫的第一反应</td><td colspan="2"></td></tr>
<tr><td>我遇到的困惑和得到的解答</td><td colspan="2"></td></tr>
<tr><td rowspan="10">琐碎的事与心情</td><td>服用药物情况</td><td colspan="2"></td></tr>
<tr><td>我在吃的食物</td><td colspan="2"></td></tr>
<tr><td>让我的胃舒服的食物</td><td colspan="2"></td></tr>
<tr><td>我最关心的事情</td><td colspan="2"></td></tr>
<tr><td>我应该关心的事</td><td colspan="2"></td></tr>
<tr><td>让我感到最快乐的事</td><td colspan="2"></td></tr>
<tr><td>我最严重的问题</td><td colspan="2"></td></tr>
<tr><td>宝宝，妈妈想对你说</td><td colspan="2"></td></tr>
<tr><td>和孕妈妈交流经验</td><td colspan="2"></td></tr>
<tr><td>本月感想</td><td colspan="2"></td></tr>
</table>

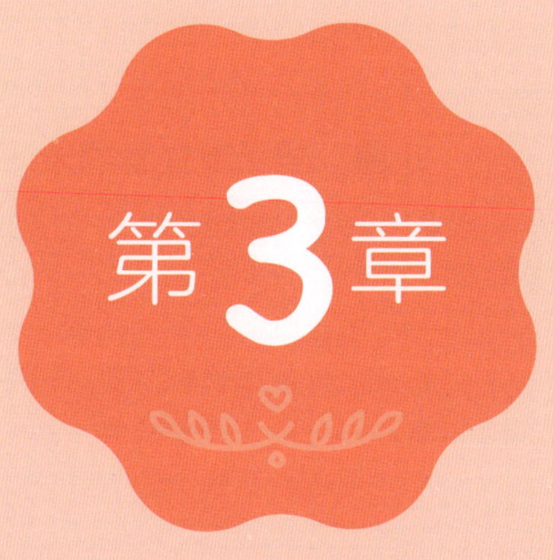

第3章

孕2月
(5~8周)平安度过“多事之秋”

在妈妈怀孕的第4周，我顺利地把自己埋植在妈妈的子宫内膜中，并紧锣密鼓地进行着细胞的分化和器官的形成。与此同时，妈妈也得知我已经到来了。虽然我默默地享受着小屋里无比快乐幸福的生活，但是毕竟我还非常弱小，身边危机四伏，稍有不慎，可能就会有“生命危险”。我希望自己变得更加结实强壮。这时妈妈可能会有恶心、呕吐、尿频等令人难受的早孕反应，我希望妈妈的不适早日得到缓解。

——胎宝宝寄语

2 个月胎宝宝生长发育逐周看

2 个月
胎宝宝自述

“小屋”里正发生着翻天覆地的变化

在这个月里，我在妈妈的“小屋”里一面享受着快乐幸福的生活，一面像个拼命三郎一般快速“打造”自己，使自己以极快的速度成长。首先，我成功地完成了“着床”的伟大使命，这时的我，神经系统、血液循环器官的原形几乎都已经出现，肝脏也有了进一步的发育。与妈妈紧密相连的唯一通道——脐带也从这个时期开始慢慢形成。

第 5 周　我的大脑发育的第一个高峰

这个阶段的我还只是一个胚胎，在本周，我这个圆形的细胞团开始伸长，头尾可辨，样子就像一根小豆芽。我的中枢神经系统开始发育，脑与脊髓开始形成，肝脏和肾脏开始发育，肌肉和骨骼也开始形成。

第 6 周　胳膊和腿渐现的小芽儿

在妈妈的子宫里，我正在飞速成长着。我已经有了大脑，头部也开始形成，包括肾脏和肝脏在内的器官继续发育，神经管开始连接大脑和脊髓。我原始的消化道及腹腔、胸腔、脊椎开始形成，胳膊和腿也有了小小的芽儿。现在的我已经拥有了自己的血液，并在心脏的“怦怦”跳动声中开始循环了。

第 7 周　脑垂体开始发育，我更聪明了

到这个周末，我看起来就像一颗豆子那么大，尾巴基本消失，俨然一个“小人儿”。我长着一个特别大的头，在眼睛的位置会有两个黑黑的小点儿，而且开始有了鼻孔，腭部也开始发育了，耳朵部位明显凸起。我的手臂和腿开始变长，手指也从现在开始发育。这时心脏开始划分成心房和心室，而且每分钟的心跳可达 150 ～ 170 次，是成人心跳的 2 倍左右，脑垂体也开始发育。

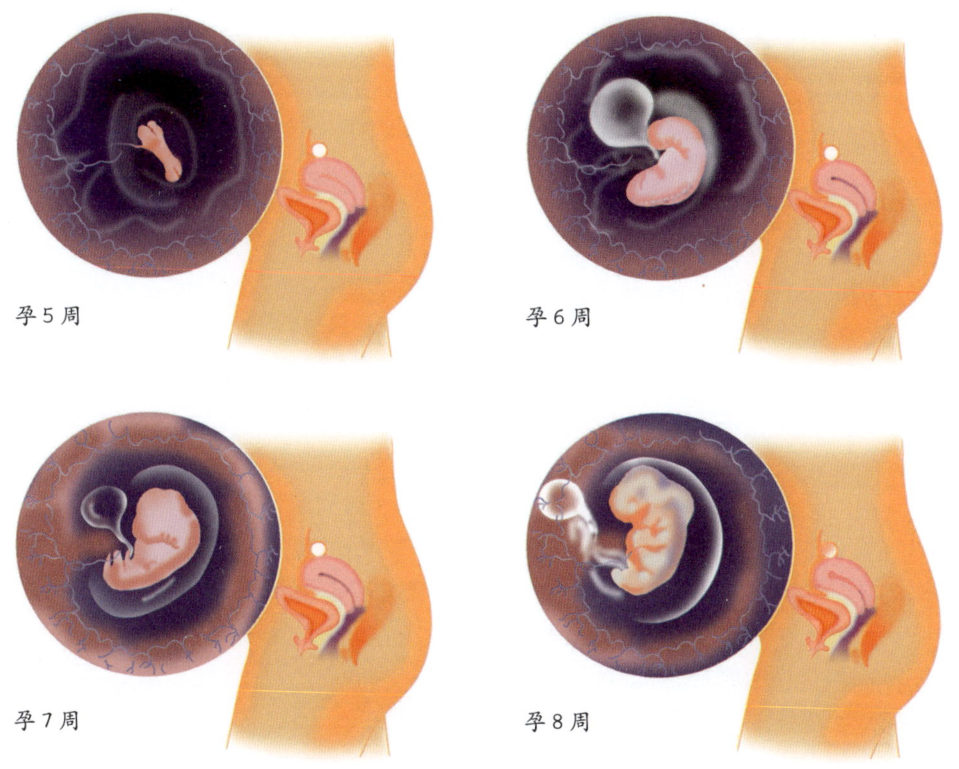

第8周　在羊水中自由活动

现在的我依然被称作胚胎，但我已经有了舌头和鼻孔，鼻尖也出现了，腭部融合成了嘴巴，眼睛和内耳也到了发育的关键期。我的各个内脏器官初具规模，心脏跳动开始正常。我的骨头开始硬化，胳膊、腿变长且开始形成关节。

在本周我有了一项新技能——移动，我可以在羊水中自由自在地活动了，开始也许是无意识的，不过很快我就要有意识了。看，我多么能干啊！

孕 2 月的孕妈妈

第 5 周　月经过期不至

每月按时光顾的月经没有来，孕妈妈会是什么心情呢？一定是欣喜激动吧。如果觉得去医院检测早孕太麻烦，你也可以买来早孕试纸在家里检测，只要使用方法正确，准确率也非常高。有些孕妈妈在这时会流少量的经血，这属于受精卵着床时出现的正常现象，如果你仍觉得不放心，不妨去医院诊断一下。

第 6 周　早孕反应的其他症状初见端倪

进入第 6 周，除了月经过期不至这一怀孕的最初迹象外，孕妈妈的身体已经开始出现了其他早孕反应的症状。由于雌激素与孕激素的刺激作用，孕妈妈会感到胸部胀痛，乳房增大变软，乳晕有小结节凸出，会时常感觉疲倦、犯困，而且排尿次数增多。多数孕妈妈在这周开始感到恶心，偶尔会呕吐，但一般来说都不严重。孕早期恶心、呕吐的症状都是正常的，大约在 3 个月之后，就会结束。

第 7 周　早孕反应加剧

孕妈妈的心跳会明显加快，新陈代谢率增加了约 30％。早晨醒来后，孕妈妈可能会感到难以名状的恶心，而且嘴里有一种说不清的难闻味道，这是怀孕初期大多数孕妈妈都会遇到的情况。有的孕妈妈也可能时常有饥肠辘辘的感觉，而且会饥不择食地吞咽各种食物。现在的孕妈妈经常会有莫名其妙地情绪波动，这是体内激素作用的结果。

第 8 周　由怀孕而引起的腹部不适

孕妈妈的腹部现在看上去仍然很平坦，但子宫变化却很明显，不但比怀孕前有所增大，而且变得很柔软。阴道壁及子宫颈因为充血而变软，呈紫蓝色，子宫峡部特别软。当子宫变大时，子宫韧带被拉扯，孕妈妈的腹部可能会有痉挛，有时会感到瞬间的剧痛，这些都是正常反应，不要紧张；如果对这种疼痛放心不下，可以去医院检查一下，不要因为这件事而产生焦虑。

孕妈妈的变化

乳房大了些，会有胀痛感，乳晕颜色加深，并有些凸出的小结节。子宫如鹅蛋大小，子宫壁薄而软，胚胎已初具人形。

胎宝宝的变化

眼睛：开始形成，但眼睑还没有形成。
大脑：脊柱顶端部位有肿胀的小圆块，即为原始大脑。
脊柱：脊柱和脊椎让宝宝的身体稳定，并容纳着脊髓。
四肢：出现了“胎芽”，即为四肢，但表面上呈不规则的凸起物。
心脏：开始有规律地每分钟跳动150～170次。

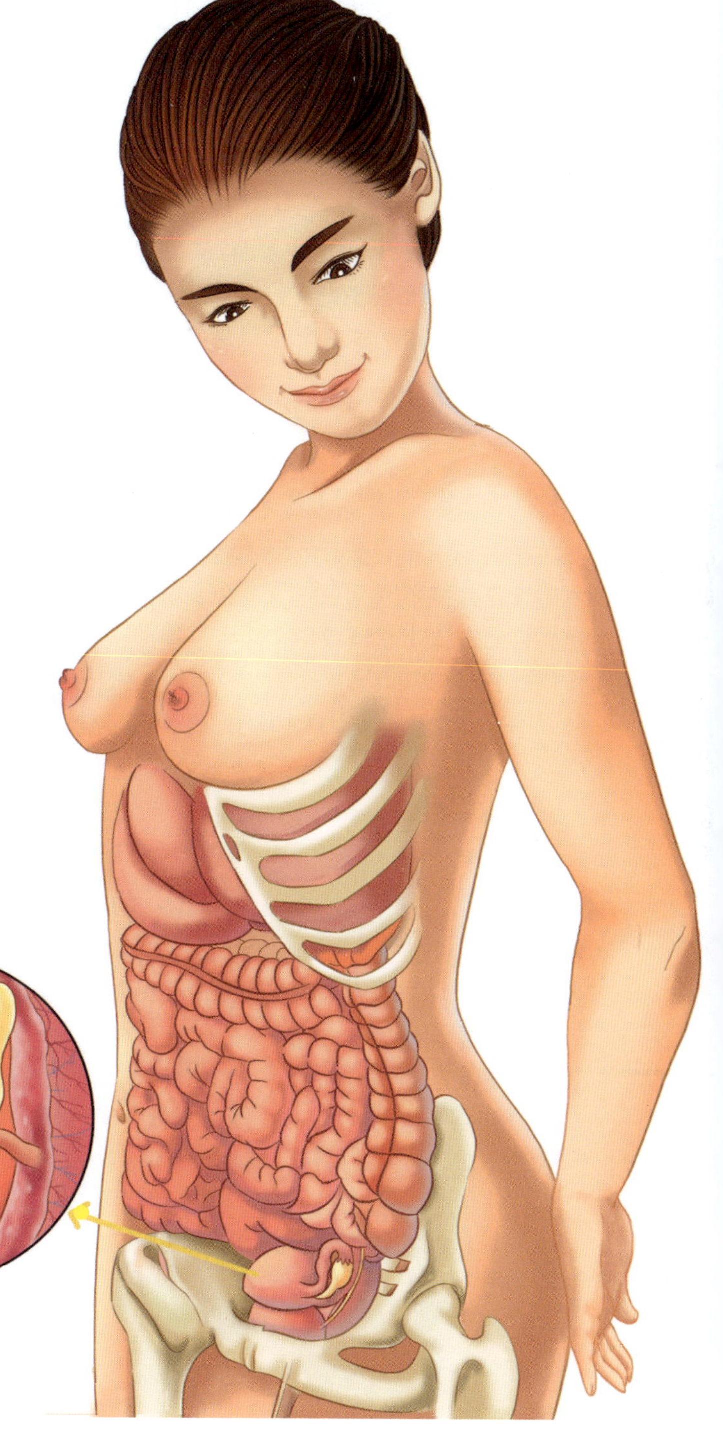

孕妈妈关心的问题

警惕病理性腹痛

与怀孕初期由于子宫增大而导致孕妈妈下腹痛这一生理性腹痛不同，怀孕时器官相对位置改变与受压迫，也会造成下腹痛甚至抽搐。这类下腹疼痛具有多样性，而且因增大的子宫遮挡而不易被发现，使得怀孕初期的病理性腹痛与怀孕引起的腹部不适难以区别。因此，如果孕妈妈出现比较严重且持续性的腹痛，就需要及时去医院诊治了。

“迁移”过程中的意外：异位妊娠

在正常情况下，受精卵应该是在子宫内膜上着床、生长发育的。而受精卵在子宫体腔以外的地方生长发育，就称之为异位妊娠（即宫外孕）。大部分异位妊娠发生在输卵管，还可能发生在卵巢、宫颈或腹腔的其他部位。异位妊娠的孕妈妈一般在停经 6～8 周时会感到下腹部剧烈疼痛，出现少量阴道出血；但如果只是少量出血，而没有腹痛，孕妈妈不必着急，这是受精卵在子宫内膜上着床时引起的点状出血，并无危险。孕妈妈应结合疼痛程度及出血情况及时就医，以尽早发现异位妊娠，及时处理。

小贴士

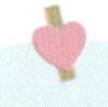

异位妊娠的检查及处理

异位妊娠是女性健康的一大杀手，严重者会威胁女性的生命，因此女性对待异位妊娠千万不可掉以轻心。那么异位妊娠如何发现呢？

先观察症状：停经 6～8 周，腹痛，伴有恶心呕吐、肛门坠胀感，常有不规则阴道出血，深褐色血样，量少，一般不超过月经量，淋漓不尽。如果出血量较多，会伴有晕厥和休克，此时，已有腹腔内出血，情况紧急。

如果有上述症状，要第一时间去医院进行检查。检查项目一般包括尿检、血 hCG 检查、B 超检查等。如果确诊为异位妊娠，一般采用腹腔镜治疗，手术创伤小，术后恢复快，更易于保留输卵管。

子宫肌瘤

子宫肌瘤可能在怀孕期间长大，会导致孕妈妈肌瘤变性坏死、肌瘤扭转，或者直接影响宝宝发育，阻碍生产等。因子宫肌瘤而产生的腹痛来得比较突然，痛点一般也固定，属于肌瘤局部疼痛。在怀孕期间，子宫血流充沛，切除子宫肌瘤并不妥当，对于肌瘤变性坏死导致的疼痛，孕期可以遵医嘱用止痛药来缓解。

卵巢肿瘤

孕期绝大多数的卵巢肿瘤都是良性的，恶性肿瘤占2%～5%。但是，孕妈妈如发现有卵巢肿瘤，要及时和医生保持联系。如出现腹部不适、绞痛、腹部异常膨大、腹腔积液等，要尽快去医院。

急性阑尾炎

胎宝宝在孕妈妈体内不断长大，盲肠的位置会随着怀孕周数增加而向上推挤，疼痛的位置也随之改变。阑尾炎初期一般会出现下腹部压痛、恶心、呕吐、腹部肌肉紧绷等。

孕妈妈要谨防流产

怀孕第2个月，是先兆流产和自然流产的高发期，孕妈妈在生活细节上要格外小心，必须注意动作的幅度和日常的安全保障，避免碰撞腹部。另外，孕早期一定要节制性生活，否则易导致流产。如果孕妈妈呕吐且伴有头晕、头痛等症状，就需要及时咨询医生。

预防流产

引起流产的原因有很多，总的来说包括外因和内因：外因是指受到外部的影响而造成的流产，比如摔跤、搬重物等；内因是指由于孕妈妈自身身体和情绪等方面的原因而引起的流产，如遗传因素、子宫发育异常、恐惧、惊慌、过于激动等。

警惕导致畸形和导致流产的因素

1. 对指甲油说不

指甲油及同类化妆品含酞酸酯，这种物质如果长期被人体吸收，不仅对孕妈妈的健康有害，还容易引起孕妈妈流产及生出畸形儿。

2. 避开可能致畸的因素

孕2月是胎宝宝生长发育的关键时期，神经系统、内脏、五官、四肢等都会在这个月内形成雏形。孕妈妈要避免化学、物理、生物等可能致畸的因素，比如，不要用有机溶剂去污和洗手，不要染发及烫发；看电视时要与电视保持一定的距离，时间控制在2小时以内。

3. 离噪声远一点

噪声会影响孕妈妈中枢神经系统的功能活动，会使胎心加快、胎动增加，对胎宝宝很不利。高分贝的噪声还可对胎宝宝的听觉器官产生影响，并使孕妈妈的内分泌功能紊乱，诱发子宫收缩而引起早产、流产。孕妈妈长期在噪声环境中，会使胎宝宝体重偏轻或出现先天性畸形。

4. 预防感冒

预防感冒需要家庭成员都行动起来。经常与孕妈妈接触的家庭成员，最好接种流感疫苗。平时室内注意开窗通风。家人若出现发热、咳嗽等流感症状，要尽最大可能远离孕妈妈。孕妈妈本人要注意保证营养均衡，提高睡眠质量，冬春季节注意保暖，尤其是脚部保暖。

5. 远离甲醛危害

甲醛污染主要来自建筑材料、家具、地毯、燃料、烟草、除臭剂、消毒液等。如果你的家中刚刚进行了装修或购买了新的家具，那么最好暂时回到父母家住。新装修的房屋要开窗通风2个月后才可以入住。另外，可以种点绿色植物，也能有效吸收室内的甲醛。

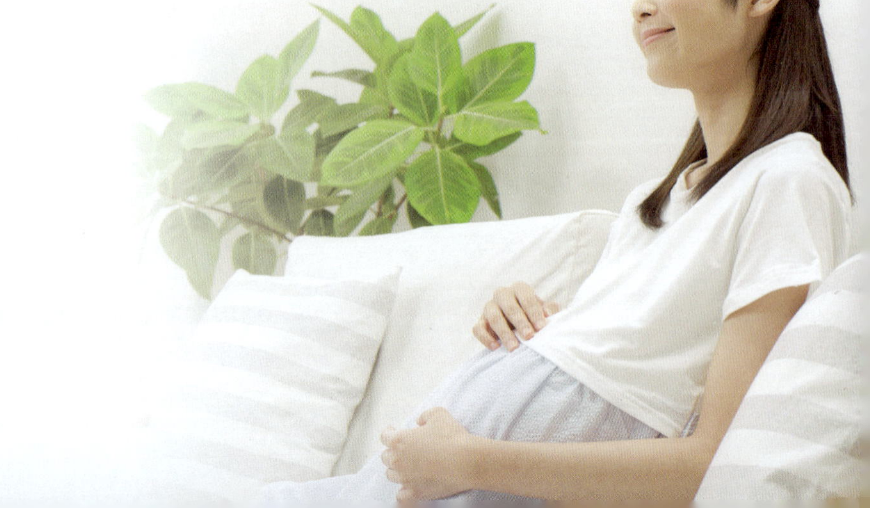

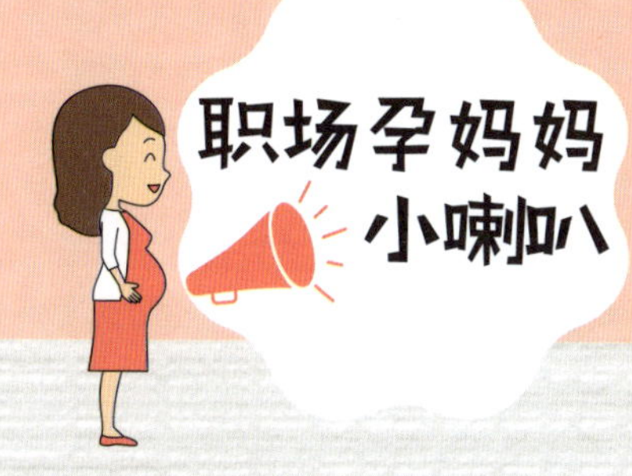

要远离复印机

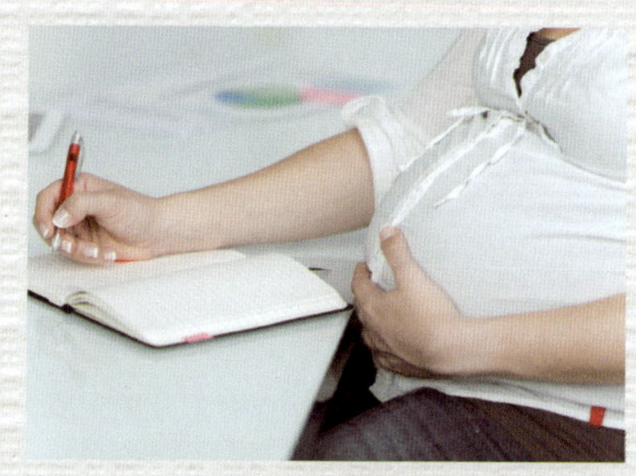

复印机在工作的时候，会产生一定量的辐射，而且复印机在工作时所产生的一些墨粉颗粒及耗材中所含有的化学物质都会对孕妈妈及胎宝宝产生不良影响。因此，孕妈妈在孕期要远离复印机，如果一定要复印文件资料的话，最好请同事代劳。

尽量避免穿高跟鞋

很多职场孕妈妈因为工作需要，上班的时候要穿高跟鞋，高跟鞋虽然能够提升孕妈妈在工作时的气质，但是由于高跟鞋容易使孕妈妈身体向前倾，在外力作用下骨盆两侧被迫内缩，造成骨盆入口狭窄，在生育时候就有可能出现分娩困难。而且高跟鞋的鞋跟一般较细，容易造成孕妈妈因重心不稳而摔倒。所以，孕妈妈在上班的时候尽量穿平底鞋。

告知领导喜讯的技巧

怀孕后，孕妈妈应该找个恰当的时机，尽早将这件事告诉领导，以便让领导尽早为接下来的工作做好安排。那么，要怎么跟领导说呢？这是需要一些技巧的，千万不要拿着医院的报告单拍在领导的桌上，或者在吃饭的时候装作漫不经心地“透露”出来。最好是在完成一项工作任务之后，跟领导约个时间，将这个事告诉他，并跟他说：“虽然怀孕了，但是我的工作表现没有打一点折扣。”同时跟领导说一下你现在和稍长一段时间里的工作情况，而不要急于讨论生育期间的工资待遇和你产后的工作计划。

工作间隙做做“小动作”来缓解不适

怀孕期间，孕妈妈背部以及骨盆的肌肉会拉紧，如果长时间坐着工作，颈、肩、背和手腕、手肘酸痛的可能性要比平时大得多。所以，孕妈妈工作时，除了将座椅调整得尽可能舒适之外，还可以在工作间隙尝试采取深呼吸、舒展肢体、做短距离的散步等方法来缓解压力。如果上面的方法不易实施，孕妈妈不妨做做下面的这些“小动作”来缓解不适吧。

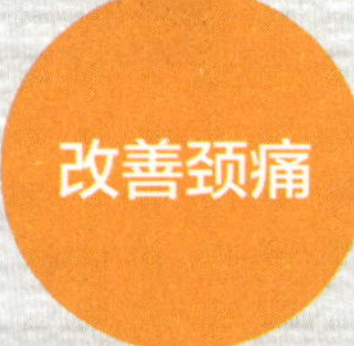

颈部先挺直前伸，然后弯向左边并将左耳尽量贴近肩膀；再把头慢慢挺直，向右边再做相同动作，重复做 2～3 次。

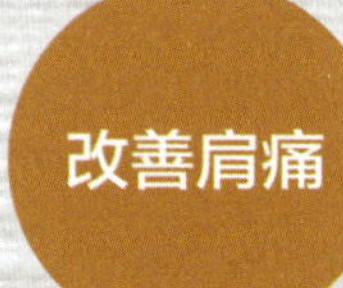

先挺腰，再把两肩往上耸以贴近耳，停留 10 秒钟，放松肩部，重复做 2～3 次。

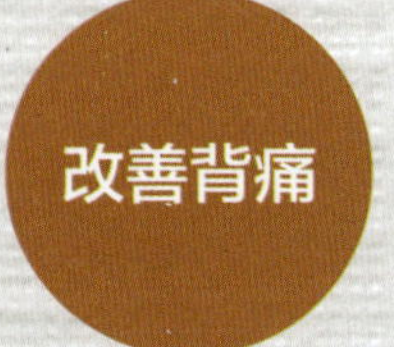

将肩胛骨往背后方向下移，然后挺胸停留 10 秒，重复做 2～3 次。

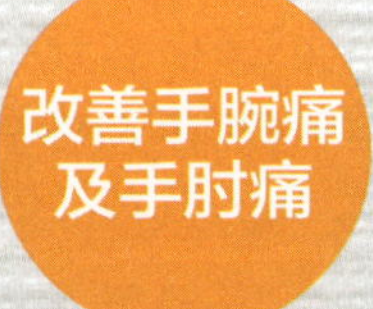

双手合十，下沉手腕至感觉到前臂有伸展感，停留 10 秒，重复做 2～3 次，接着再把手指转而向下，把手腕提升到有伸展感为止，重复 2～3 次。

孕 2 月孕妈妈营养饮食

孕 2 月营养饮食方案

孕2月饮食要点

在孕2月，胎宝宝还比较小，不需要过多增加营养，孕妈妈保持正常饮食就可以了，可以适当增加些优质蛋白质，以满足胎宝宝的发育需要。

吃点“止吐”食物。如果孕妈妈有轻微恶心、呕吐现象，不妨多吃点能减轻呕吐的食物，如烤面包、饼干、米粥等。为了避免晨吐，孕妈妈可以在床边准备一杯水、一片面包、一小块水果、几粒花生米等，早上起床前第一时间吃点零食，这样可以帮助孕妈妈抑制恶心。

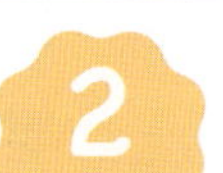

多吃富含淀粉的食物。孕妈妈不妨多吃一些富含淀粉的食物，这类食物能提供必需的能量。

不必勉强吃脂肪类食物。早孕反应使得孕妈妈吃不下脂肪类食物，这也不要紧，不要勉强自己，可以用豆类、蛋类、乳类食品来代替。

孕2月关键营养素：维生素C、维生素B_6

- 维生素 C

怀孕的第2个月，有些孕妈妈会发现自己在刷牙时牙龈会肿胀、出血，适量补充维生素C能缓解这一现象。因为维生素C可以帮助提高机体免疫力，预防牙齿疾病。维生素C主要来源于新鲜水果和蔬菜，比如，青椒、菜花、白菜、番茄、黄瓜、菠菜、柠檬、草莓、苹果等。但要注意，烹煮以上食物的时间不宜过长，以免维生素C大量流失。

- 维生素 B_6

对于那些受孕吐困扰的孕妈妈来说，维生素B_6便是妊娠呕吐的克星。麦芽糖中的维生素B_6含量最高，每天吃1~2勺麦芽糖，不仅可以有效地抑制妊娠呕吐，还能使孕妈妈精力充沛。富含维生素B_6的食物有香蕉、土豆、黄豆、胡萝卜、核桃仁、花生、菠菜等植物性食物。动物性食物中以瘦肉、鸡蛋、鱼等含量较多。

孕2月重点营养素

孕2月，胎宝宝的神经系统、内脏、五官、四肢等器官都会形成雏形，

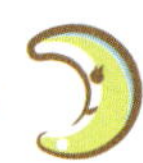

孕妈妈要注意补充叶酸及其他维生素、矿物质、蛋白质、脂肪等营养素。

优质蛋白质

孕2月，胎宝宝还比较小，发育过程中不需要大量营养素，摄入的热量不必增加。孕妈妈可正常进食，并适当增加些优质蛋白质。蛋白质每天的供应量应以55克为宜。

维生素

叶酸、B族维生素、维生素C、维生素A等营养素是胎宝宝正常发育必需的营养物质。孕妈妈要多吃新鲜的蔬菜、谷物和水果等。

水分

早孕反应严重、剧烈呕吐容易引起人体水盐代谢失衡，孕妈妈应多补充水分。

小贴士

叶酸补充要加强

怀孕1～3月是胎宝宝大脑神经传导的黄金期，胎宝宝脑部和神经管都已经开始发育，需要叶酸，所以补充叶酸对孕妈妈非常重要。如果在怀孕1～3月缺乏叶酸，容易导致胎宝宝神经器官发育缺陷，从而增加脊柱裂、无脑儿的发生率。孕妈妈补充足够的叶酸，能防止胎宝宝体重过轻、早产及兔唇等先天性畸形。孕妈妈每天需要摄入的叶酸量为600微克。一些食物如深绿色蔬菜、肝脏、猪肉、黄豆制品等中都含有叶酸。叶酸不足的孕妈妈也可以吃些叶酸片来补充。

孕2月每日营养食谱举例

餐次	用餐时间	食谱参考
早餐	7:00～8:00	豆浆，蒸饺，香椿拌豆腐
加餐	10:00	橘子，酸奶
午餐	12:00～12:30	米饭，大白菜炒鸡蛋，瘦肉炒芹菜，剁椒酸菜鱼头汤
加餐	15:00	吃些坚果，如核桃仁、榛子、腰果、开心果等
晚餐	18:00～18:30	花卷，枸杞山药粥，豆芽椒丝，鸡蛋炒蒜苗
加餐	21:00	牛奶，饼干

好孕美食推荐

大白菜炒鸡蛋

补胃润肠

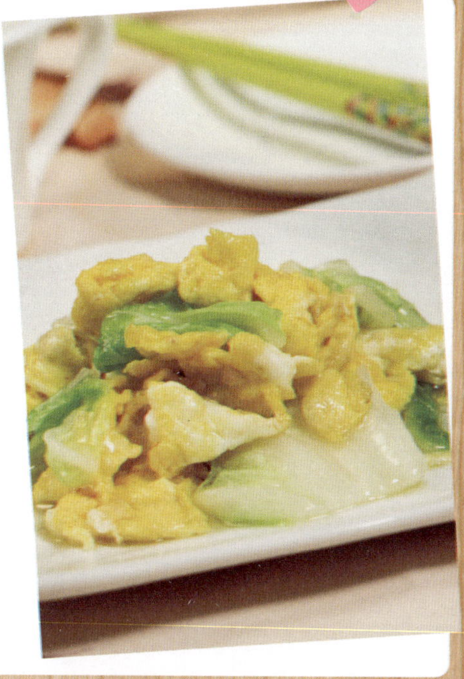

材料 大白菜 200 克，鸡蛋 2 个。

调料 葱花、盐、植物油各适量。

做法

1. 大白菜洗净，切片；鸡蛋搅散成蛋液。
2. 锅内倒油烧热，淋入鸡蛋液炒熟，盛出。
3. 净锅置火上，倒油烧热，炒香葱花，放入大白菜片翻炒至熟，下入炒熟的鸡蛋，加盐翻炒均匀即可。

豆芽椒丝

减轻孕吐

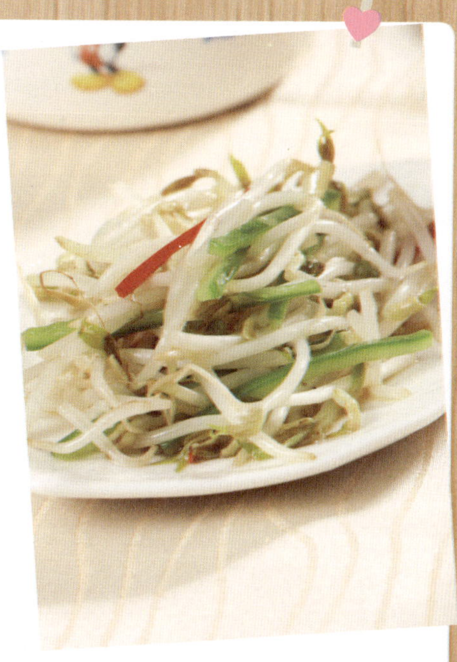

材料 绿豆芽 200 克，青椒 50 克，红椒 20 克。

调料 白糖、盐、香油各适量。

做法

1. 绿豆芽择洗干净，入沸水中焯透，捞出，沥干水分，晾凉；青椒、红椒洗净，去蒂除籽，切丝。
2. 取盘，放入绿豆芽、青椒丝、红椒丝，用白糖、盐和香油调味即可。

孕 2 月聚焦：早孕呕吐

早孕呕吐俗称害喜，它是孕妈妈在怀孕初期的一种十分常见的生理反应，主要表现为对某些气味比较敏感或对某些食物比较厌恶，造成吃下的东西可能很快就吐出来的情况。大约有 80% 的孕妈妈会有这种症状，一般的早孕呕吐不会对孕妈妈造成危害，只要孕妈妈坚持少食多餐，想吃的时候马上就吃，就不会有什么问题。但也有些孕妈妈呕吐十分严重，吃什么吐什么，身体完全吸收不到营养，严重者还会导致脱水，这时候就要采取措施，否则有可能危及胎宝宝的安全。

若有下列征兆出现，表明你可能会脱水，应立即就医。

- 心跳加速或呕吐次数频繁。
- 超过 24 小时无法进食或喝水。
- 呕吐物中夹有血丝。
- 小便次数减少，小便颜色较深。
- 眼睛、嘴巴、皮肤感觉干燥。
- 身体觉得越来越疲倦。
- 意识逐渐不清。
- 体重下降超过 2.5 千克。

生活细节预防缓解早孕呕吐

大多数孕妈妈的妊娠呕吐到孕 3 月后期会慢慢减轻，直到消失。而在这期间，我们也可以采取一些措施来缓解早孕呕吐。比如，尽量避开觉得恶心的东西；早晨起床时先吃点东西；坚持少食多餐，在想吃的时候马上就吃；随身携带一些食物，如小饼干、小面包、花生、杏仁、苹果、香蕉等；有时间多出去透透气；保持乐观的心态；保证充足的睡眠等。

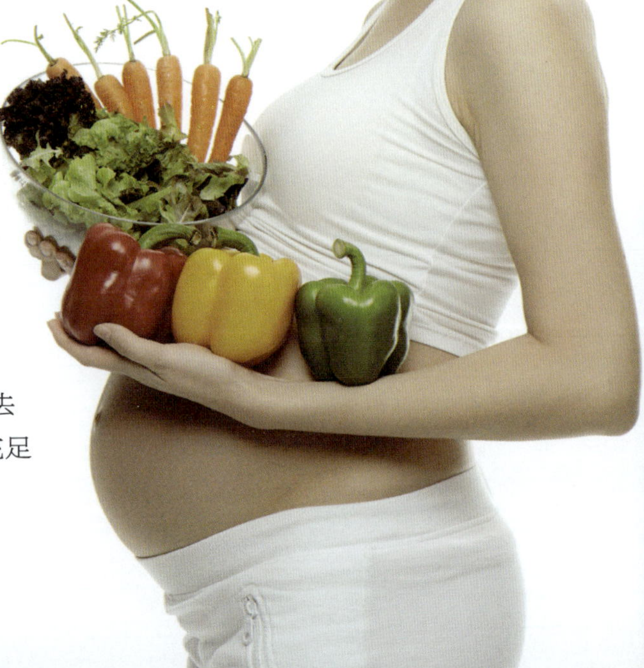

止吐食物清单

食物种类	食物名称	功效分析
谷类	面包、麦麸饼干、馒头片、麦片、绿豆粥、大米粥、八宝粥、玉米粥、煮玉米、玉米饼等	清淡，富含碳水化合物，易消化，不容易引发恶心呕吐
奶类及其制品	牛奶、酸奶、奶片等	营养丰富，易消化吸收
鱼类	鲈鱼等	可清炖、清蒸、水煮、水煎，味清淡，不易引发呕吐
各种新鲜蔬菜	凉拌菜、素炒菜、炝凉菜、醋熘菜等	富含维生素，有助于缓解恶心
水果	柠檬、苹果、梨、香蕉、草莓、橙子、杨梅等	做成水果沙拉或榨汁，助消化、易吸收，增加食欲，对缓解孕吐很有效
姜制品	姜汁、姜汤、姜饼、姜片、姜丝、鲜生姜、姜茶、姜的各类提取物、姜糖等	姜可以有效缓解孕吐，若感到恶心，可口含姜片，或喝水与牛奶时调入鲜姜汁

小贴士

止吐三偏方

- 偏方1：生姜红枣饮。取生姜1片、红枣4颗，用开水浸泡5~10分钟，加入红糖调匀即可饮用。
- 偏方2：糯米生姜粉。取糯米250克、生姜汁3匙，一起放入锅中炒至糯米爆破，然后磨成粉末。每次1~2匙，用开水冲服，一日3次。
- 偏方3：鲤鱼砂仁姜片汤。鲤鱼250克，去除鳞、鳃、内脏，洗净；砂仁6克捣碎；生姜15克，洗净，切片。将砂仁和姜片放入鱼腹内炖熟，然后一同食用。

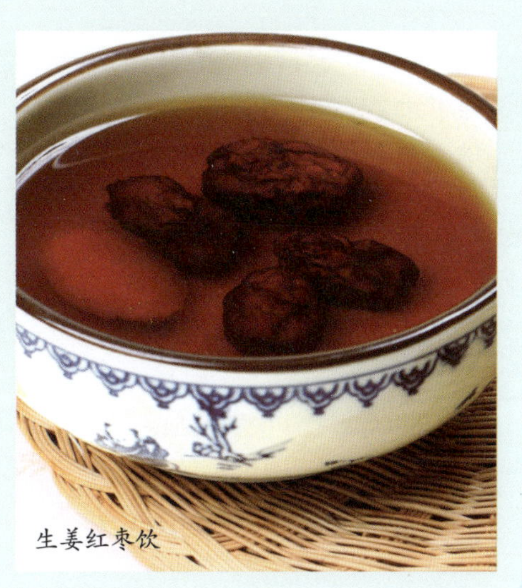
生姜红枣饮

孕妈妈爱运动

孕妈妈适时、适当地进行体育锻炼，能帮助胎宝宝活动，可以促进胎宝宝大脑及肌肉的健康发育。研究表明，凡是在子宫内受过体育运动“锻练”的胎宝宝，出生后做翻身、坐立、爬行、走路及跳跃等动作的情况比较好。

运动的好处

1. 缓解孕妈妈的疲劳和不适，使其心情舒畅。

2. 使胎宝宝适应位置改变及子宫内羊水晃动，训练胎宝宝的平衡能力。

3. 促进全身血液循环，增加胎盘供血，有利于胎宝宝健康发育。

4. 增强孕妈妈腹肌、腰背肌和盆底肌的张力和弹性，使关节、韧带松弛柔软，有利于孕妈妈正常妊娠及顺利分娩。

5. 控制孕期体重的增加，促进产后体形恢复。

适合做哪些运动

孕妈妈的运动以轻柔和缓为主，比如散步、瑜伽的某些动作、太极、柔软体操等。在运动时要注意强度，以不出汗或轻微出汗为宜。要特别注意的是，运动姿势绝对不能牵拉腹部。

运动注意事项

孕妈妈在运动中的一个大忌是疲劳，孕妈妈千万不能过度疲劳，也不要运动到身体过热。也就是说，孕妈妈不宜做出汗过多的运动。对于孕妈妈来说，要以不累、轻松、舒适为运动原则。

在运动期间一定要多喝水，但不要只喝白开水，最好补充一些果汁等。可乐及运动饮料不适合孕妈妈。

在运动时，如果孕妈妈出现阴道出血、有液体流出，出现不寻常的疼痛、胸痛、呼吸困难、严重或持续的头痛及头晕等问题，一定要立即停止运动，最好马上去医院检查。另外，如果在停止运动半小时后仍然有持续宫缩，也不能再运动了。

孕 2 月胎教

优美的诗句能够愉悦人的精神，开阔视野，修身养性。孕妈妈可以选择一些意境清幽、朗朗上口的古诗读给胎宝宝听，那美妙的古诗句所描述的美丽画卷，能够对胎宝宝产生潜移默化的影响，让胎宝宝从此爱上古诗。

下面我们来欣赏两位诗人的作品，这两首诗虽然描写的事物不同，但是它们都有非常美的意境。

采莲曲

[唐] 王昌龄

荷叶罗裙一色裁，芙蓉向脸两边开。
乱入池中看不见，闻歌始觉有人来。

赏析

这首诗描写了江南采莲少女欢快美丽的劳动场景。采莲少女的绿罗裙与田田荷叶融为一体，少女的脸庞掩映在盛开的荷花间，相互映照。虽在莲池中，却不见她们的踪影，她们如仙子一般，时隐时现，若有若无，一时间，诗人也看花了眼，直到听到歌声，才恍然发现她们的身影。少女的活泼与荷花的情致浑然一体，描写自然、生动，读起来趣味盎然。

小池

[宋] 杨万里

泉眼无声惜细流，树阴照水爱晴柔。
小荷才露尖尖角，早有蜻蜓立上头。

赏析

泉眼很爱惜地让泉水悄然流出，映在水上的树阴喜欢这晴天风光的柔和。鲜嫩的荷叶那尖尖的角刚露出水面，就已经有蜻蜓落在它的上头。这首诗展现了初夏的荷叶、泉水、蜻蜓等美丽景色，不由得让人向往。

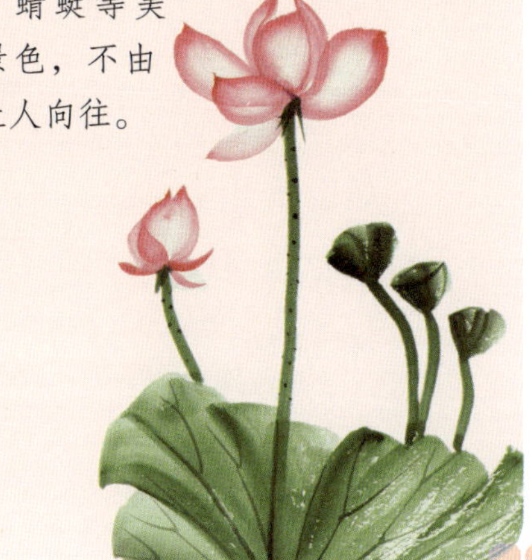

第 2 个月
怀孕日记

生理和心理上的变化	我身体上的改变		第 2 个月 孕妈妈的开心照片 及胎宝宝 B 超照片
	我情绪上的改变		
	我对宝宝的感觉		
	关于宝宝的梦		
	我想象中宝宝的模样		
	我最快乐的事		
产前检查	检查结果		
	我的反应		
	丈夫的反应		
	我遇到的困惑和得到的解答		
琐碎的事与心情	服用药物情况		
	我在吃的食物		
	我最爱吃的食物		
	让胃感到舒服的食物		
	我最关心的事情		
	我应该关心的事		
	我最严重的问题		
	和孕妈妈交流经验		
	宝宝，妈妈想对你说		
	本月感想		

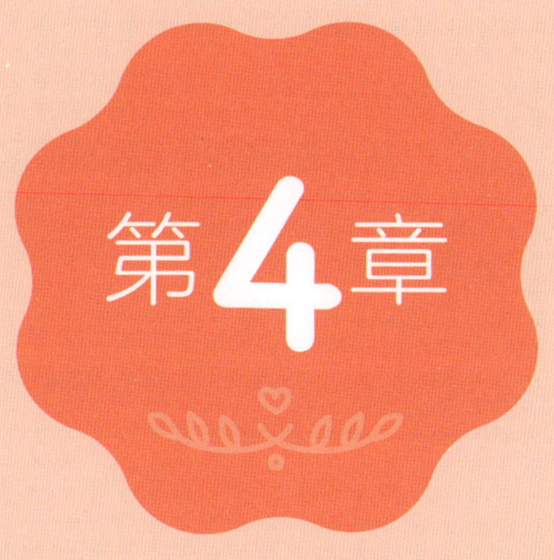

第4章

孕3月
(9～12周)平稳度过危险期

这个月，我成功地告别“胚”成为“胎”，终于发育成“胎儿”了，可喜可贺！接下来我要完成从小海马到小婴孩的质的飞跃，这可是一项巨大的工程。不过，我不是一个人“孤军奋战”，因为有爸爸妈妈的精心呵护。与此同时，妈妈的身体也发生着变化，她已经有孕妇的模样了。虽然早孕反应仍在继续，但很快就会过去，这个月是危险期的最后一个月，妈妈加油！为了我，妈妈可要增加丰富的营养哦。

——胎宝宝寄语

3 个月胎宝宝生长发育逐周看

3 个月
胎宝宝自述

从小海马到小婴孩的质的飞跃

在第 2 个月的最后几天里，我已经把自己打造得初具规模了。接下来的 4 周里，是我发育极其关键的时期，特别是前 2 周，我要从小海马发育成一个小婴孩，这可是一个巨大的工程，也是我的一次质的飞跃，因为我即将告别胚胎期进入胎儿期，流产的风险大大降低了。后 2 周，我就要抓住机遇快速生长，进入精雕细刻的实质性成长阶段了。

第 9 周　胚芽期已过，依然分不清男女

现在的我已经初具人形了。四肢生长迅速，手指和脚趾都长出来了，只不过是连在一起的，酷似鸭掌，手指的指垫也已形成。腿在变长，已经长到能在身体前部交叉。眼皮几乎覆盖了双眼，但还不能主动闭合或睁开。鼻子也已经初具雏形。

现在我的移动更加灵活自如了，我像一条小金鱼一样，在妈妈温暖的“小房子”里不断地动来动去。只是这时我还太小，只有几厘米长，所以妈妈还感觉不到我的活动。爸爸和妈妈总是想提前知道我是男是女，虽然这在一开始就确定了，可现在还看不出来。

第 10 周　已经长成一个“小大人”了

第 10 周结束，我就正式从胚胎变成“胎儿”了，身体的各部分都已经初步形成，很多的内脏器官开始发挥作用，肺开始发育，心脏已发育完全。

我的大脑发育非常迅速，这周我有一个重大的变化——神经系统开始有反应。从此，我就开始努力去感知外面的世界了，也能按照自己的好恶对外面的刺激做出回应。

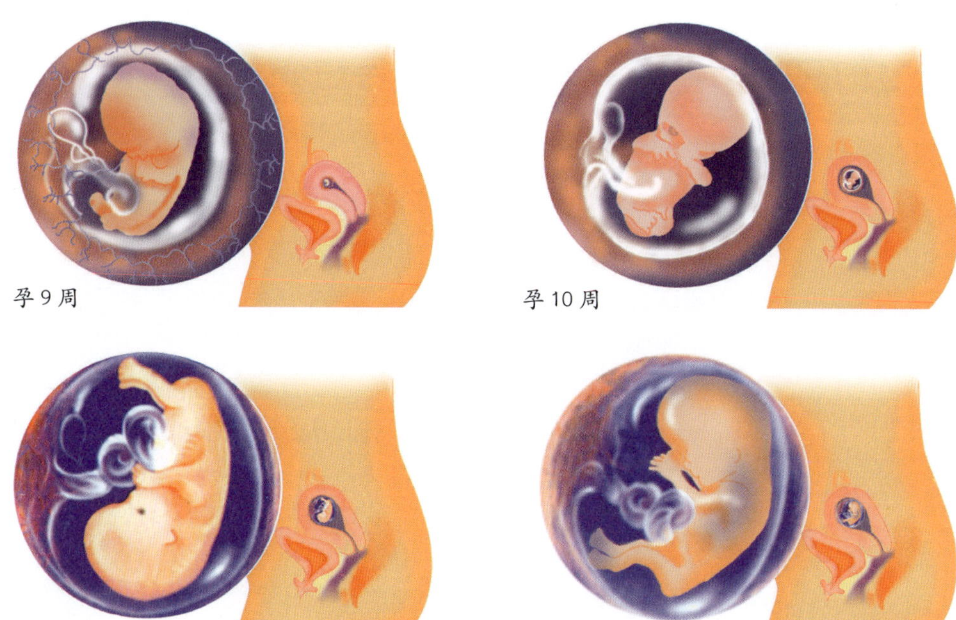

孕 9 周

孕 10 周

孕 11 周

孕 12 周

第11周 妈妈，听到我的心跳声了吗

过了这周，我就算度过了发育的敏感期，患先天性畸形的风险大大降低，流产的风险小了许多。现在的我整天忙着在妈妈的子宫内伸伸胳膊、踢踢腿，还时不时地做着吸吮和吞咽的动作，不过这些妈妈很难感觉到。如果妈妈去医院做 B 超检查，医生会问她："听见了吗？刚才就是胎宝宝的心跳声。"妈妈这时才会明白，原来那像钟摆一样的"轰隆"声，竟然就是我的心跳声！她的身体里竟然有两颗心脏在同时跳动，这是多么奇妙的感觉！在这周，我的心脏开始向所有器官供血，并通过脐带与胎盘进行血液交换。同时，许多细微之处开始表露出来，比如手指甲、绒毛状的头发等。

第12周 动个不停的"小淘气"

到了这周末，我从头到脚更具人的模样了。我的器官尤其是大脑在快速发育，神经细胞呈几何级数在增长，大脑体积约占身体的一半。这也就意味着我更加聪明了。

我的身长还不足妈妈的手掌大小，但越来越淘气了，时而伸伸胳膊踢踢腿，时而扭扭腰，时而动动手指和脚趾，俨然一个小小运动员。另外，我的生殖器官开始呈现男女特征，消化系统也已经能够吸收葡萄糖了。在这周末，我的身长约 9 厘米，顶臀长 6～7 厘米。

孕 3 月的孕妈妈

第9周 子宫变大了

孕妈妈现在是否已经逐渐适应了早孕反应呢？现在，孕妈妈的子宫大小已经是怀孕前的 2 倍了，但是体重没有增加太多，从外形上也看不出怀孕了。乳房更加膨胀，乳头和乳晕色素加深，身体的血流量也在逐渐增加，到了怀孕晚期，血流量会比孕前多出 45%～50%，多出的血液是为了满足胎宝宝的需要。

第10周 有点抑郁了

这一周，孕妈妈会发现原本开朗的自己突然就变得多愁善感了，常常为一些鸡毛蒜皮的事情而伤心流泪，而且动不动就会情绪失控。其实，造成这种情况的主要原因是孕妈妈体内的激素变化和对怀孕的过度焦虑。多数孕妈妈都会有这样的经历，所以不必为自己的这种情绪变化而感到不安和愧疚。要放松心态，想办法调节，让家人和朋友知道你情绪波动的原因。

第11周 早孕反应开始有所减轻

在这周，有些孕妈妈的早孕反应开始减轻（大部分孕妈妈的早孕反应将在下周明显减轻或消失）；子宫继续增大，如果你用手轻轻触摸耻骨上缘，就能摸到子宫。孕妈妈的手脚变得更加温暖，这是血液循环加强了的缘故。从怀孕到现在，孕妈妈的体重增加了 1 千克左右，但也有的孕妈妈因为早孕反应体重不但没有增加，反而减轻了。

第12周 流产的可能性大大降低，不必过于担心

这一周，仍然持续的早孕反应马上就要过去，流产的可能性也大大降低，孕妈妈的天空仿佛一下子晴朗了许多，心情也不由得开朗起来。你的好心情，胎宝宝也在享受着呢。

现在，孕妈妈的乳房会更加膨胀，乳头和乳晕的色素加深，同时阴道有乳白色的分泌物流出。可不要因为这些变化影响你的好心情哦，要知道，这都是怀孕的正常反应。

孕妈妈的变化

乳房更胀大了，乳房和乳晕的颜色加深，可以换更大点、更舒适的内衣穿了。
腹部没有明显的变化。
孕 11 周前后，在腹部脐下正中会出现一条颜色较深的竖线。

胎宝宝的变化

胎宝宝在孕妈妈的子宫内安然生活着。胎盘覆盖在子宫内层特定部位，开始制造让胎宝宝舒服和正常发育所需的激素。
大脑：脑细胞数量增加很快，大脑占身体的一半左右。
脸：初具轮廓，已经形成了眼睑、唇、鼻和腭。
脐带：里面有 2 根动脉、1 根静脉，连接着妈妈和宝宝。妈妈通过脐带给宝宝输送营养，宝宝通过脐带将废物排泄出去。
肾和输尿管：发育完成，开始有排泄现象。
四肢：腿在不断变长，脚可以在身体前部交叉了。

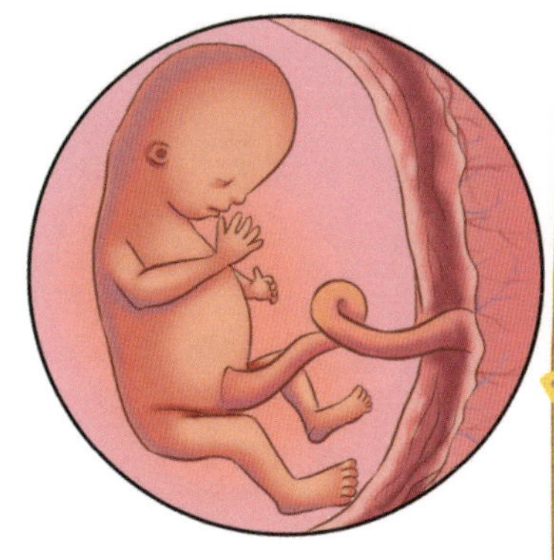

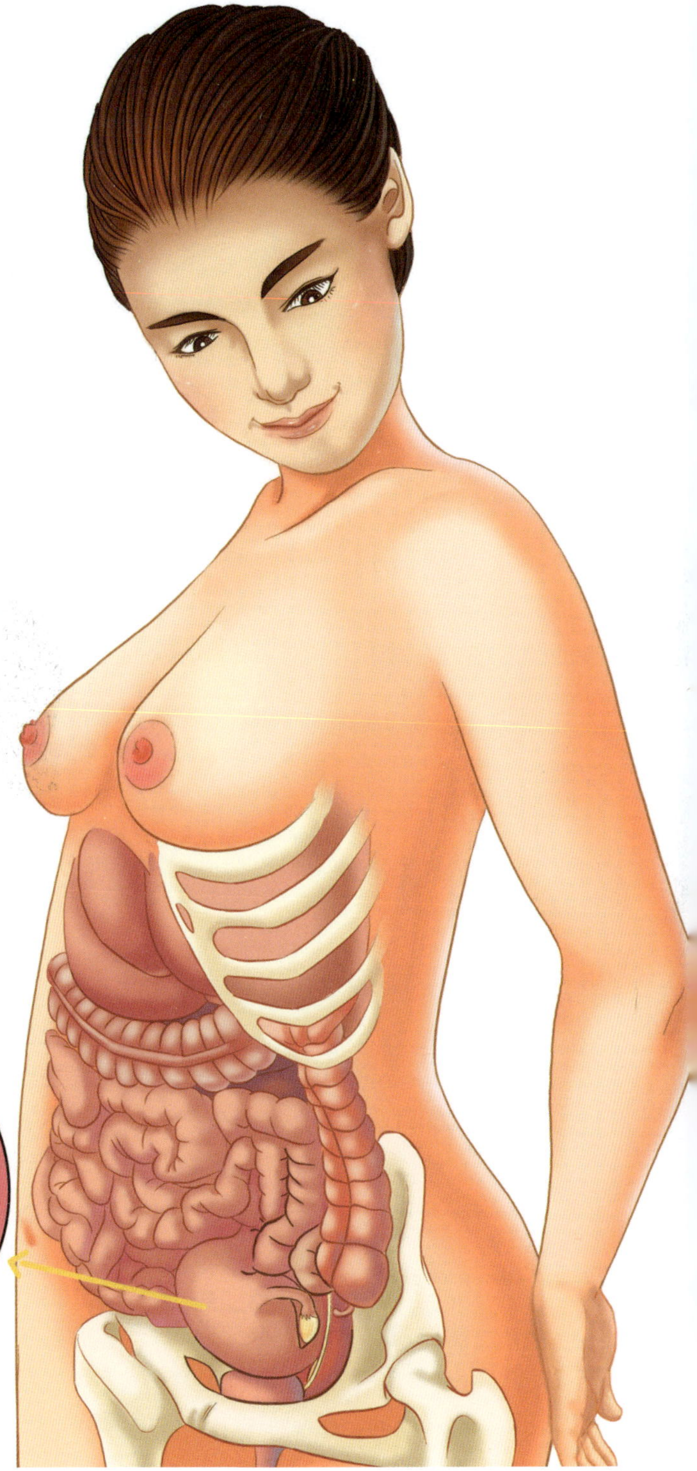

孕妈妈关心的问题

记得为胎宝宝建立档案

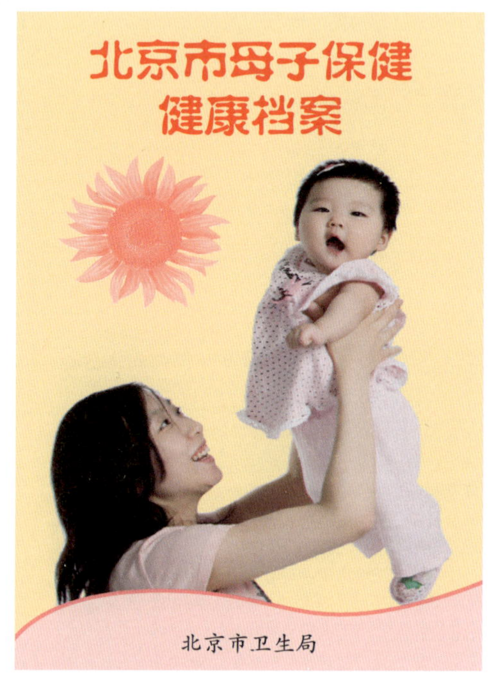

目前大多数医院都会要求孕妈妈提前建档（也叫建大卡），具体期限各个医院有所不同，大多数要求在怀孕 3 个月左右，以提前确定在哪里产检及分娩。但有的医院是在做完相关检查后，确定没有问题了才会给建档，建档后医生会开出一个产前检查的时间安排表，要求孕妈妈按照上面规定的时间定时去产检。

在正常情况下，只要第一次检查的结果符合要求，医院都会给建病历，但如果是从其他医院转过来，虽然原来医院的化验单仍有效，但不全的项目，需要在新医院重新补做，合格以后才会给建病历。

及时建档很重要

医院要求孕妈妈建档，主要是为了能够更加全面地了解孕妈妈的身体状况以及胎宝宝的发育情况，以便更好地应对孕期的一切状况，并为以后的生产做好准备。对孕妈妈而言，建档也是一件大好事。这样，孕妈妈每次去医院，就不用随身携带一大沓化验单跑来跑去，只需拿着自己的病历卡，挂号后护士会直接把你的病历送到医生那里。

不可错过建档时间

建档一般是在怀孕 3 个月前后进行，建档的同时要做第一次产检。另外，建档之前就要办好准生证。孕妈妈千万不可因为诸多原因而推迟去医院建档的时间，因为以后每次产检时，都要带着自己的病历卡。

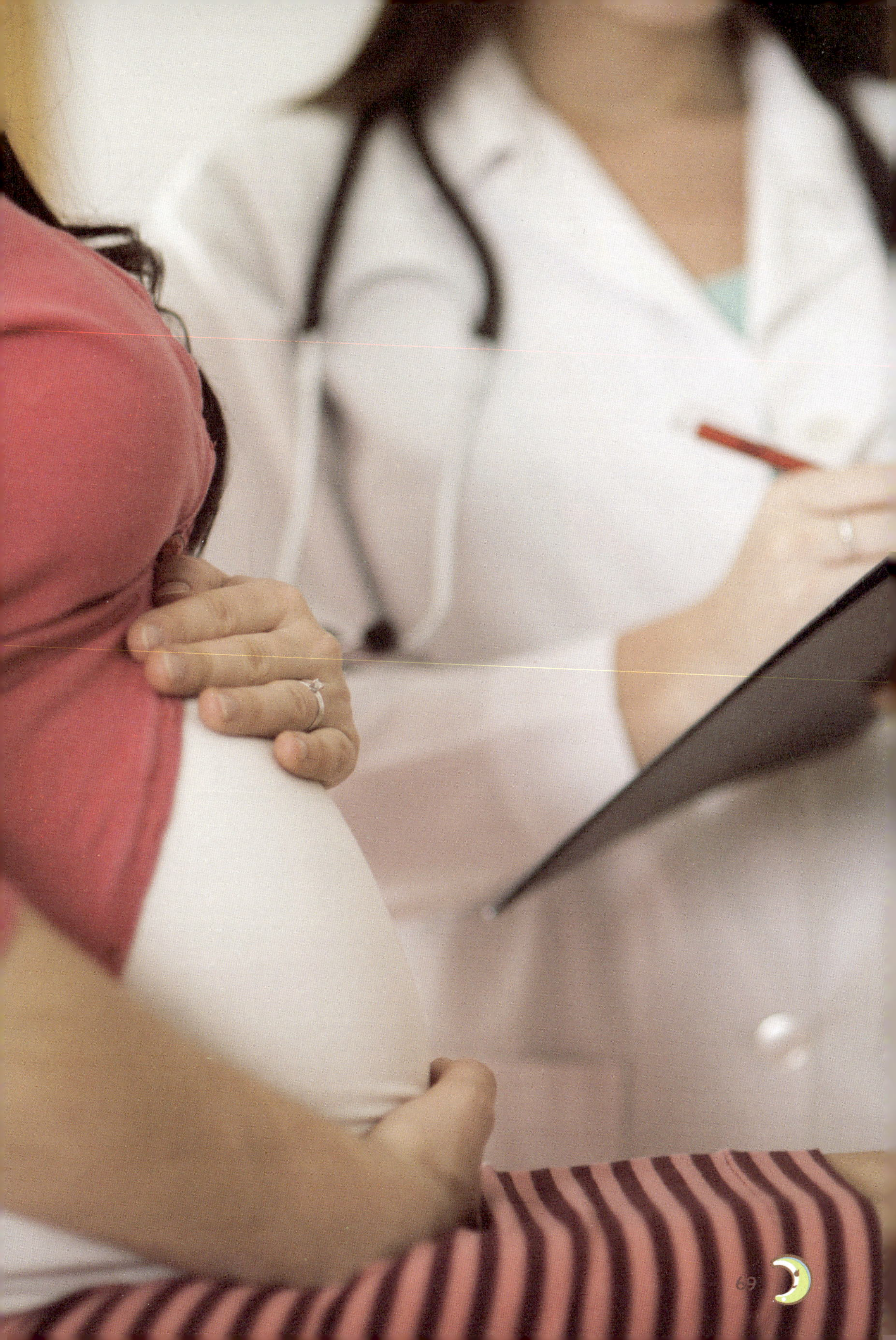

建档需带的证件

一般来说，建档需要带上身份证，参加医疗保险的需要带上社保卡，有的医院还要求带上准生证以及社区出具的一些证明。不同医院的要求不尽相同，建档之前最好打电话咨询清楚，避免因遗漏证件而来回奔波。

建档时需检查什么

建档的各项基本检查包括称体重、量血压、问诊、血液检查、验尿常规等。血液检查中包括基本的生化检查，乙肝、丙肝、梅毒、艾滋病的筛查，检测肝肾功能和测 ABO 血型、Rh 血型等。尿常规主要是看酮体和尿蛋白是否正常，以及是否有潜血等。

固定看一位医生

建档后，建议孕妈妈在孕期的检查中，最好能够固定看一位医生，这样医生就会针对你的个人情况，给出一些比较适合你的建议，即使孕期出现突发情况，也能做到心中有数，积极应对。

孕期体重应增加多少

一般来说，使用体重指数（BMI）来评估孕前妈妈的营养状况比较准确，根据孕前 BMI 值来确定孕期体重增长范围。

体重指数（BMI）= 体重（千克）÷[身高的平方（米）]^2

孕期合理增重表

怀孕前的 BMI 指数	体形	孕期体重应增加多少	体重管理要求
＜ 18.5	低体重	12.5 ~ 18 千克	适当增加营养，防止营养不良
18.5 ~ 23.9	正常体重	11.5 ~ 16 千克	正常饮食，适度运动
24.0 ~ 27.9	超重	7 ~ 11.5 千克	严格控制体重，防止体重增加过多
≥ 28	肥胖	5 ~ 9千克	控制体重增长速度

注：数据参考 2018 年中国卫健委发布的中国妊娠妇女体重增长推荐值。

孕期增重分为必要性体重增长和脂肪增长

怀孕之后，体重增长是必然的，胎宝宝依靠胎盘获取营养，如果孕妈妈没有获得足够的营养，体重增加不理想，胎宝宝就有可能出现营养不良、生长迟缓等。因此，可以说孕妈妈的体重增长情况在一定程度上反映了胎宝宝的生长发育情况。

必要性体重增长

胎宝宝要在 40 周的时间里从一个受精卵成长为一个重 3 千克左右的胎宝宝，支撑胎宝宝生长发育的有胎盘、羊水等。孕期妈妈的血容量、乳腺、子宫都发生了改变。这些是孕妈妈孕期体重增加的一部分原因，称之为必要性体重增长。

脂肪增长

孕妈妈在孕期需要储备脂肪，为产后的哺乳做准备，而孕妈妈所吃的食物是脂肪的直接来源。孕妈妈的体重增长中，必要性体重增长是相对稳定的，但是脂肪储备的多少与饮食和运动有关，是可以控制的。

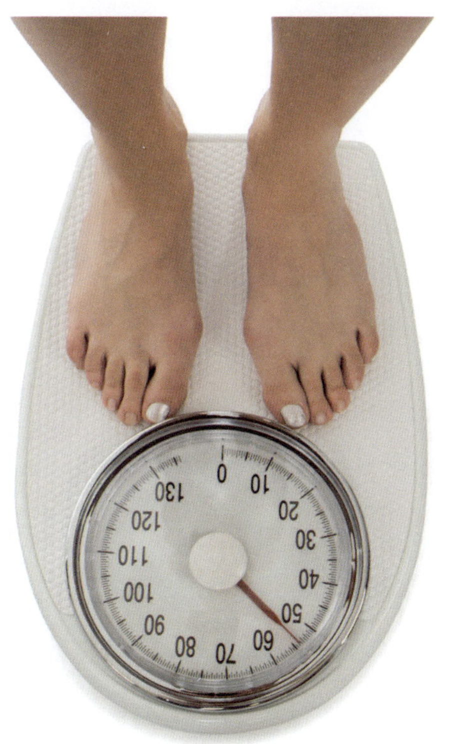

除去必要性体重增长之外，孕妈妈要控制自身的脂肪储备。毫无限制地增加脂肪，会引起妊娠并发症，如妊娠糖尿病、妊娠期高血压疾病等，导致巨大儿甚至难产，还会给产后恢复带来困难。

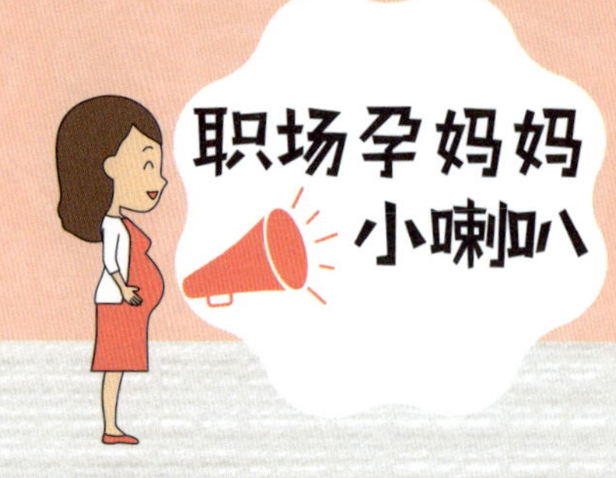

孕妈妈要远离这些工作岗位

有的孕妈妈在工作中会接触某些化学毒物，有些化学毒物会对母胎健康产生严重危害，不仅增加孕妈妈流产的风险，还容易造成胎宝宝先天畸形或出生后智力低下。所以，孕妈妈应远离这些不利于自身健康和胎宝宝生长发育的岗位。

上班路上安全第一

对于职场孕妈妈来说，上班路上常常会遭遇到许多常见的意外状况，为此，孕妈妈要提前做好心理准备并积极应对，如错峰上下班等。

上班路上，乘坐不同交通工具的注意事项如下。

骑自行车

如果骑自行车上班的话，注意不要和他人抢路，不能骑太快。

搭乘地铁或公交车

孕妈妈应选择坐在车头或车尾的位置，这些位置不仅空气流通好，而且可避免被人碰撞。

搭乘出租车

孕妈妈搭乘出租车时，注意不要坐车前排，以防撞伤腹部。

自己开车

自己开车上班的孕妈妈，要系好安全带，在开车的过程中应避免紧急制动、紧急转向。最好不开新车，以避免新车中有对胎宝宝不利的气味。天气炎热时，空调温度不宜过低，应保持在 24～26℃或关掉空调，开窗吹吹自然风。

步行

如果步行上班，孕妈妈切忌低头慢行，应眼观四方，发现对面有行色匆匆的行人走过来时，要立刻避让，免得因躲避不及被冲撞。

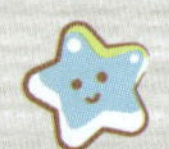

准备舒适的小道具

孕妈妈不妨在办公室里准备一些简单舒适的小道具，这样可以让你在工作时变得更加轻松、舒适，还可以避免一些尴尬事情的发生。

塑料袋
避免孕吐尴尬

怀孕前3个月，妊娠反应比较强烈，可以在办公桌上准备几个深色的塑料袋，万一突然觉得不舒服，又来不及去卫生间，就可以迅速抓起手边的塑料袋吐在里面。

小毯子
随时注意保暖

夏天，如果办公室的空调温度太低，要记得用小毯子搭在身上，以避免受凉；冬天将小毯子盖在腿上或披在身上，更能防寒保暖。

小木槌、靠垫
减轻腰酸背痛

将一个柔软的靠垫放在椅背上，这样靠在上面工作就会很舒服。坐久了腰部容易酸痛，可以用小木槌敲敲打打，能减轻肌肉疲劳。

小电扇
度夏必需装备

买个小风扇摆在办公桌上，怕热的你就可以安然度过整个夏天了。

暖手鼠标垫
冬天让手部更暖和

将暖手鼠标垫上面的USB接口插在电脑主机上，再用鼠标时，就不会冷冰冰的了。

搁脚凳
预防腿部水肿

在办公桌下放一个小凳子或鞋盒，坐下来工作的时候就把脚放在上面，能有效缓解小腿水肿。

孕3月孕妈妈营养饮食

孕3月营养饮食方案

孕3月饮食要点

在怀孕的第3个月，胎宝宝进入快速生长发育期，孕妈妈的营养非常关键。

1

孕妈妈适宜多摄入牛奶、牡蛎、枸杞子、杏仁等，它们富含钙、磷、钾、锌等微量元素，不仅能补充微量元素，还能增强孕妈妈和胎宝宝的免疫力。

2

在妊娠反应强烈的孕3月，孕妈妈的膳食最好以清淡、易消化吸收为主，可以食用一定量的粗粮，如小米、玉米、红薯等。

3

尽量选择自己喜欢的食物，不必刻意多吃或少吃什么。少食多餐，能吃就吃，进食的喜好有所改变也不要担心。

4

孕妈妈如因妊娠反应严重而影响了正常进食，可在医生的建议下适当补充复合维生素片。同时，在有胃口的时候可多吃些奶类、蛋类食物，以补充蛋白质。

孕3月关键营养素：镁、维生素A

镁

镁对胎宝宝肌肉的发育至关重要，还能帮助骨骼发育。最新研究表明，怀孕前3个月镁的摄取量会影响胎宝宝出生以后的身高、体重和头围大小。孕妈妈可通过多食色拉油、绿叶蔬菜、坚果、大豆、南瓜、甜瓜、香蕉、草莓、葵花子和全麦食品等来补充。

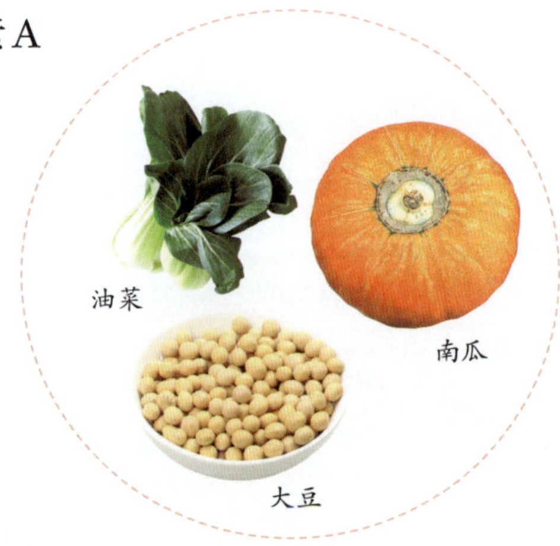

维生素 A

维生素 A 参与胎宝宝发育的整个过程，对胎宝宝的皮肤、胃肠道和肺部发育尤其重要。孕早期胎宝宝自己还不能储存维生素 A，因此孕妈妈一定要及时足量补充。维生素 A 在红薯、南瓜、菠菜、杧果等食物中含量丰富。

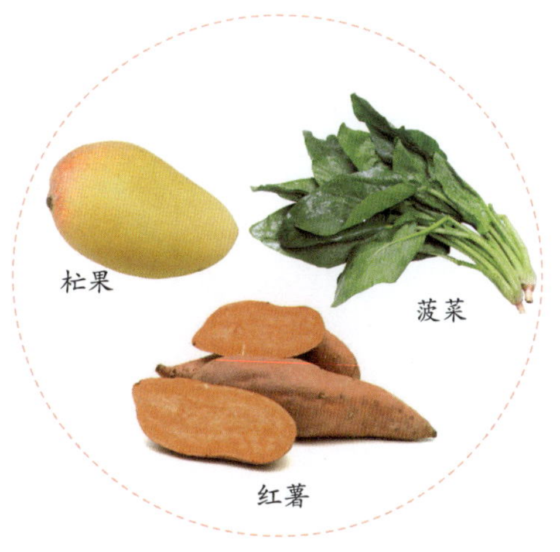

孕3月重点营养素

蛋白质

蛋白质是这个月孕妈妈需要大量摄入的营养物质。蛋白质含量丰富的食品有瘦肉、猪肝、鸡、鱼、虾、奶、蛋、大豆及豆制品等。蛋白质的摄入量宜保持在每日 80～100 克。

碳水化合物及其他矿物质

孕妈妈必须要保证碳水化合物的摄入量，可以从米、面、杂豆、薯类、蔬菜、水果等食物中获取。此外，钙、磷、钾、钠等营养素能促进胎宝宝的大脑和骨骼发育，孕妈妈也要保证充足的摄入量。

维生素 B_6

维生素 B_6 可以帮助抑制孕吐。维生素 B_6 在麦芽糖中含量最高，每天吃 1～2 勺麦芽糖不仅可以预防妊娠呕吐，还可以使孕妈妈保持精力充沛。但不能多吃，麦芽糖含糖量高，多食对孕妈妈的健康不利。富含维生素 B_6 的食物有香蕉、土豆、黄豆、胡萝卜、核桃仁、花生、菠菜等植物性食物，动物性食物中以瘦肉、鸡蛋、鱼等含量较高。

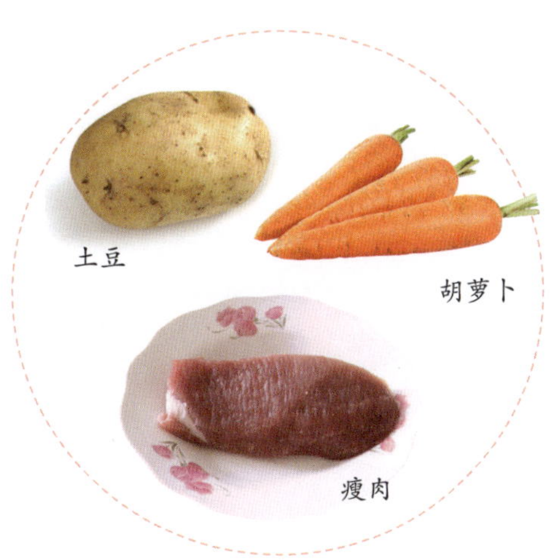

吃饭细嚼慢咽，促进营养吸收

怀孕后，胃肠蠕动减慢，消化腺的分泌也有所改变，消化功能减弱。特别是孕早期，由于妊娠反应，食欲缺乏，食量相对减少，这就更需要在吃东西时细嚼慢咽。做到细嚼慢咽，能促使唾液分泌量增加，与食物充分混合，唾液中含有大量消化酶，可在食物进入胃之前对食物进行初步的消化，有利于保护胃黏膜。同时也能有效地刺激消化器官分泌消化液，更好地消化，更多地吸收。

部分孕妈妈妊娠后出现牙龈炎、牙床水肿充血，甚至牙齿松动，这时咀嚼功能减退，吃东西更应慢一些，把食物嚼碎、嚼细，这样不仅有利于消化，也有利于保护牙齿。

孕3月每日营养食谱举例

餐次	用餐时间	食谱参考
早餐	7:00 ~ 8:00	牛奶，包子，小米猪肚粥，煮鸡蛋
加餐	10:00	苹果，酸奶
午餐	12:00 ~ 12:30	米饭，菠菜炒鸡蛋，拌藕片，海米番茄鸡蛋汤
加餐	15:00	威化饼干，橙汁
晚餐	18:00 ~ 18:30	面条，蛋黄莲子汤清蒸鱼，韭菜炒虾仁，香菇炖豆腐
加餐	21:00	果汁，麦麸饼干

好孕美食推荐

菠菜炒鸡蛋

清肠胃，缓解早孕反应

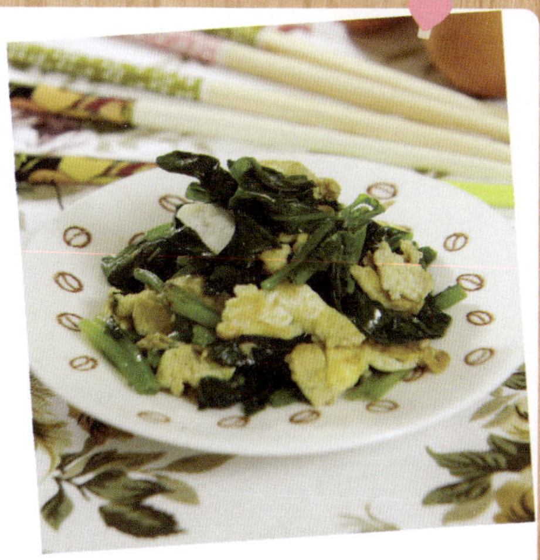

材料 菠菜100克，鸡蛋2个。

调料 葱丝、盐、植物油各适量。

做法

1. 将菠菜洗净，切成3厘米长的段，用沸水稍烫一下，捞出，沥干水分。
2. 鸡蛋打散，放入油锅中炒熟，盛盘。
3. 锅中放入油烧热后，用葱丝炝锅，然后倒入菠菜，加盐翻炒几下，再将炒熟的鸡蛋倒入，翻炒均匀即可。

小米猪肚粥

健脾和胃，止呕

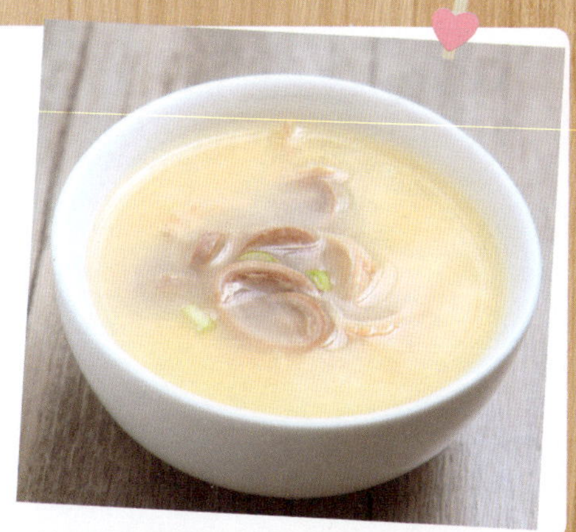

材料 小米50克，猪肚1个。

做法

1. 猪肚洗净，切小块。
2. 电饭锅中加适量清水烧开，放入小米煮开，加猪肚同煮成粥即可。

蛋花莲子汤

养心除烦，安神固胎

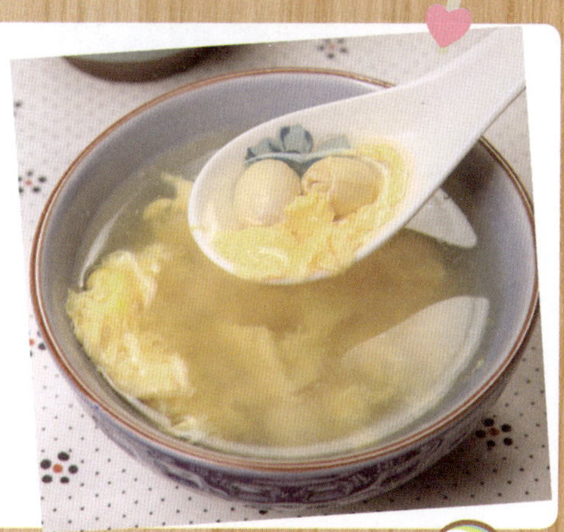

材料 莲子100克，鸡蛋1个。

调料 冰糖适量。

做法

1. 莲子洗净，浸泡4小时；鸡蛋磕开，打散。
2. 莲子加适量清水煮至软烂，加入蛋液搅匀，加冰糖化开即可。

孕 3 月聚焦：直面流产

怀孕前 3 个月是流产的易发期，绝大部分的自然流产是胚胎不健全所致。这些萎缩变形的卵泡有 60%～70% 是因为染色体异常或受精卵本身有问题，受精卵长到某种程度后，就会萎缩，从而发生死胎、流产。这种胚胎的“优胜劣汰”是一种自然选择的结果，必须终止妊娠，孕妈妈不必感到惋惜。

流产的征兆是什么

阴道出血

阴道出血可分为少量出血和大量出血，持续性出血和不规律出血，尤其阴道出血还伴随着腹痛，需要特别注意。

阴道排出血块或者浅灰色的组织。

骨盆、腹部或者下背可能会有持续的疼痛感，当阴道出血的症状出现后，可能几小时或者几天后开始感到疼痛。

什么是先兆流产

早期先兆流产的主要征兆是阴道有流血，量少，色红，持续时间数日或数周，无腹痛或有轻微下腹疼痛，伴腰痛及下坠感。先兆流产能否继续妊娠取决于胚胎的情况，如果胚胎异常，那么流产不可避免；如果胚胎是正常的，经过相应的休息、观察、必要的治疗可以继续妊娠。

预防先兆流产的人为因素

避免劳累和重体力劳动：比如加班、熬夜、提重物等。

避免接触有害物质：不染发、烫发，不涂指甲油，不要居住刚装修不久的房间，不乱服药物。

孕早期最好不要进行性生活：孕早期要节制性生活，否则腹部受到挤压，宫颈受到刺激后容易引发宫缩，导致流产。

注意生殖道健康：保持外阴清洁，一旦发生阴道炎症，及时治疗。

保持愉快的情绪：过度的精神刺激是引起流产的一个因素，孕妈妈保持愉快的心情有利于胚胎的健康发育。

孕妈妈爱运动

伸展运动

孕期的任何一个阶段都适合做伸展运动，它可以作为锻炼前的准备动作和锻炼后的恢复动作，能增强心肺功能，缓解孕期头痛、抽筋等不适症状。在做伸展运动时，以身体稍微感到牵拉为宜，当心伸展过度。

腿部伸展

两脚稍微分开，右脚后退一步（如图 1），左膝稍弯曲。压右脚跟，上身稍微向前倾斜（如图 2），直到右腿肚有牵拉的感觉，然后复原。左右交换，反复进行。

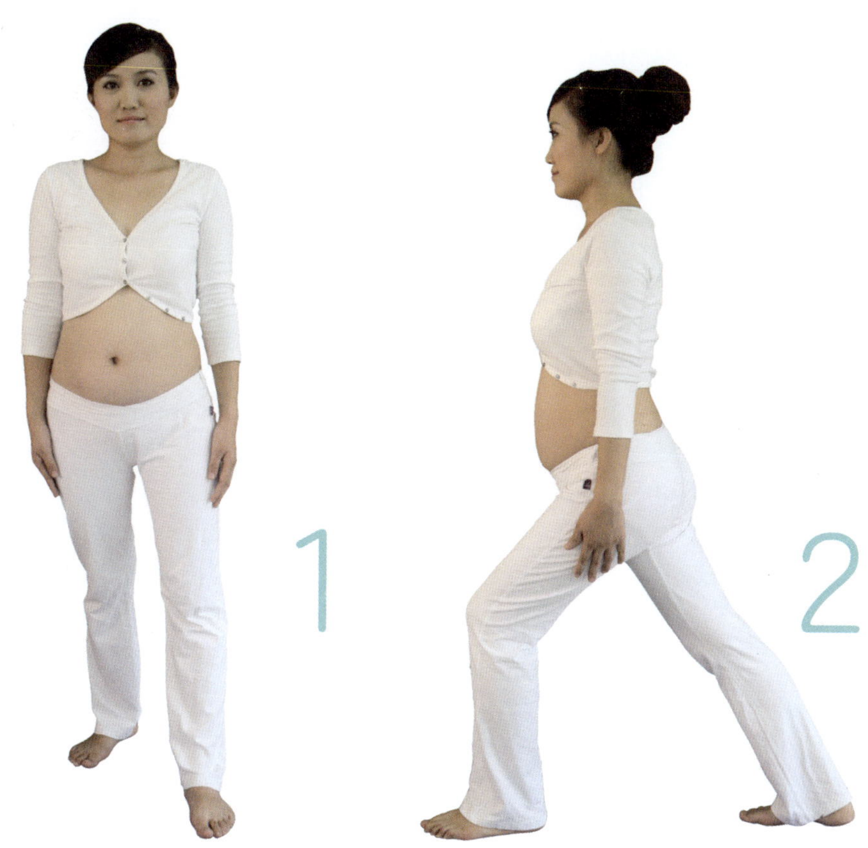

适合孕早期孕妈妈的手脚操

孕早期，由于胎宝宝发育尚不稳定，孕妈妈运动时要特别注意，幅度不宜过大，频率不宜过高。孕妈妈在家可以尝试适当做些手操和脚操，以缓解手、脚的不适感。

1. 双手向前伸直，任意抖动 10 次左右。（如图 1）
2. 接着握拳、张开，反复练习 10 次左右。（如图 2、3）

注意事项：孕妈妈不要强迫自己每天要练习多少次，可以根据自己的身体状况，决定练习的次数和时间。

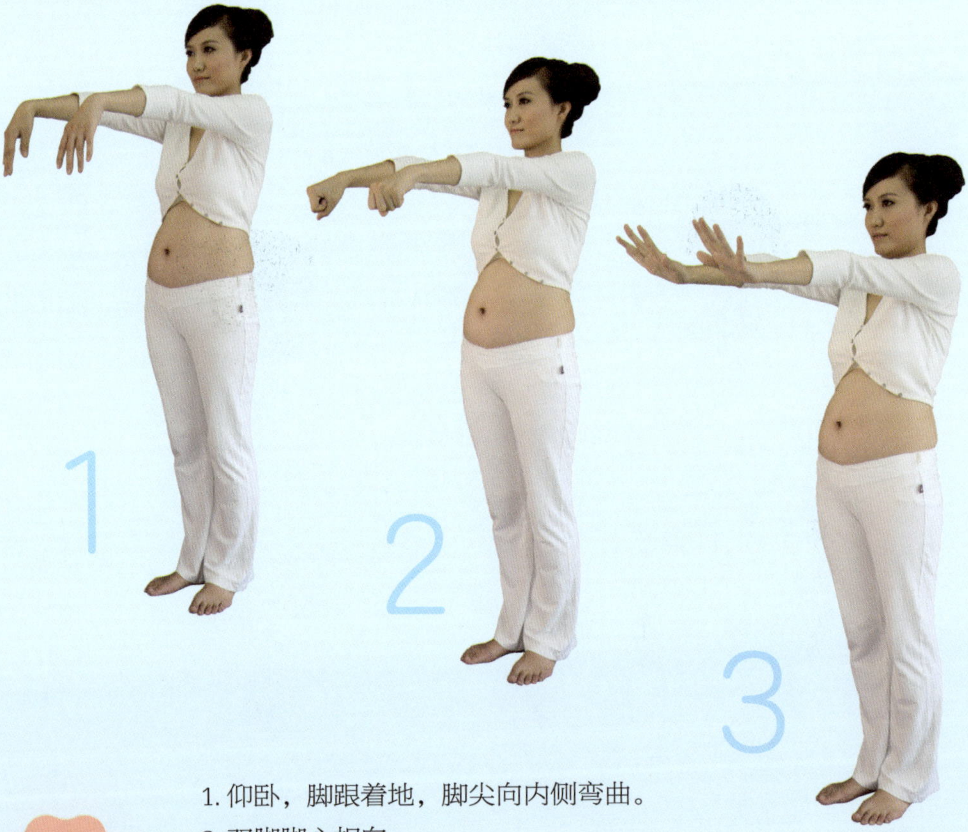

脚操

1. 仰卧，脚跟着地，脚尖向内侧弯曲。
2. 双脚脚心相向。
3. 脚尖再向外侧弯曲。

注意事项：孕妈妈在练习这套脚操时，应注意练习的次数，不可过分勉强。

孕 3 月胎教

手影游戏是我国传统儿童游戏，相信小时候的你也玩过吧！白天日光下、夜晚明月下，都是孩子们快乐游戏、驰骋想象力的场所，孩子们通过手势的变化，变幻出各式各样栩栩如生的动物形象。做手影游戏，可以让孩子们通过学习，在快乐的游戏中提高手脑配合的能力。

今天，孕妈妈也来做做手影游戏吧，相信胎宝宝一定也会喜欢的！

通过做手影游戏，孕妈妈不仅锻炼了手部，还牵动了肩部、胳膊、手腕、手指等部位。这样的活动能促进大脑皮层相应部位的生理活动，提高孕妈妈的思维能力，并通过信息传递，促进胎宝宝的大脑发育。

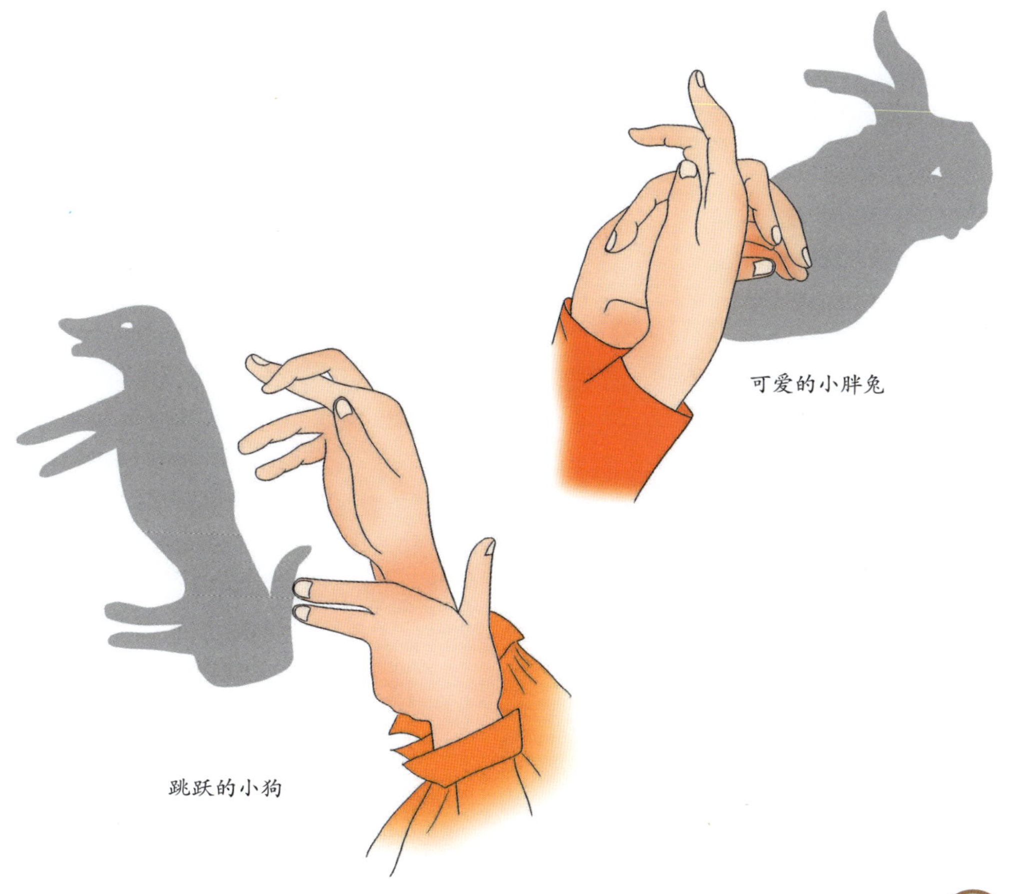

可爱的小胖兔

跳跃的小狗

第3个月怀孕日记

生理和心理上的变化	我身体上的改变	
	我情绪上的改变	
	我对宝宝的感觉	
	关于宝宝的梦	
	我想象中宝宝的模样	
	我最快乐的事	
产前检查	检查结果	
	我的反应	
	丈夫的反应	
	我遇到的困惑和得到的解答	
琐碎的事与心情	服用药物情况	
	我在吃的食物	
	我最爱吃的食物	
	让胃感到舒服的食物	
	我最关心的事情	
	我应该关心的事	
	我最严重的问题	
	和其他孕妈妈交流经验	
	宝宝，妈妈想对你说	
	本月感想	

第3个月
孕妈妈的开心照片
及胎宝宝B超照片

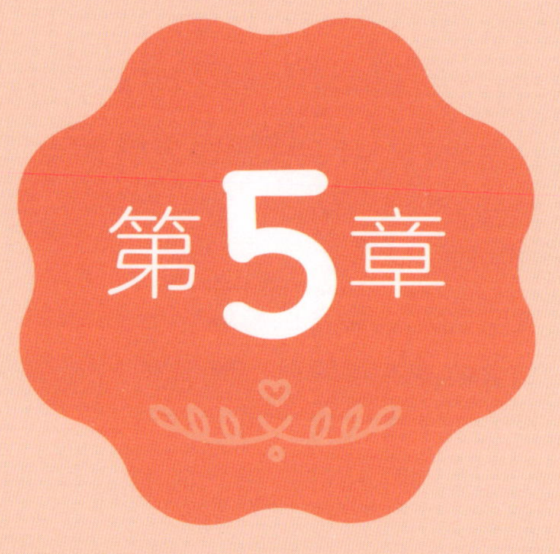

孕4月

(13~16周) 最舒适惬意的孕育阶段

到了孕4月，我已经从一个细胞发育成了小小婴孩。我可以自己在妈妈的子宫中翻筋斗、伸懒腰，甚至拳打脚踢，一刻也不闲着。敏感的妈妈可能会对我的活动有所察觉，感觉到微微的胎动。在欣喜之余，妈妈也不得不对我这种无师自通的调皮行为付出代价：背痛、腰酸、腿抽筋。妈妈可要坚持住呀！祝福妈妈。

——胎宝宝寄语

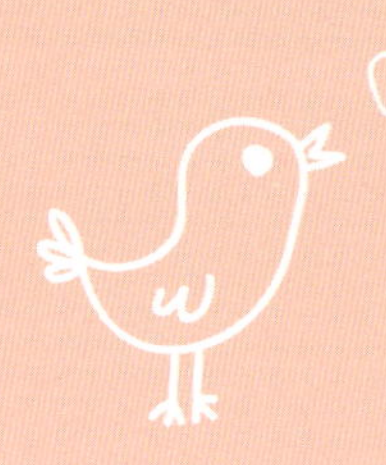

4 个月胎宝宝生长发育逐周看

4 个月
胎宝宝自述

我已经五脏俱全了

进入孕 4 月，就算进入了孕中期，我已经从一个肉眼看不到的细胞发育成了一个五脏俱全的小小婴孩，我的五官已经清晰可辨，感知觉也发育成熟，对外界不良刺激和有害物质的抵御能力也增强了。我已经会在妈妈的子宫内自由自在地玩耍了，并时时伸伸小手和小脚，敏感的妈妈可能会初感胎动。我对外界的反应也变得敏感起来。

第13周 我能“聆听”声音了

虽然我还很小，但是我在妈妈的子宫里已经完全成形了，只是还有一些细节有待发育。如，我的脖子完全成形了，可以支撑头部进行运动了，眼睛正转向头的正面，耳朵向正常位置移动，生殖器官也在继续生长。虽然我的耳朵还没有完全发育成熟，但是我已经能够通过皮肤震动感受器来“听”声音了。这时，如果妈妈轻轻触摸腹部，我就会产生轻微的蠕动反应。

第14周 开始练习呼吸了

现在的我每天都有新变化，身体的所有基本构造包括内部的和外部的现在都已经完成了，尽管还非常微小。

这时，我长得很快，已经能分辨出是男孩还是女孩了。我的皮肤上长出了一层细细的绒毛，这层绒毛在我出生后会消失。我的手指、手掌、手腕、双腿、双膝和脚趾已经能弯曲和伸展了。

此外，因为大脑的刺激，我的面部肌肉也开始得到锻炼，能够斜眼、皱眉和扮鬼脸了。我现在能够抓握，还会吸吮手指。我已经开始练习吸气和呼气了，这是在为子宫外的生活做准备呢。

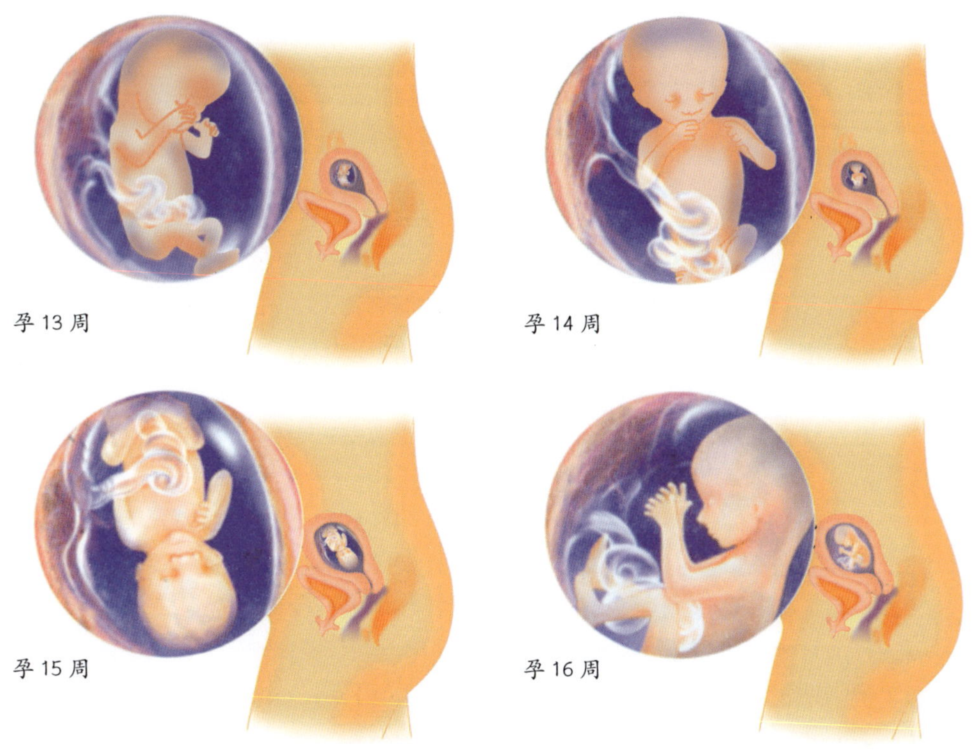

第15周 能听到妈妈的呼吸和心跳了

在第 15 周，我的身上覆盖了一层细细的胎毛，看上去如同披着一层薄绒毯，这能帮助我调节体温。

我的头发继续生长着，头发的质地和颜色在出生后会有一定的改变。

我的听觉器官仍在发育中，也能通过羊水的震动感受到声音，感受到妈妈的声音和心跳。

第16周 我会打嗝了

本周我有一个重要的变化，那就是能在妈妈的子宫中打嗝了，这是呼吸的序曲。不过，妈妈可能听不见我的打嗝声，主要是因为我的气管中充斥的不是空气，而是流动的液体。我的胳膊和腿发育完成，关节也开始慢慢活动。

此时，我的神经系统开始工作，肌肉对于来自脑的刺激有了反应，能协调运动。我在自己的小天地里表现得异常活跃，时常翻身、翻筋斗、乱踢一通，但因羊水的缓冲作用，只会有轻微的震动，妈妈还不能感觉到。

到了这周末，我的身长约 16 厘米，顶臀长 12 厘米，体重约 110 克。

孕4月的孕妈妈

第13周　初现怀孕体态

早孕反应及易造成流产的危险期基本结束，相对来说，孕妈妈流产的风险降低了很多，而胎宝宝也已经完成了其大部分关键性发育，所以这个时期是比较安全的。

孕妈妈在耻骨联合上方2~3指处可以触及增大的子宫底。

孕妈妈脸上和颈部可能会出现褐色的斑点，乳房开始变大并产生刺痛的感觉。到了孕中期，乳头能挤出乳汁，如同分娩后的初乳。

第14周　终于可以穿孕妇装了

怀孕时，孕妈妈体内的雌激素水平较高，盆腔及阴道充血。此时，孕妈妈的阴道分泌物增加，白带增多。孕妈妈不要为此感到不安，应选择纯棉内裤，并坚持每天清洗外阴，以保持外阴部清洁。

早孕的不适反应这时也烟消云散、荡然无存了，孕妈妈越来越适应怀孕的状态，心情变得平稳，食欲也跟着好转起来。现在，孕妈妈可以尽情享受怀孕的美妙和自豪了！

本周孕妈妈身体的最大变化是子宫逐渐增大，原来的衣服开始变得不合体，现在孕妈妈终于可以把早已买好的孕妇装拿出来穿了。

第15周　能分泌初乳了

在这周，随着子宫的增大，支撑子宫的韧带会增长，孕妈妈会感觉到腹部和腹股沟疼痛。孕妈妈不要因此而说一些抱怨宝宝的话，因为宝宝已经能听到你说话了。

孕妈妈乳晕颜色变深，乳头增大，成暗褐色，乳房中已经形成了初乳，随之乳头也能分泌出白色乳汁。孕妈妈从这个时候起要多吃点营养价值高的食物，做好乳房卫生，为肚子里的宝宝做好喂乳准备。

第16周　感觉到轻微的胎动

大多数孕妈妈从这周开始，会感觉到胎动，有怀孕史的妈妈感到胎动的时间会早一些。对于初次怀孕的孕妈妈来说，她所感受到的胎动既像是一种轻柔的敲击，又像是肚子里咕噜咕噜冒气泡。第一次胎动，往往是在不经意间悄然出现的，因为宝宝的动作是那么轻柔，容易被孕妈妈忽视。不过，因为会紧跟着有第二下、第三下，所以，敏感的孕妈妈就知道是宝宝在和自己交流了。这是母子间特有的沟通方式，孕妈妈不要忘了将初感胎动的时间记录下来哦！

小贴士

孕 11～14 周做 NT，进行早期排畸检查

NT 是指胎儿颈后部皮下组织内透明液体的厚度，是产前筛查胎儿染色体异常的有效方法之一，能够作为判断是否为“唐氏儿”的重要依据。孕 11～14 周是做 NT 的最佳时机。

一般来说，只要 NT 的数值低于 3 毫米，就表示胎宝宝正常，无须担心。而 NT 高于 3 毫米，则要考虑唐氏综合征、特纳综合征等的可能。如果是这种情况，就一定要做好绒毛活检或者羊水穿刺的检查，来进一步排查畸形。

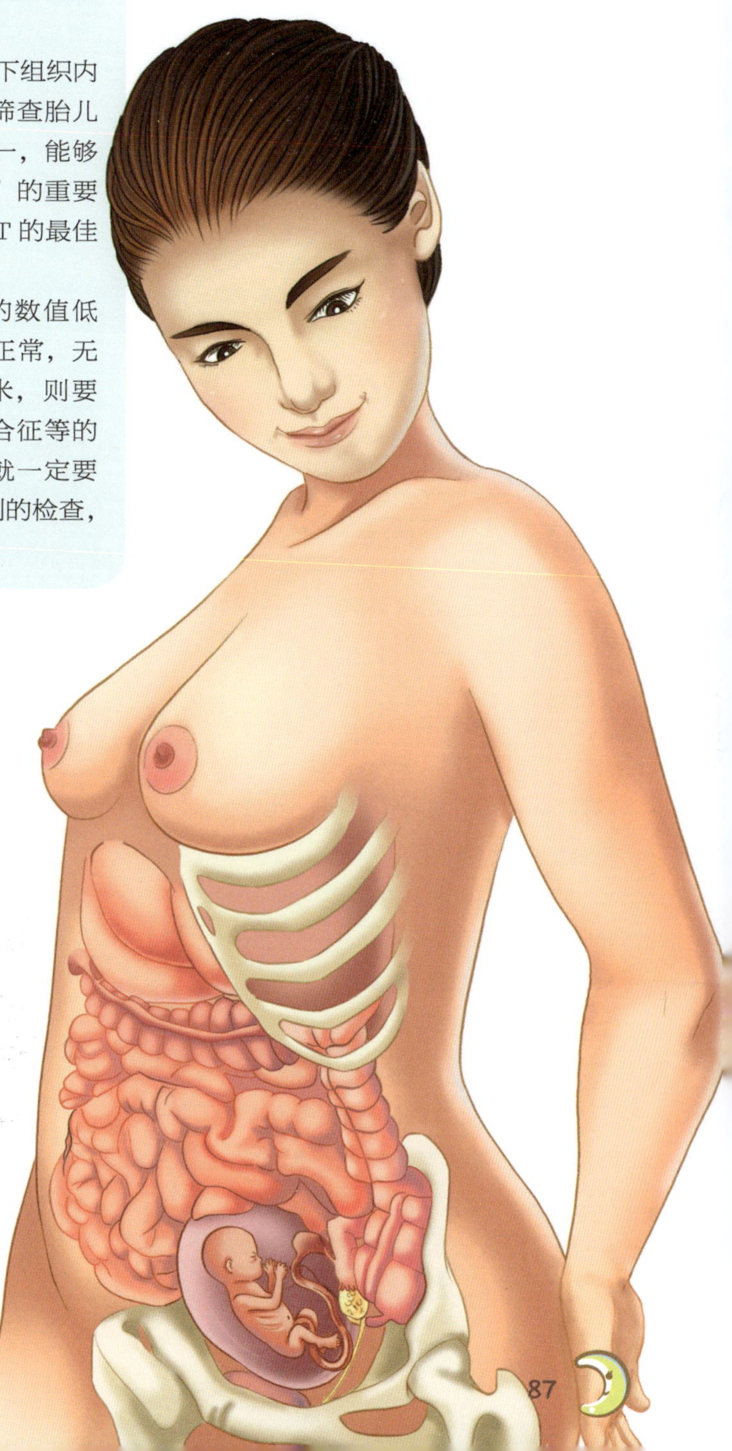

孕妈妈的变化

乳房胀大，乳晕颜色加深且直径有所增大。
下腹部微微隆起，腹围增加约 2 厘米。
子宫壁厚厚的肌肉延伸着，开始挤占空间。
子宫如成人拳头般大小。

胎宝宝的变化

眼睛：眼睑长成，且覆盖在眼睛上。
毛发：脸上出现细小的毛发，身体覆盖着细小松软的胎毛。
骨骼和肌肉：慢慢发达。
四肢：胳膊和腿能轻微活动了。
内脏：大致发育成形。
心脏：波动增强，通过多普勒超声可检测到胎心音了。
胎盘：已形成，羊水快速增加。

孕妈妈关心的问题

预防便秘与“解秘”

到了孕中期，孕妈妈的子宫不断变大，会压迫到肠道，使得排便变得困难起来。此外，怀孕时肠胃蠕动不好，食物的消化比较慢，更容易引起便秘。

“解秘”小妙招

1. 养成每天定时排便的习惯，以逐步恢复或重新建立排便反射。排便时不可用力过猛。
2. 每天早上起床后，空腹喝一杯温开水、淡盐水或蜂蜜水，能促进排便。
3. 多食红薯、南瓜、玉米等富含膳食纤维的食物。
4. 每天做力所能及的运动，如孕妇操、散步、瑜伽等。
5. 忌食辛辣、刺激的食物。

便秘的饮食调养方

韭菜炒虾仁

材料 虾仁300克，韭菜150克。

调料 花生油、香油、葱末、姜末、酱油、盐、高汤、料酒各适量。

做法

1. 虾仁洗净，挑去虾线；韭菜洗净，切成2厘米长的段。
2. 炒锅置火上，放花生油烧热，下葱末、姜末炝锅，炸出香味后放入虾仁煸炒2~3分钟，烹入料酒，加酱油、盐、高汤稍炒。
3. 将韭菜段放入炒虾仁的锅内，大火炒熟，淋入香油，盛入盘内即可。

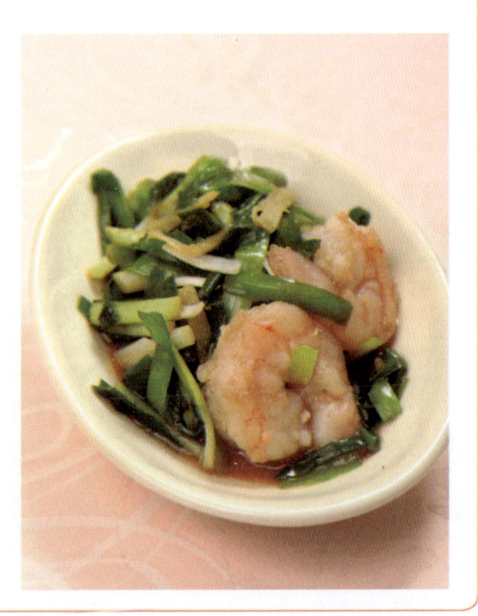

孕期如何应对感冒

注意预防感冒

孕妈妈怀孕后身体免疫力下降，容易感冒。那么，孕期如何做才能有效地避免感冒呢？为此，孕妈妈在日常生活中要做到下面几点。

1. 勤洗手，不用脏手摸脸、嘴巴和鼻子。

2. 保持个人卫生，单独使用毛巾和餐具，每次刷完牙需要将牙刷清洗干净，将刷毛朝上，使其加速变干。

3. 尽量少去人多的公共场所，外出乘坐公共交通工具时配戴口罩。

4. 保持室内通风透气，还可放一盆水或使用加湿器，提高相对湿度。

5. 注意脚部保暖，脚部受凉容易引起鼻黏膜血管收缩，给感冒病毒可乘之机。

6. 多吃水果和蔬菜，少吃盐。盐对上皮细胞功能有抑制作用，会降低抗病因子的分泌。

除了上面的日常细节要注意之外，生活中往往还有一些小妙招，能够帮助孕妈妈缓解感冒。下面是缓解感冒的小妙招。

1. 刚感冒时，觉得喉咙痛痒的话，可以用浓盐水漱口和咽喉，每隔 10 分钟 1 次。

2. 鼻子不通气的话，可以在保温杯内倒入 42℃左右的热水，将口、鼻部贴近保温杯口内，不断吸入蒸汽，每天 3 次。

3. 若感冒并伴有咳嗽，可以用 1 个鸡蛋打匀，加入少量白糖和生姜汁，用开水冲服，2～3 次就能止咳。

感冒的饮食调理方

葱白煮水

材料　带须的小葱葱白 20 克，豆豉 10 克。

做法

1. 带须的小葱葱白洗净，切段。
2. 锅中放适量水，加入葱白段、豆豉煮沸，放温即可。每日饮用 300 毫升汤汁。

功效

葱白性温，味辛，具有调节体温、使汗腺正常排汗的作用，并可预防和缓解伤风感冒的发生。

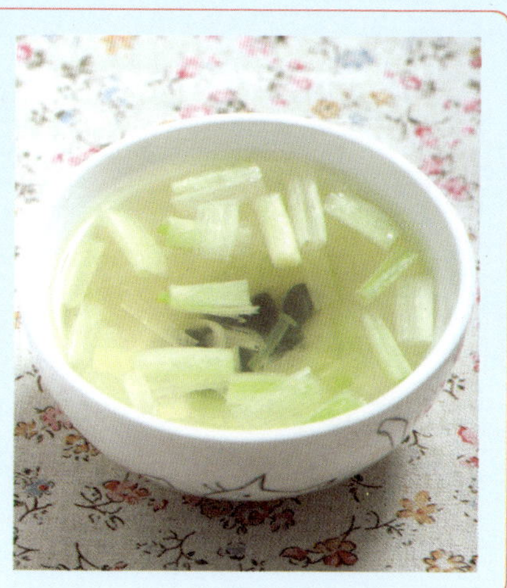

营造温馨舒适的居家环境

孕妈妈和胎宝宝的生活环境是非常重要的，现在，来营造一个舒适温馨的居家环境吧！

1. 最适宜的室内温度是夏季 24 ～ 26℃，冬季 18 ～ 25℃。

2. 最适宜的室内湿度是 50％左右。房间太干燥，会出现口干舌燥、喉痛、流鼻血或便秘等状况；湿度过高，房间内的衣被容易发潮，可能引起皮肤过敏、肢体关节酸痛、水肿等，甚至还会出现消化功能失调。

3. 及时除螨灭蟑。螨虫的分泌物容易引起过敏性哮喘、过敏性鼻炎和虫咬性皮炎等疾病；蟑螂携带的病原体有 40 多种，严重危害孕妈妈和胎宝宝的健康。螨虫常栖息在地毯、枕巾、浴室的湿毛巾和屋子角落的灰尘里，准爸爸要认真打扫和清洗这些地方。

4. 选购高质量的木质家具。一般来说，劣质家具中含有苯、甲醛、铅等化学物质，容易让人感觉头晕、恶心，最好购置原木家具。

5. 延迟房屋装修。装修材料中有甲醛、苯、氨等有害物质，易损害孕妈妈和胎宝宝的健康。因此，孕期最好不要装修房子。如需要装修，要选择环保、无污染的材料。装修后要至少闲置 3 个月再入住。入住前最好能请环保机构进行空气质量的检测，以保证家人的健康。

护好宝宝的“粮仓”——孕期乳房保养

乳房的保养对于孕妈妈来说是非常重要的，因为一方面可以预防乳腺炎等疾病，另一方面可以避免分娩后乳房松弛、下垂，保持乳房美丽的外形。

佩戴合适的胸罩

怀孕之后，孕妈妈的乳房会变得空前丰满，这就需要孕妈妈根据不同时期乳房的具体变化情况适时更换合适的胸罩，并且坚持每天穿戴，哺乳期也不例外。要注意选购的胸罩不能太紧也不能太松，因为过小、过紧的胸罩会阻碍乳房的正常发育，过大、过松的胸罩又起不到支撑的作用。

坚持清洁乳房

乳房的清洁对于保持乳腺管通畅，以及增加乳头的韧性、减少哺乳期乳头皲裂的发生有很重要的作用。要注意，清洁乳房时，要使用温水擦洗，并将乳晕和乳头的皮肤褶皱处一并擦洗干净。不可用手硬抠乳头上面的结痂，可在乳头上涂抹植物油，待上面的硬痂或积垢变软溶解后再用温水冲洗干净，然后用柔软干净的毛巾拭干，在乳房和乳头上涂些润肤乳，避免干燥皲裂。须注意的是，千万不要用香皂或肥皂、酒精等清洁乳房，这些清洁用品不利于乳房的保健以及随后的母乳喂养。

坚持乳房按摩

正确的乳房按摩是乳房护理的重要方法之一。从孕中期开始，乳腺组织迅速增长，按摩乳房可以松解胸大肌筋膜和乳房基底膜的黏着状态，使乳房内部组织疏松，促进局部血液循环，有利于乳腺小叶和乳腺导管的生长发育，增强产后的泌乳功能，并可以帮助预防产后排乳不畅。

乳房按摩要一天做 1 次，1 次 2～3 分钟。在身体舒服的状态，如睡觉之前或每天沐浴时或沐浴后，用按摩霜或橄榄油按摩乳房和乳头，效果更好。如果出现下腹疼痛的情形，应立即停止按摩，以免乳头受到刺激，引起子宫收缩。

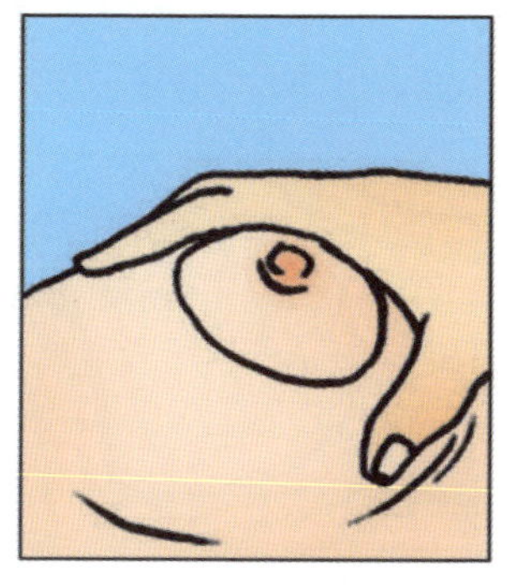

1. 用一只手包住乳房。

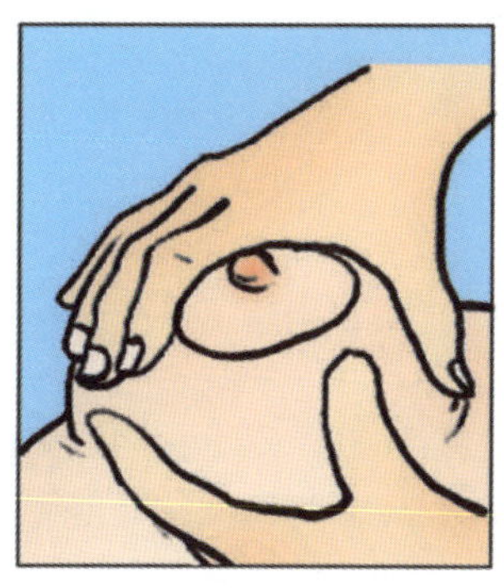

2. 用另一只手的拇指贴在乳房的侧面，画圈，适度用力摩擦。

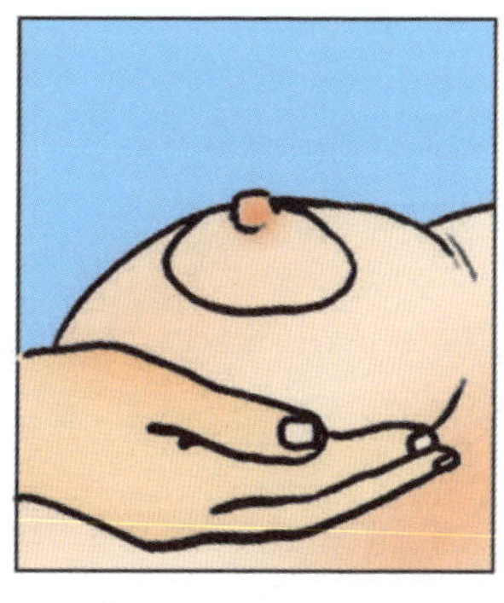

3. 按摩时用一只手固定住乳房，从下往上推。

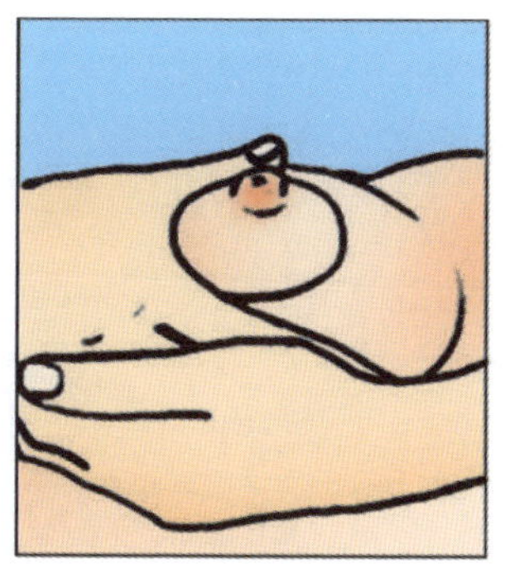

4. 另一只手稍微弯曲地贴在支撑着乳房的手的外部，适度用力往上推，再放下。

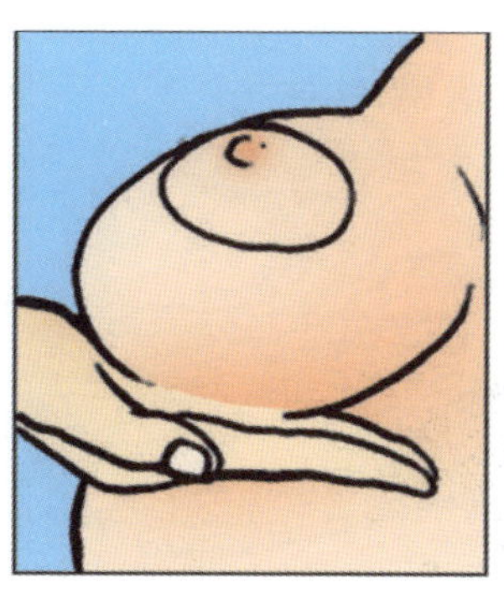

5. 乳房放在手掌上。

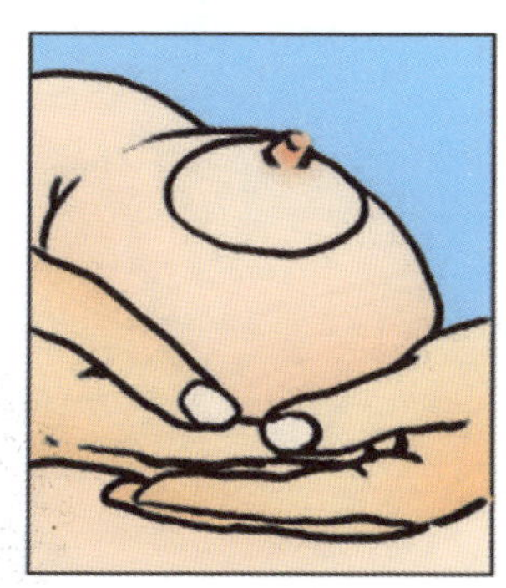

6. 另一只手的小拇指放在乳房正下方，适度用力抬起。

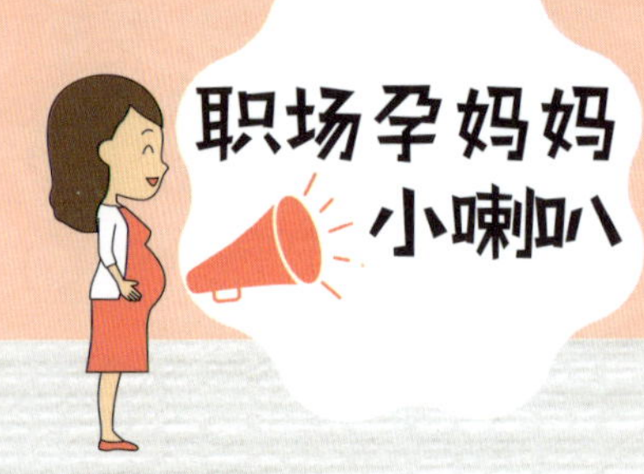

保持工作状态

孕妈妈在工作的时候，要全身心地投入到工作当中，尽量不要做与工作无关的事情，例如，浏览育儿网站、看育儿心得等。要做到准时上下班；开会时尽量避免去卫生间；不要无休无止地向同事抱怨怀孕的辛苦和劳累，因为别人不会一直对怀孕的话题感兴趣。

工作时要学会克制情绪

怀孕后孕妈妈由于生理和工作的原因，情绪难免会波动，作为职场孕妈妈，一定要学会控制自己的情绪和倾诉欲，不要长时间处于偏激、焦虑和愤怒的情绪之中，否则很容易使胎宝宝感染上某种焦虑、偏执的气质；孕妈妈即使心生不快，也不要立即拨通电话和家人倾诉，要知道自己正在上班，在工作时间谈论这些话题，无疑会影响周围同事的正常工作，孕妈妈要尽量克制。

不可总拿怀孕说事

怀孕后要做的事情很多，但孕妈妈也不可以此为借口迟到、早退或请太多假，甚至推脱自己的分内工作，要知道这样做会给你的领导或同事留下不好的印象，因为怀孕毕竟是你的私事。

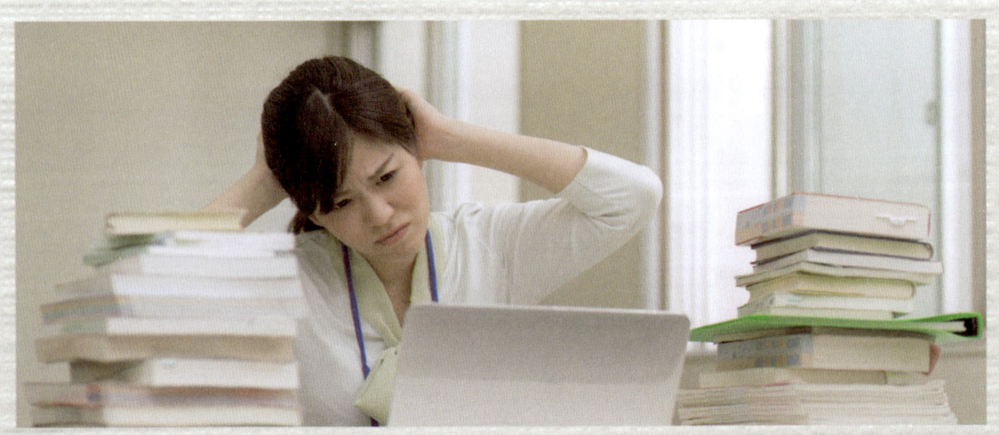

孕 4 月孕妈妈营养饮食

孕 4 月营养饮食方案

孕4月饮食要点

到了这个月，孕妈妈感觉比较舒适，早孕反应慢慢消失，食欲大增。这时，胎宝宝生长迅速，需要更多的营养。

孕妈妈需增加能量和各种营养素，来满足胎宝宝的生长需要。

蛋白质、钙和铁等的摄入量也要增加，这能促进胎宝宝血、肉和骨骼的生成。

孕妈妈每天饮用6~8杯水，其中果汁的量控制在1杯，因为果汁甜度太高，容易使体重增长过快。

孕4月关键营养素：锌

本月开始，孕妈妈需要增加锌的摄入量。缺锌会造成孕妈妈的味觉、嗅觉异常，食欲减退，消化和吸收功能不良，免疫力下降，这样势必会影响胎宝宝的发育。富含锌的食物有牡蛎、肝脏、口蘑、芝麻、赤贝等，其中牡蛎的含锌量尤其丰富。不过每天的补充量不宜超过20毫克。

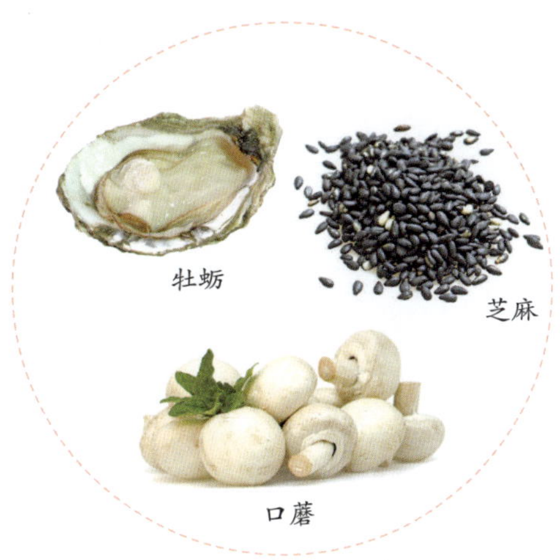

孕4月重点营养素

孕 4 月的胎宝宝正在迅速生长，需要的营养物质更多，孕妈妈要摄入更丰富的营养，源源不断地供给新生命。

蛋白质

孕妈妈每天摄入的蛋白质应增加 15 克，使蛋白质的总摄入量保持在 70 克。饮食中应增加鱼、禽、肉、蛋、豆制品等富含优质蛋白质的食物。特别是早孕反应严重、不能正常进食的孕妈妈，更应多摄入优质蛋白质。

热量

从孕 4 月开始，孕妈妈必须增加热量和各种营养素，来满足胎宝宝的生长发育。孕中期热量每日增加约 200 千卡（1 千卡≈ 4.19 千焦）。

维生素

孕妈妈应增加维生素 A、维生素 D、维生素 E、B 族维生素和维生素 C 的摄入，来帮助身体吸收铁、钙、磷。维生素 D 能促进钙质的吸收，每日最好能补充 15 微克。孕妈妈应多吃各种蔬菜和水果，如番茄、茄子、白菜、葡萄、橙子等。

矿物质

钙、铁等成分对生成胎宝宝的血、肉、骨骼起着重要作用，孕期孕妈妈对钙、铁的需求量比平时大得多。孕 4 月的孕妈妈每天对钙的需求量为 1200 毫克，铁 24 毫克，其他营养素，如碘、锌、镁、铜、硒等也要适量摄取。

孕 4 月每日营养食谱举例

餐次	用餐时间	食谱参考
早餐	7:00 ~ 8:00	牛奶麦片粥，烧饼，煮鸡蛋
加餐	10:00	香蕉，酸奶
午餐	12:00 ~ 12:30	米饭，番茄炒蛋，松仁玉米，海带牡蛎汤
加餐	15:00	麦麸饼干，坚果
晚餐	18:00 ~ 18:30	什锦果汁饭，虾仁炒芹菜，木耳肉丝蛋汤
加餐	21:00	牛奶，坚果，蔬果沙拉

好孕美食推荐

松仁玉米

防止便秘

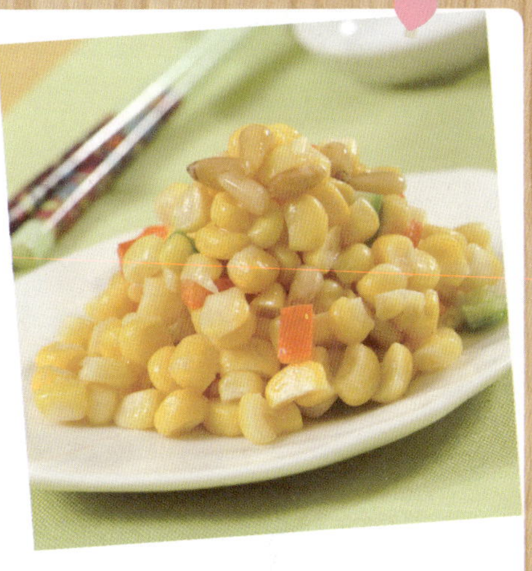

材料 玉米粒200克，熟松子仁30克，胡萝卜50克。

调料 植物油、盐、白糖、水淀粉各适量。

做法

1. 玉米粒洗净；胡萝卜洗净，切成和玉米粒大小差不多的丁，焯水后捞出控水。
2. 锅内倒油烧热，放入玉米粒和胡萝卜丁翻炒，放盐、白糖炒匀，放松子仁，炒匀后用水淀粉勾芡即可。

海带牡蛎汤

补充碘和锌

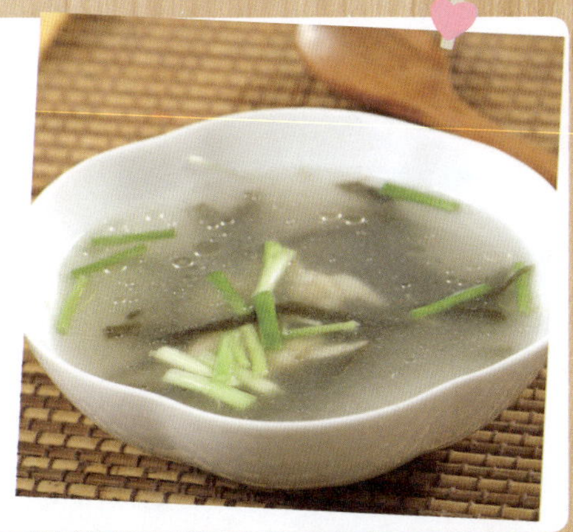

材料 水发海带200克，牡蛎50克。

调料 姜丝、葱段、盐、醋、高汤各适量。

做法

1. 水发海带洗净，切片；牡蛎洗净泥沙。
2. 锅中放海带、姜丝、葱段、高汤、醋烧沸，待海带煲至熟烂，下入牡蛎煮沸，加盐即可。

牛奶麦片粥

安神镇静

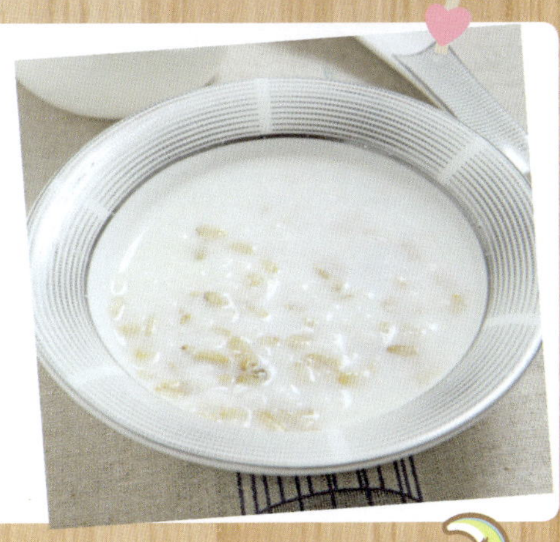

材料 麦片80克，牛奶150毫升。

调料 白糖适量。

做法

1. 将麦片加适量清水浸泡半小时。
2. 锅内倒入泡好的麦片，用小火煮20分钟左右，加入牛奶继续煮15分钟，加白糖搅匀即可。

孕 4 月聚焦：孕期牙齿护理

正视牙病，主动就医

一些孕妈妈在患了牙齿疾病后不愿意就医，不予以重视，认为没什么大不了的。其实，这种做法是极其有害的。孕妈妈应该摒弃种种顾虑，主动与牙科医生联系，获得专业的帮助。

孕期牙齿疾病治疗一览表

孕期的不同阶段	原因	处理
孕早期（孕 1～3 月）	孕早期是胚胎器官发育与形成的关键期，如服用药物不当或 X 光照射剂量过高，可导致流产或胎宝宝畸形	如非紧急情况，医生不建议进行牙科治疗
孕中期（孕 4～6 月）	若必须在孕期治疗牙齿疾病，最好选择孕中期	建议只做一些暂时性的治疗，如龋齿填补等
孕晚期（孕 7～10 月）	因子宫容易受外界刺激而引发早期收缩，再加上治疗时长时间采取卧姿，胎宝宝会压迫下腔静脉，减少血液回流，引发仰卧位低血压，出现心慌、憋气等症状	孕妈妈不适宜进行长时间的牙科治疗

小贴士

巴氏刷牙法，让牙齿更健康

巴氏刷牙法又称水平颤动法，能有效清洁孕妈妈牙龈沟的菌斑及食物残渣，减轻牙龈炎症，缓解牙龈出血现象。

1. 刷毛与牙齿呈 45° 角。
2. 将刷毛贴近牙龈，略施压使刷毛一部分进入牙龈沟，一部分进入牙间隙。
3. 水平颤动牙刷，在 1～2 颗牙齿的范围左右震颤 8～10 次。
4. 刷完一组，将牙刷挪到下一组邻牙（2～3 颗牙的位置）重新放置。最好与前面刷过的牙的位置有重叠。
5. 将牙刷竖放，使刷毛垂直，接触龈缘或进入龈沟，上下提拉颤动。
6. 将刷毛指向咬合面，稍用力前后来回刷。每一颗牙都刷到位即可。

关于孕期拔牙问题

怀孕期间除非有必须拔牙的情况，一般不宜拔牙。怀孕的前 3 个月内拔牙可能引起流产，怀孕 8 个月以后拔牙可能引起早产。如果必须拔牙，最好选择孕 4～6 月，并做好准备工作，这样会相对安全些。孕妈妈要保证睡眠充足，避免精神紧张，在拔牙前一天和拔牙当天用保胎药，拔牙麻醉剂中不可加入肾上腺素；麻醉要完全，防止因疼痛引起子宫收缩而导致流产。

孕期常见的牙周问题

1. 妊娠期牙周炎。怀孕期间激素水平改变，使牙龈充血肿胀，颜色变红，刷牙容易出血，偶有疼痛不适。

2. 妊娠牙龈瘤。一般发生在孕中期，由于牙龈发炎与血管增生，形成鲜红色的肉瘤（牙龈边缘长出的小结节），大小不一，生长快速。不需要治疗，或只针对牙周病进行基本治疗，如洗牙、牙根整平术等，这是为了减少牙菌斑的滞留与刺激。牙龈瘤会在分娩后很快消失，不用太过担心，如出现妨碍咀嚼、易咬伤或过度出血等情况，可考虑切除，但孕期术后容易再发。

3. 其他。怀孕期间也可能会有牙周囊带加深、牙齿容易松动等症状。

远离孕期牙龈炎

● 牙龈炎的危害

患有牙龈炎的孕妈妈，由于牙龈疼痛出血，会直接影响食欲，进而影响胎宝宝正常的生长发育。此外，牙齿里面的细菌还会通过血液传染给胎宝宝，使其出生后发生口腔疾病的概率增加。

● 于生活细微之处防治牙龈炎

1. 不吃过冷、过热、过硬的食物，避免对牙龈的不良刺激。

2. 多进食维生素 C 含量高的蔬菜、水果以及含钙的食物，可降低毛细血管的通透性，防止牙龈出血。

3. 三餐后要及时刷牙、漱口，认真清理牙缝，不让食物残渣嵌留。孕妈妈可以在包里随身携带一套牙膏牙刷，以便随时都可以刷牙。

4. 选用短软毛的牙刷，顺着牙缝轻轻刷牙，以免碰伤牙龈，引起出血。

5. 用电动牙刷。电动牙刷清洁牙齿的效果好，可按摩牙龈，增进牙龈健康。

6. 刷牙时要记得刷舌头，因为舌头上沉积着很多口腔中的细菌。

孕妈妈爱运动

可以开始做孕妇操了

经过了忐忑不安的孕早期，终于迈入最舒适惬意的孕中期，这个阶段直到分娩前，胎宝宝发育比较稳定，孕妈妈可以适当做做孕妇操了，一方面可以促进身体血液循环，增强腹部及骨盆、肌肉张力，缓解紧张情绪；另一方面，坚持每天做 5 分钟孕妇操，可以增强产力，为以后的自然分娩打好基础。

孕妇操主要是锻炼腿、腹、腰、骨盆、会阴等部位的肌肉。

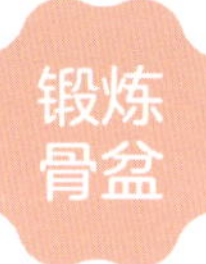

1. 仰卧在床上，单膝屈起，膝盖慢慢向外侧放下，左右各 10 次。
2. 双膝屈起，左右摇摆至床面，慢慢放松，左右各 10 次。
3. 笔直坐在床上或垫子上，双脚脚掌相对，用手将双脚拉近身体，双膝上下活动，宛如蝴蝶振翅，重复做 10 次。
4. 坐于床上或垫子上，双脚脚掌相对。吸气时伸直脊背，呼气时身体稍向前倾，如此重复做 10 次。

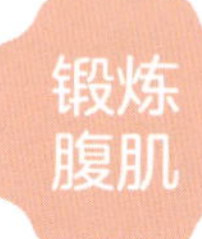

1. 仰卧在床，单腿屈起、伸展，再屈起、伸展，如此循环，左右各 10 次。
2. 双膝屈起，单腿上抬、放下，再上抬、放下，如此循环，左右各 10 次。
3. 仰卧在床上，屈起双膝，将手指立于与嘴距离 30 厘米处。把手指看作蜡烛，为吹灭烛焰而用力呼气。

做孕妇操的注意事项

孕妇操只有每天坚持才会有效果，所以孕妈妈在日常生活中一定要勤锻炼。做孕期体操时，要注意以下几点。

1. 刚开始做操时不可勉强自己，做操次数可依个人身体状况而定，以后可逐日增加运动量。

2. 原则是做完第一遍后如果感觉累，就应当停下来或适当减少运动量。运动适量的感觉为身体微微发热，稍有困意。

3. 腹胀、生病等身体不舒服的症状出现时，可以暂停或酌减体操的种类、次数和强度。

4. 不做对孕妈妈自身或胎宝宝的健康发育不利的运动。

孕 4 月胎教

这个月除了语言上的良性刺激外，一些肢体语言，胎宝宝也能够感觉得到。比如，早上起来，孕妈妈、准爸爸要记得跟胎宝宝打招呼，可以如往常一样，直接对宝宝说“早上好”，晚上跟胎宝宝说晚安，还可以配上有趣的手语。这样一方面告诉胎宝宝爸爸妈妈是多么爱他；另一方面，也可以潜移默化地对胎宝宝进行礼貌教育，一举两得。

早上好

早上：一手四指与拇指相捏，手背向上横放在胸前，缓缓向上竖起，五指逐渐松开，象征天色由暗转明。

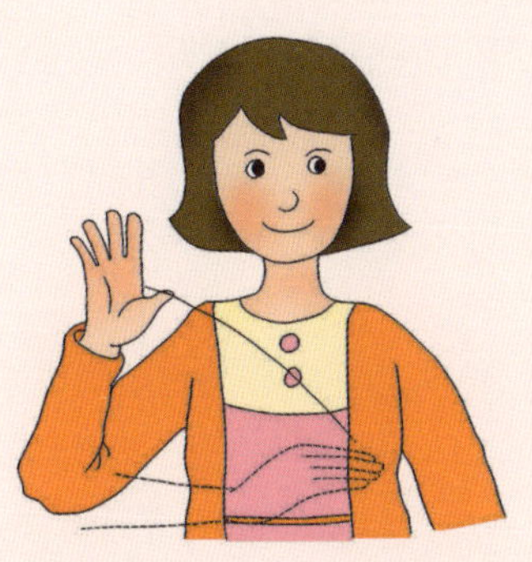

好：一手握拳，拇指向上。

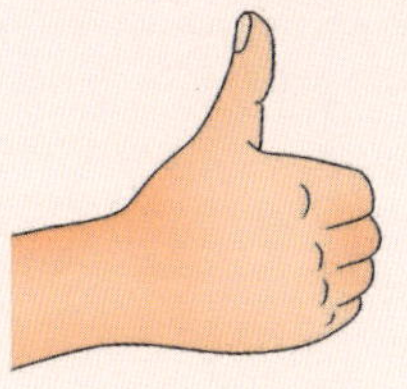

晚安

晚上：四指并拢与拇指成 90° 直角，放在眼前。再慢慢做弧形下移，同时五指捏合，象征天色由明转暗。

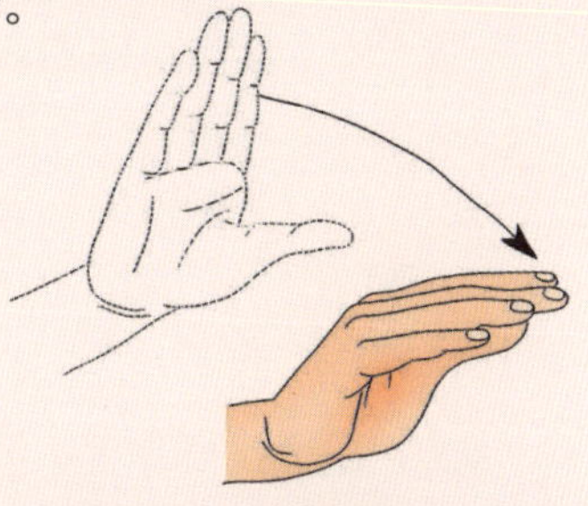

安：一手横伸，掌心向下，自胸前向下一按。

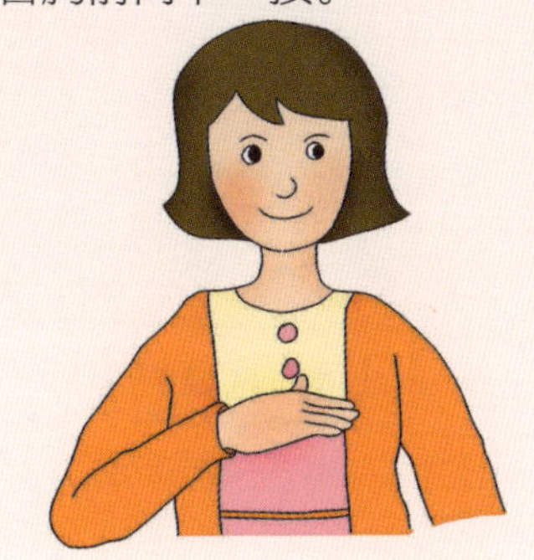

第 4 个月怀孕日记

生理和心理上的变化		
我身体上的改变		第 4 个月 孕妈妈的开心照片及 胎宝宝 B 超照片
我情绪上的改变		
我对宝宝的感觉		
关于宝宝的梦		
我想象中宝宝的模样		
我最钟爱的运动		
我最想做的事		

产前检查	
检查结果	
我的反应	
丈夫的反应	
我遇到的困惑和得到的解答	

琐碎的事与心情	
服用药物情况	
我在吃的食物	
我最爱吃的食物	
周围人看出我怀孕了，我的感觉	
我最关心的事情	
我应该关心的事	
让我感到最快乐的事	
第一次感觉胎动，我的感觉	
和孕妈妈交流经验	
宝宝，妈妈想对你说	
本月感想	

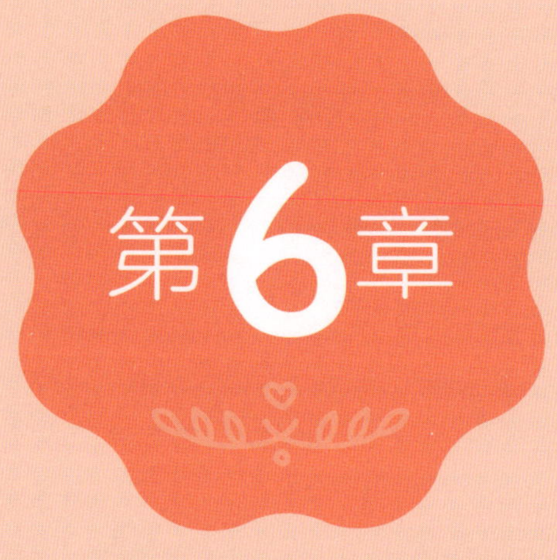

孕5月

(17～20周)在跳动中感受宝宝成长

这个月，我开始进入精雕细琢期，又新增了不少本领，最明显的是我的运动能力有了很大的长进。现在我一伸胳膊一伸腿，妈妈就会有“震感”，如果我在“小房子”里翻筋斗，妈妈一定会辗转反侧，睡不好觉的。而且，我“震动”的频率也会增加，妈妈会更真切地感受到我的存在，我和妈妈的交流将更加亲密、和谐。

——胎宝宝寄语

5 个月胎宝宝生长发育逐周看

5 个月胎宝宝自述

放慢速度，开始精雕细琢

从这个月开始，我进入了精雕细琢期，成长速度有所减慢，但我始终没有停止过成长。我的声带开始发育，肺内充满了液体，我就像一只在水（羊水）中自由游弋的小鱼儿，隔着水面能够听到妈妈的心跳声，以及血液在血管中的流淌声。不仅如此，我还能听到外界的声音，其中妈妈的歌声最能打动我。这个月我的运动能力长进不少，但还很不规律，妈妈很难准确记录我的胎动次数，况且妈妈的感觉也还不准确，所以即便某一天，妈妈感觉我不爱动了，也请妈妈不要过于担心。

第17周 外界的声音令我很兴奋

现在，我像橡胶一样的软骨开始硬化为骨骼，我开始能够活动关节以及骨架了。连接胎盘的生命纽带——脐带——我拥有的第一件玩具，长得更粗壮了。

现在的我十分可爱，皮肤变得红扑扑的。我表现得非常顽皮，特别喜欢用手抓住脐带玩，有时会抓得特别紧，以至于只有少量氧气输送。

这时候我的听觉器官发育得很好，耳朵里面的小骨架更结实，能听见妈妈的心跳声了。此外，我对妈妈肚子外面的声音也有一定的感知，有些声音令我异常兴奋甚至会使我跳跃。

我开始练习呼吸，通过胎盘吸收必需的氧气，所以胸部会一起一伏。

第18周 我更热爱运动了

这周开始我进入了最活跃的阶段，一刻不停地翻转着、扭动着以及拳打脚踢着，这充分表明我的健康状况良好。

我的心脏运动也变得活跃起来，借助听诊器，妈妈能清楚地听到我的胎心音了。如果我是女孩，我的阴道、子宫、输卵管都已经长成，各就各位了；如果我是男孩，已经能够看清楚我的生殖器官了。

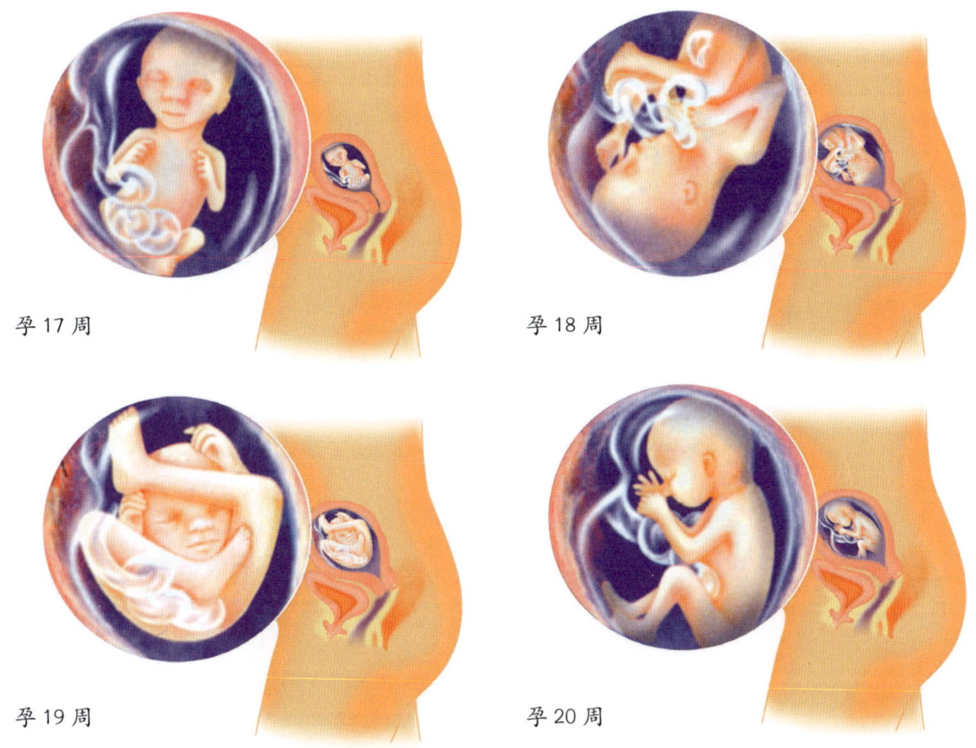

第19周 我的感官迅速发育

我的胳膊和腿现在已经与身体的其他部分成比例了。我的肾脏已经能够制造尿液，头皮上的头发也在迅速生长。

本周是我感官发育的关键时期：我的大脑开始划分出嗅觉、味觉、听觉、视觉和触觉的专门区域，这些区域在迅速发育着。此时是爸爸妈妈对我进行感官胎教的最佳时期，千万不要错过哟！

第20周 我的骨骼发育开始加快

这周我消化道中的腺体开始发挥作用，胃内制造黏膜的细胞开始出现，肠道内的胎便也开始积聚。我的骨骼发育在这个时期开始加快，肺泡上皮开始分化，我的四肢和脊柱也已开始进入骨化阶段。这就要求妈妈补充足够的钙，以保证我骨骼的正常生长。此外，本周我纤细的眉毛正在形成。

到了这周末，我的身长约 25 厘米，顶臀长约 16 厘米，体重约 320 克。

孕5月的孕妈妈

第17周 韧带疼痛

现在孕妈妈的子宫变得更大更重，子宫周围组织的负荷也更重，当孕妈妈正常运动时，子宫两侧的韧带会随之抻拉，从而使孕妈妈产生疼痛的感觉，被迫停止动作。当突然改变姿势时，经常会有这种痛楚感，比如早晨起床或走路时。这种韧带痛是妊娠期的一种正常现象，孕妈妈应试着以平和的心态，用学习新知识来转移注意力。

第18周 鼻塞、鼻黏膜充血和出血

在本周，有的孕妈妈会出现鼻塞、鼻黏膜充血和出血，这与孕期内分泌变化有关，孕妈妈不要滥用滴鼻液和抗过敏药物，可以适量吃些凉血的食物来予以缓解。即使不治疗，这种症状也会逐渐减轻。孕妈妈不要为此过于担心，权当是对自己的一次小小考验。如果情况越来越糟，就要去看医生了。

第19周 疲倦来袭

怀孕使孕妈妈的身体承担着额外的负担，所以孕妈妈特别容易疲倦乏力，甚至白天都会觉得很困乏，这无形中就拉长了夜晚的睡眠时间，即使这样，孕妈妈还会不时感到头晕乏力。在这种情况下，孕妈妈不要做太多事，尽可能想睡就睡，保持高质量的睡眠。此外，孕妈妈也可以通过聊天、按摩、听胎教音乐、散步等方法来减轻疲倦，恢复精力。

这时的孕妈妈新陈代谢会加快，血流量明显增多。大量的雌激素会使少数孕妈妈的脸上出现妊娠斑和黑斑，孕妈妈不要为此而焦虑，因为分娩后这种状况会随之好转。

第20周 腰痛、失眠来叨扰

这一周，孕妈妈的子宫约在肚脐的位置，日渐增大的子宫将腹部外挤，致使腹部向外膨胀，腰部曲线完全消失，已接近典型的孕妇体形。

膨大的腹部破坏了整体的平衡，使人很容易感觉疲劳。此外，还伴有腰痛、失眠、小腿抽筋等不适。这就要求孕妈妈在日常生活中注意休息，多出去呼吸些新鲜空气，活动一下筋骨。

到了这周，孕妈妈已能明显地感觉到胎动，可以让准爸爸帮忙数数胎动，感受宝宝的生命力。

胎宝宝在一天天长大，孕妈妈要将更多的注意力放到加强营养上，保证营养均衡，但切忌饮食过量。

孕妈妈的变化

乳房不断增大，乳晕颜色继续加深。
乳房分泌浅黄色初乳，为哺乳做准备。
臀部更加丰满，外阴颜色加深。
子宫如成人头部大小，下腹部明显隆起。
子宫底的高度约与肚脐相平。

胎宝宝的变化

大脑：仍在发育着。
头发：长了层细细的异于胎毛的头发了。
眉毛：开始形成。
胎盘：直径有所增加。
四肢：骨骼和肌肉发达，胳膊和腿不停活动着。

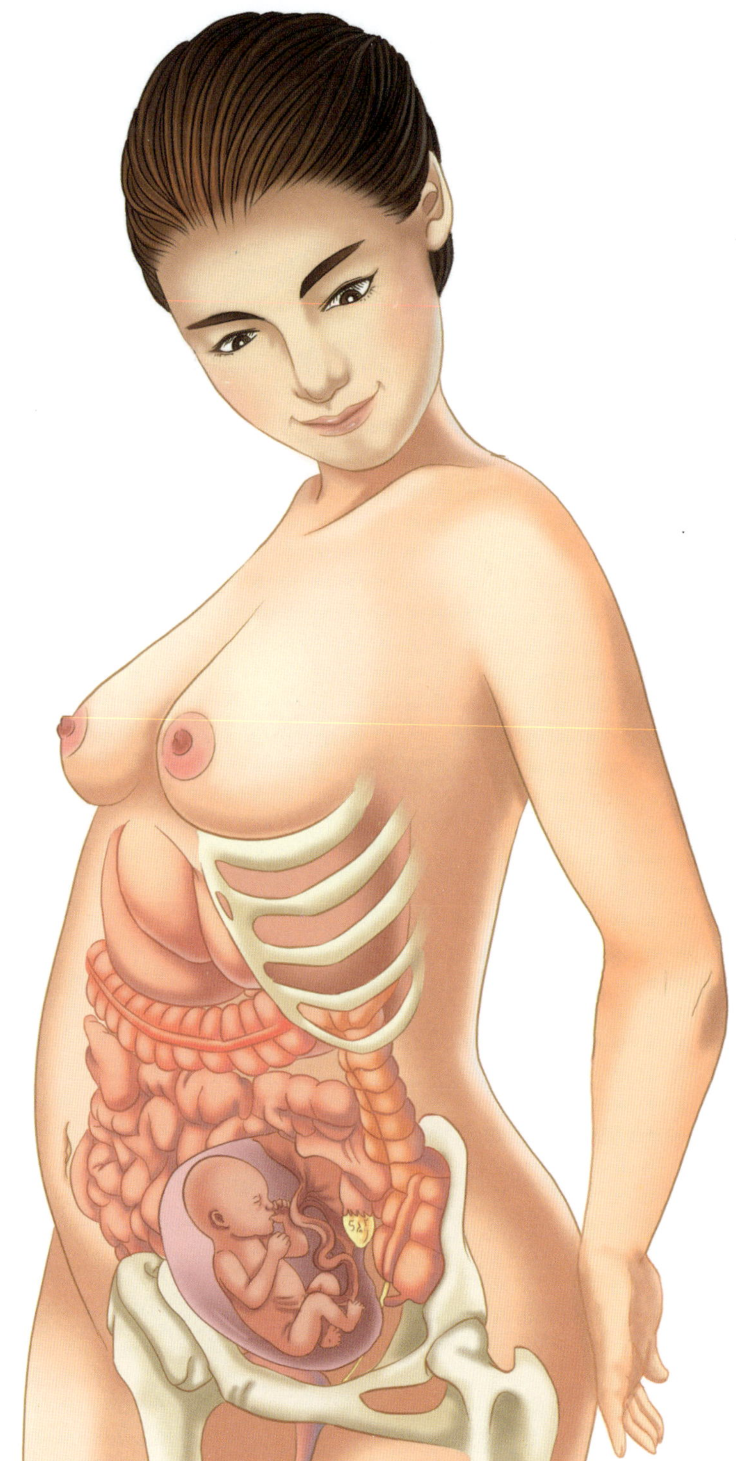

孕妈妈关心的问题

预防妊娠贫血

贫血的判断标准

准确判断贫血的方法就是做血常规检查，孕妈妈的血红蛋白测定低于 110 克 / 升，即可断定为贫血。

贫血的症状

大部分女性怀孕后，或多或少都会有点贫血，这是被胎宝宝优先吸收走了一部分铁的缘故。一般来说，轻微贫血的孕妈妈大多没有症状，除非病情进展明显。所以，孕妈妈每次去产检，都必须做血常规检查，以便能够及早发现贫血，采取相应措施予以补救。

不同时期的贫血症状一览表

贫血早期症状	贫血进展期症状
容易疲劳，时常无端感觉浑身乏力	呼吸困难
容易出现眩晕	心悸
面色苍白	胸口疼痛
指甲薄脆	食欲差

孕妈妈贫血10大危害

1. 妊娠期高血压疾病的发生率明显高于正常孕妈妈。

2. 影响胎宝宝生长发育，如宫内发育迟缓，出生时体重偏低，先天不足，后天体弱多病，容易发生呼吸道和消化道感染，并成为成年后代谢性疾病的高危人群。

3. 分娩时，常常使胎宝宝不能耐受子宫阵阵收缩造成的缺氧状态，容易发生宫内窒息。

4. 生产时孕妈妈容易宫缩乏力，导致产程延长、产后出血多等状况。

5. 在产褥期免疫力比正常产妇低，容易并发会阴、腹部刀口感染或不愈合。

6. 产后子宫复旧慢，恶露常常持续不净，子宫容易滋生细菌感染，引起子宫内膜炎。

7. 容易发生产后感冒及泌尿系统感染等常见病。

8. 严重贫血的孕妈妈，未成熟儿及早产儿的发生率明显高于正常孕妈妈。

9. 经过分娩劳累及产后各种并发症，奶水分泌大多比正常产妇少，致使哺喂困难大。

10. 孕晚期贫血，可能导致宝宝出生后出现贫血、免疫力低下等情况。

如何应对贫血

多吃含铁丰富的食物

孕妈妈在怀孕前以及刚怀孕时，就应注意多吃瘦肉及猪血、鸭血、蛋黄、豆制品、菠菜、苋菜、番茄、红枣等含铁量较高的食物。鸡肝、猪肝等动物肝脏富含铁，一周可吃两次。另外，主食方面要多吃面食，因为面食容易消化吸收，且含铁量比大米要高。

食物种类多样化

经常进食牛奶、胡萝卜、蛋黄，这些食物可以补充维生素A；还可多吃含维生素C丰富的果蔬，有助于铁的吸收。另外，可于三餐间补充些牛肉干、鸡蛋、葡萄干、水果等零食，这也是改善贫血的好方法。

烹制食物时多用铁质炊具

孕期烹制佳肴时，尽量使用铁质炊具，如铁锅、铁铲等，这样就会产生一些铁离子，溶解于食物中，形成可溶性铁盐，有利于肠道对铁的吸收。

妊娠中后期多吃高蛋白食物

妊娠中后期胎宝宝发育增快，只要孕妈妈每周体重增加不超过0.5千克，就要多吃高蛋白食物，比如牛奶、鱼类、蛋类、瘦肉、豆类等，这些食物对调理贫血有良好效果，但要注意荤素结合，以免过食油腻的食物伤及脾胃。

在医生指导下服用铁剂

对某些孕妈妈来说，孕期单单从饮食中摄取铁元素，有时还不能满足身体的需要，出现明显缺铁性贫血的孕妈妈，可在医生的指导下选择摄入胃肠容易接受和吸收的铁剂。

巧妙减轻妊娠斑

孕妈妈怀孕后，内分泌异常，再加上使用化妆品、过多照射紫外线等因素的影响，往昔白皙的脸庞容易出现妊娠斑。下面介绍一些生活小细节，或许能够帮助爱美的孕妈妈重获靓丽。

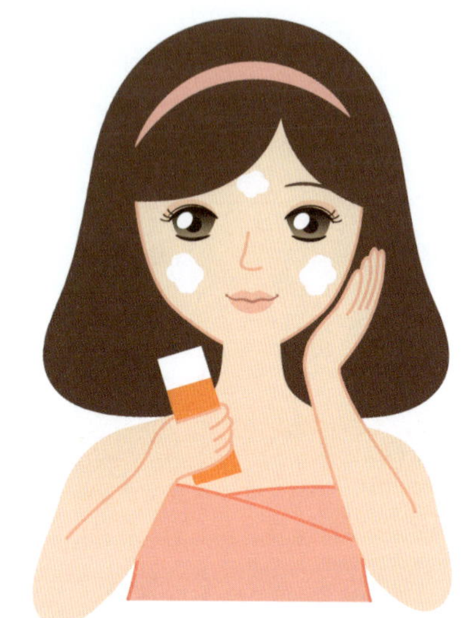

1. 孕期即使睡眠不好，也不要用安眠药来助眠，否则容易导致脸部出现黄褐斑。可以通过喝杯牛奶、喝碗小米粥或进行微微出汗的运动等方法来缓解失眠。

2. 在洗脸时，可以用冷水和热水交替使用，能促进面部血液循环，让妊娠斑出现的概率降低。

3. 可以通过饮食，如多食番茄、猕猴桃等富含维生素 C 的蔬菜和水果来减少色素沉淀，让皮肤变得白皙。

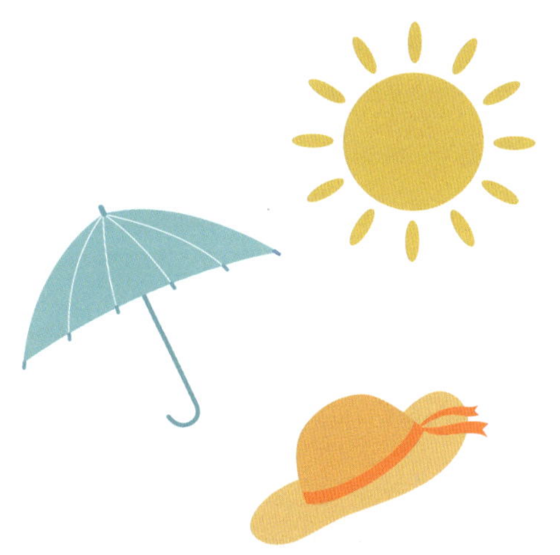

4. 注意防晒。在夏季外出时，最好戴上遮阳帽或涂抹相对安全的物理防晒霜，以避免阳光直射面部而导致妊娠斑加重。

5. 自制纯天然的祛斑面膜。取适量冬瓜，去皮捣烂，加入一个蛋黄、半匙蜂蜜，搅匀后敷面 20 分钟；或将黄瓜磨成泥，加入 1 匙牛奶和面粉，调匀后敷面 20 分钟，之后洗净脸部即可。

小贴士

使用番茄美容的方法

- 方法一：将番茄捣烂取汁液，加少量蜂蜜和新鲜黄豆粉调匀，涂于面部和手臂，15 分钟后洗净，经常使用能淡化色斑。
- 方法二：常喝番茄汁，或者用番茄汁洗脸，可使面容光泽红润。

缓解腰酸背痛的小妙招

这个月，孕妈妈的腹部日益膨大，往往会导致腰酸背痛。下面介绍一些缓解腰酸背痛的小妙招，孕妈妈不妨借鉴一下。

避免长时间保持坐姿，如果必须一直坐着，也不要一直坐着不动，可以上下摆动脚，或做一些简单的腿部运动。必要时，每 1 小时起来活动一下。

做一些孕妈妈适宜做的运动，如孕妇操、散步等，来适度地锻炼腰、腹以及背部等处的肌肉。但是要切记，孕晚期之后的任何运动，都不要长时间采取卧姿，以避免压迫腹部，造成血液循环受阻。

尽量坐有靠背的椅子，坐时后腰要舒服地靠在椅背上，上半身挺直，可以在椅背上放一个柔软舒适的靠垫。

走路时不要再穿高跟鞋了，尽量穿透气性强的平底鞋，要全身放松。

睡觉时采取蜷曲侧卧式睡姿，仰卧时拿一个枕头垫在膝关节下面。

避免久站，如必须久站工作，可站一段时间后适时休息。

多出去走走，晒晒太阳，以保证钙的摄入，如有必要，可以在医生的指导下服用一些钙剂。

睡觉前洗澡时，可以用稍热一点的水冲洗腰背部，以减缓腰部不适。

由站立改为行走时，应先迈脚，然后再移动身体。

站立时挺起上半身，尽量使骨盆稍微向后倾，肩膀向后落下。对于每天须站着超过 4 小时的职场孕妈妈来说，最好使用托腹带。

唐氏筛查和羊水穿刺

一定不要错过唐氏筛查

唐氏综合征是染色体异常导致的一种疾病，可造成胎宝宝身体发育畸形，运动、语言等能力发育迟缓，智力发育严重障碍。多数唐氏综合征伴有各种复杂的疾病，如心脏病、传染病、弱视、弱听等，且生活不能自理。

一般 35 岁以内的孕妈妈做唐氏筛查的最佳时间是孕 15 ~ 20 周，35 岁（指分娩时达到 35 岁）及以上的高龄孕妈妈，以及有其他异常分娩史的孕妈妈，要咨询产科医生，了解羊水穿刺等产前诊断。

唐筛如出现高危，需要做羊水穿刺

胎儿染色体异常，如果不伴有结构异常，B 超检查不显示，只有通过羊水穿刺获取胎儿细胞，然后进行胎儿染色体核型分析才能诊断胎儿染色体疾病。还有一些遗传病是基因突变或先天性基因方面异常导致的，可能要进行一些特殊的、针对这种基因型的检测。

可以选择做无创DNA，但不能代替羊水穿刺

无创 DNA 产前检测是通过采集孕妈妈外周血 10 毫升，从血液中提取游离 DNA（包含孕妈妈 DNA 和胎宝宝 DNA），来分析胎宝宝的染色体情况。无创 DNA 产前检测的检查准确率在 92% ~ 99%，可避免出现手术并发症，如出血、感染、流产等，未来可作为广泛普遍的检测技术，提高健康婴儿的出生比例。相对于传统的羊水穿刺检测，无创 DNA 不会让孕妈妈有那么大的精神压力。但无创 DNA 产前检测现在还代替不了羊水穿刺。虽然无创 DNA 产前筛查的准确率高达 92% ～ 99%，但它也只是一种筛查，如果筛查结果是阳性，最终还是要通过羊水穿刺检查来确诊。

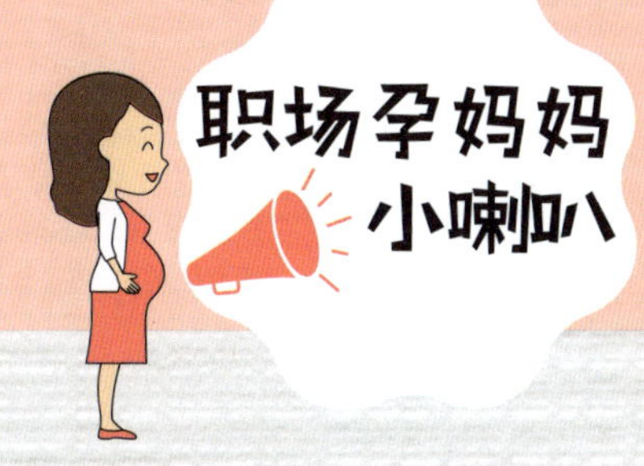

了解自己的“特权”

现在有不少孕妈妈是职场孕妈，为了避免遭遇不公平的对待，孕妈妈需要提前了解一下自己在怀孕期间应享有的权利，以便更好地保护自己。例如，孕妈妈享有不被辞退的权利；享有不被降低工资的权利；享有休产假的权利；在劳动时间内进行产前检查，应当算作劳动时间；享受医疗报销的权利等。

调适新的生活

职场孕妈妈需要学会慢慢调适新的孕期生活，因为怀孕没有回头路，只能一步步地往前走，孕妈妈不要因为这种一时的不便而心存不快，要学会爱惜自己和腹中的胎宝宝，享受这种为人母的快乐。

及时缓解抑郁情绪

职场孕妈妈在繁忙的工作之余，要学会适时自我放松，尽量多休息，以免精神过度紧张，对自身和胎宝宝不利。比如可以尝试变换一下发型或衣服等，让自己的心情好起来；在着急、生气时，要自我告诫，胎宝宝在注视着自己呢；向亲朋适当表达自己的情绪和感受，宣泄不良的情绪；适当上上网，浏览一下育儿、早教的频道，逛逛论坛，和其他的孕妈妈交流交流心得；或者向有过孕育经验的同事或朋友请教，以便让自己在角色转换时不那么焦虑。

孕 5 月孕妈妈营养饮食

孕 5 月营养饮食方案

孕5月饮食要点

这个月，胎宝宝生长发育非常迅速，需要更多的营养供给，孕妈妈在保证膳食均衡的基础上，需要较高的能量和蛋白质，要增加脂肪和碳水化合物的摄入，增加肉类、鱼虾类、蛋类和豆制品的供给，保证蔬果的摄入量。

孕妈妈可以通过吃主食来获取热量。在孕中后期，应每天摄取250～350克主食。可以通过多吃肉类来增加脂肪的摄取。

2

孕妈妈可通过适量增加优质蛋白质，如豆制品、瘦畜肉、鱼、禽、蛋、虾、动物内脏等，来满足自身和胎宝宝对蛋白质的需要。

3

孕妈妈要多吃新鲜的蔬果，以补充维生素、膳食纤维及矿物质，其中膳食纤维能有效防止便秘。

孕5月关键营养素：钙、维生素D

钙

对于孕妈妈而言，钙不仅可以促进胎宝宝骨骼和牙齿的发育，还可以预防自己出现肌肉痉挛、腰腿疼痛或者骨质软化等病症。在孕 5 月，胎宝宝的骨骼生长得特别快，牙床也开始形成，处于迅速钙化时期，对钙质的需求剧增。因此，从这时候起，孕妈妈要注意补钙，可以多吃一些钙含量较高的食物，如牛奶、奶酪、黄豆、鲫鱼、虾、羊肉、牛肉、芹菜、蘑菇、苹果等。

维生素 D

怀孕期间，维生素 D 有助于钙的吸收和钙在骨骼中的沉积，从而促进胎宝宝骨骼和牙齿的发育，孕妈妈需要适当补充。维生素 D 主要存在于海鱼、动物肝脏、蛋黄、瘦肉、脱脂牛奶、鱼肝油、乳酪、坚果中，孕妈妈可以适量食用这些食物。

孕5月重点营养素

孕 5 月，为了孕育胎宝宝的需要，孕妈妈体内的基础代谢增加，子宫、乳房、胎盘迅速发育，需要适量的蛋白质和能量。胎宝宝开始形成骨骼、牙齿、五官和四肢，大脑也开始形成和发育。

蛋白质

孕妈妈这个月每天应摄入 80 ~ 90 克蛋白质，才能充分维持胎宝宝大脑及自身子宫、乳房的发育。

碳水化合物和脂肪

孕妈妈需要较高的热量，可以通过吃主食和增加脂肪的摄入来满足。每天主食可以吃大米、小米、面食等共 250 ~ 350 克。脂肪不仅能够提供热量，还有助于胎宝宝大脑的发育，孕妈妈可以吃些脂肪含量高的食物，如肉类、鱼虾、核桃仁、芝麻等，但不宜过多。

铁

孕妈妈应注意补充铁质，以预防缺铁性贫血。这个月每天应摄入 24 毫克铁，可以通过多吃芝麻、黑木耳、动物肝脏等来获得。

维生素 A

孕妈妈每天应摄入 770 微克维生素 A，为胎宝宝视网膜的快速发育做好准备。孕妈妈可食用胡萝卜、菠菜、南瓜等富含维生素 A 的食物。

孕 5 月每日营养食谱举例

餐次	用餐时间	食谱参考
早餐	7:00 ~ 8:00	牛奶，煮鸡蛋，香菇肉包
加餐	10:00	香蕉，坚果，红豆大米粥
午餐	12:00 ~ 12:30	米饭，苦瓜炒鸡蛋，蔬菜沙拉，莲子猪肚汤
加餐	15:00	豆浆，钙强化饼干，酸奶布丁
晚餐	18:00 ~ 18:30	茄丁肉丝面，虾仁烩冬瓜，猴头菇炖豆腐
加餐	21:00	鲜果汁，全麦面包，猕猴桃

好孕美食推荐

虾仁烩冬瓜

滋阴

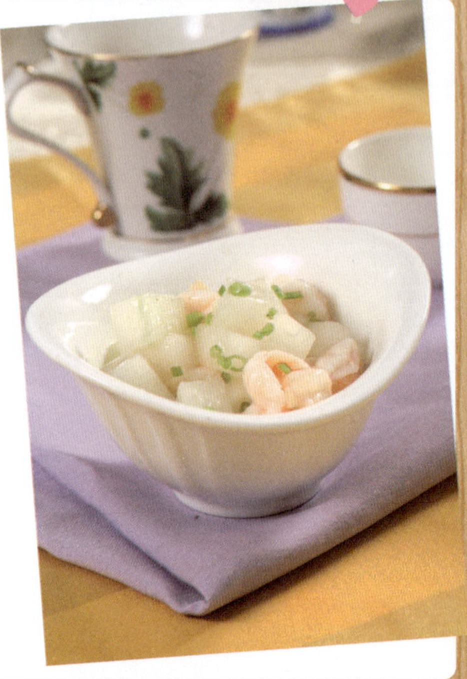

材料 干虾仁 10 克，冬瓜 250 克。

调料 葱花、花椒粉、盐、水淀粉各适量，植物油各适量。

做法

1. 干虾仁洗净浸泡；冬瓜去皮、瓤，洗净，切块。
2. 炒锅倒入植物油烧至七成热，下葱花、花椒粉炒出香味，放入冬瓜块、干虾仁和适量水烩熟，用盐调味，水淀粉勾芡即可。

猴头菇炖豆腐

补脾益血

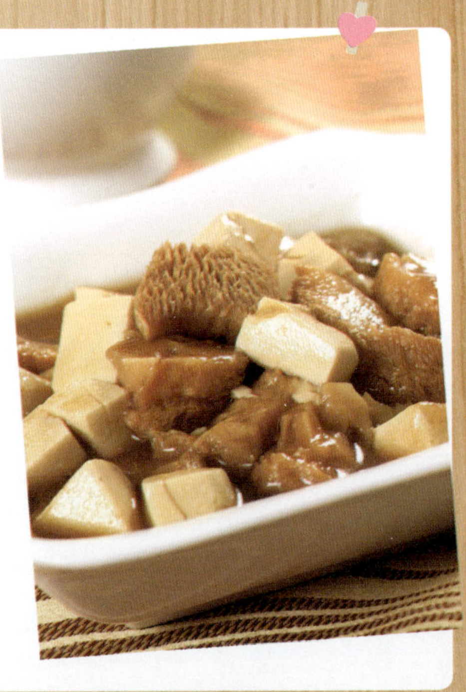

材料 猴头菇 100 克，豆腐 200 克，笋片、油菜心各 50 克。

调料 盐、料酒、植物油各适量。

做法

1. 猴头菇洗净，撕块；豆腐洗净，切块，在盐水中焯烫，捞出待用。
2. 炒锅置火上，倒油烧热，放入猴头菇、豆腐煎炒片刻，加入适量清水，调入盐、料酒烧煮，待入味后，放入笋片、油菜心，煮至笋片、油菜心熟即可。

孕5月聚焦：了解胎动

胎动是胎宝宝宫内情况的晴雨表。胎动的次数、快慢、强弱等可以提示胎宝宝的安危。胎动正常表示胎盘功能良好，输送给胎宝宝的氧气充足，胎宝宝发育健全，小生命在子宫内愉快健康地生长着。胎动异常，则表明胎盘功能减弱或胎宝宝宫内缺氧，孕妈妈不可掉以轻心。

胎动是有规律可循的

正常妊娠16~18周可以感到胎动，28~32周胎动达到高峰，38周后胎动逐渐减少。妊娠晚期胎动次数会明显减少。胎动一般每小时3~5次，12小时内胎动为30~40次。在正常情况下，一昼夜的胎动强弱和次数有一定的变化。一天之中，早晨的胎动次数较少，上午8~12点均匀，下午2~3点最少，傍晚6点以后增多，晚上8~11点增至最高。这说明胎宝宝有自己的睡眠规律，称为胎儿生物钟。

胎动监测的方法和结果判断

孕妈妈每天在相对固定的一段时间，如上午8~9点、下午1~2点、晚上8~9点，各观察1小时，将3小时的胎动总数乘以4，即是12小时的胎动数。如果每日计数3次有困难，可以每天临睡前1小时计数1次。将每日的数字记录下来，画成曲线。在记录胎动时，孕妈妈宜在安静的环境中采用左侧卧位，集中注意力地进行。

正常胎动数12小时内为30次以上，若低于30次或1小时内胎动少于3次，持续2天以上，就表示胎宝宝宫内缺氧；如果在一段时间内感觉胎动超过正常次数，动得特别频繁，也是胎宝宝宫内缺氧的表现，应立即去医院检查。

胎动的四种运动形式

运动种类	运动特点	孕妈妈的反应
单纯运动	纯粹是某一肢体的运动	大多数孕妈妈能够感觉到
翻滚运动	胎宝宝的全身性运动	孕妈妈可明显感觉到
高频运动	胎宝宝胸部或腹部的突然运动，类似于新生儿打嗝	孕妈妈可以感觉到类似宝宝在有规律地跳动，多在孕晚期
呼吸样运动	胎宝宝胸壁、膈肌类似呼吸的运动	孕妈妈察觉不到此类胎动

孕妈妈爱运动

在这个月，孕妈妈的负担不重，相对来说感觉比较舒适、惬意。孕妈妈不妨适度活动一下，以吸入新鲜的氧气，排出体内的废物，增强机体的免疫力。

快步走时，手臂摆动的幅度稍大些，步伐也更快些，心率尽量控制在每分钟 120 ~ 140 次。

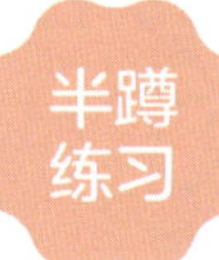

两脚自然分开，膝盖对准脚尖方向，手臂自然下垂放在身体的两侧，目视前方。吸气时，屈膝半蹲，手臂向前平举，呼气时还原，反复练习 10 次。

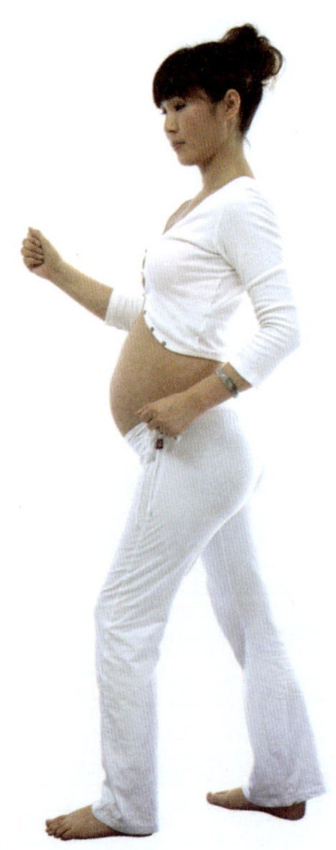

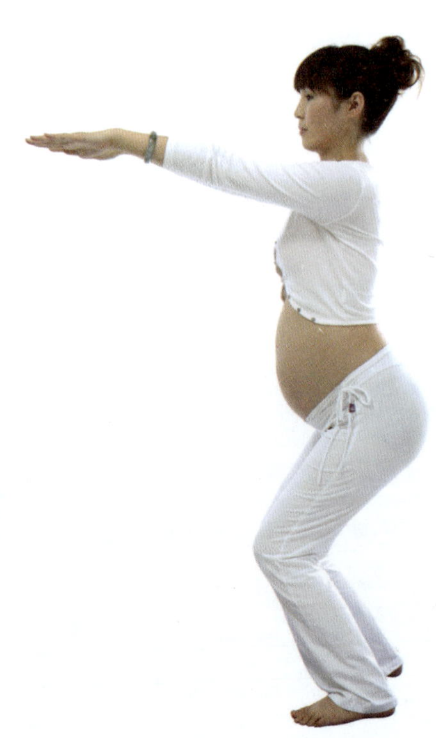

孕 5 月胎教

一般来说，过了孕早期，就可以实施抚摸胎教。这里要提醒孕妈妈的是，实施抚摸胎教一定要采取正确的方式，不可频繁摸肚皮，以免引起子宫收缩，导致早产。不当手法还可造成脐带绕颈、胎位不正。

如果感觉到胎宝宝用力挣扎或蹬腿，说明宝宝不喜欢，应立即停止。

1. 来回抚摸法

实施月份：怀孕 3 个月以后

具体做法：孕妈妈全身放松，用手轻轻捧着腹部，从上而下、从左到右反复轻轻抚摸，让胎宝宝感受到喜悦和幸福，深情地默想或轻声说“宝宝好舒服，好幸福”之类的话。当然，也可以请准爸爸代劳，让胎宝宝也感受到爸爸的关爱。抚摸的时机在感觉胎宝宝躁动或轻轻蠕动时为好，若胎宝宝在睡觉，就不要打扰他了。

注意事项：抚摸时动作要轻柔，时间不可太长，每天 1 ~ 2 次，每次大约 5 分钟即可。

2. 触压拍打法

实施月份：怀孕 4 个月以后

具体做法：孕妈妈平卧在床上，腹部放松，先用手在腹部自上而下、从左至右来回抚摸，并用手指轻轻按下再抬起，然后轻柔地做一些按压和拍打动作，给胎宝宝以良性的触觉刺激。一般坚持几周后胎宝宝会有所反应，如身体轻轻蠕动、手脚转动等。

注意事项：刚开始时每次 5 分钟，待胎宝宝有所反应后每次可延长至 10 分钟。

第 5 个月怀孕日记

生理和心理上的变化

我身体上的改变		第 5 个月 孕妈妈的开心照片 及胎宝宝 B 超照片
我情绪上的改变		
我对宝宝的感觉		
关于宝宝的梦		
我想象中宝宝的模样		
我最快乐的事		

产前检查

检查结果	
我的反应	
丈夫的反应	
我遇到的困惑和得到的解答	

琐碎的事与心情

我最严重的问题	
我在吃的食物	
我最爱吃的食物	
让胃感到舒服的食物	
我最关心的事情	
我应该关心的事	
我最严重的问题	
和孕妈妈交流经验	
宝宝，妈妈想对你说	
本月感想	

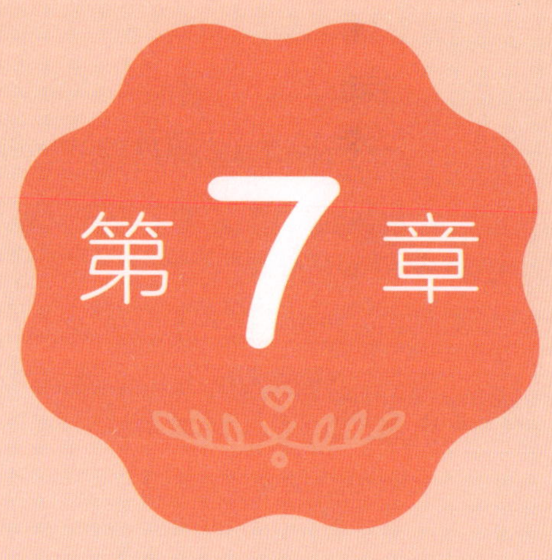

第7章

孕6月（21～24周）在妈妈的肚子里游来游去

现在的我已经骨骼分明、人模人样了。令人欣喜的是，我的听力发育起来了，我甚至能够听到妈妈那甜美的声音了，我的肌肉和神经也已经充分发育起来了，我能够在妈妈日渐增多的羊水中自由自在地穿梭。

——胎宝宝寄语

6个月胎宝宝生长发育逐周看

6个月胎宝宝自述

造好的器官开始产生功能

到现在为止，我长大了不少，妈妈也开始显怀了，关节韧带松弛，妈妈会时常觉得腰背痛，比较辛苦。我尚无脂肪积聚，还很瘦，头大身子小，但是也比上个月长高了。头发又长多了，睫毛也清晰可见。骨骼开始变得强壮起来，关节开始全面发育。我的肢体动作增多，能和爸爸做踢肚游戏了，我的手指清晰可见，长出了关节，偶尔我的手指碰到嘴唇，我还能轻轻吸吮。我踢腿的幅度增加了，妈妈可以明显地感觉到，而且我踢腿的次数、力量都有不同程度的增加。

第21周 我能够听到妈妈的声音了

到目前为止，我已经在妈妈温暖的子宫中走完一半的孕程了！现在，我几乎所有的器官系统都完成了构造，只需要做一些细微的调整就行了。我在妈妈日渐增多的羊水中自由自在地穿梭着，不停地吞咽羊水以练习呼吸。放心，我是个爱干净的宝宝，尽管不断吞咽羊水，但通常不会排出大便的。我会通过自己的运动告诉妈妈我在子宫内生活得很好，如果感觉不对劲，我会第一时间向妈妈发出信号——剧烈的胎动、少动或者不动。我的听觉功能已经相当完善

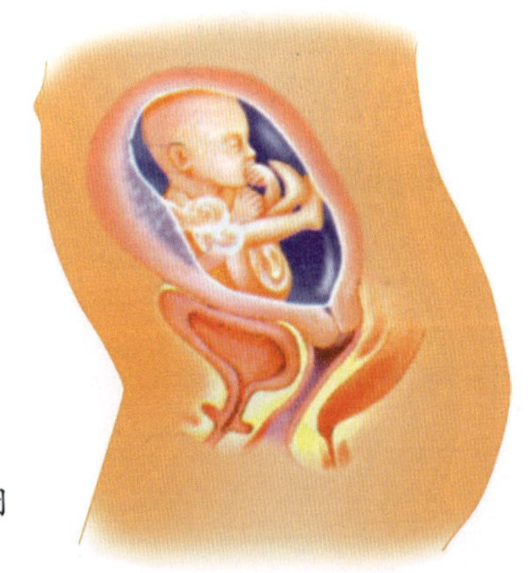

第21周

了，能听到妈妈说话的声音，还能够听到爸爸朗读诗歌的声音，甚至能听到妈妈肠胃的咕噜声。当然，一些大的噪声我也能听到，如声音很大的音乐、汽车的喇叭声等。此外，我还可以感受外面的光线。愉快的声音会使我情绪愉快，所以从这时候开始，爸爸妈妈就要多给我讲故事、朗诵诗歌，还可以经常给我听胎教音乐。

第22周　代表高等智慧生物智商的大脑快速成长

从这个月开始，我的大脑向更高级的层次发展，大脑皮质负责思维和智慧的部分已经发育起来，大脑面积增大，脑的沟回明显增多，我明显表现出高等智慧生物的智商。对于来自外界的不良刺激，我已经能够快速做出反应，来保护自己不受伤害。

这周，我内耳的骨头已经完全硬化，所以我的听觉非常敏锐。此时我能听到妈妈体内的声音，如胃里汩汩的流水声、怦怦的心跳声、全身血液的流动声。不仅如此，我还能分辨出妈妈体外和体内的声音。

第23周　我踢腿的幅度和力量都增加了

这周我的反应比较灵敏，在妈妈或爸爸轻轻拍着肚子说话时也不肯闲着，常常会以踢踹作为回应。

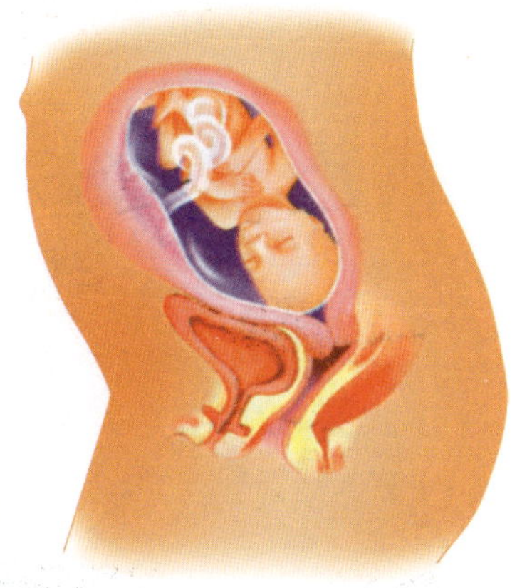

第 22 周

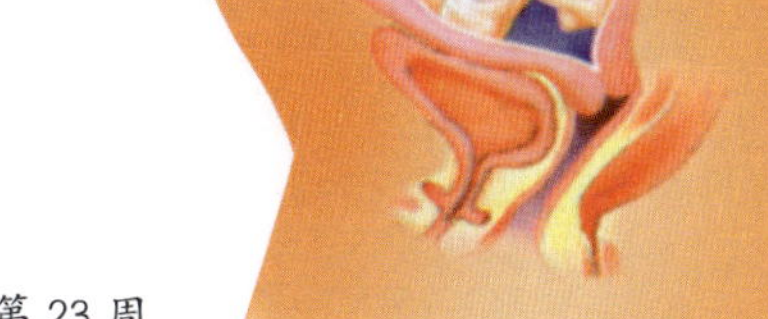

第 23 周

第24周 代表味觉的味蕾开始发挥作用了

我的感觉器官天天在发育，舌头上的味蕾已经形成了，脑部和神经终端发育良好，我拥有触觉了。此外，我在这时候除了能够吮吸自己的手指外，还会用小手抚摸自己的脸蛋。我的皮肤呈红色并起皱，胎毛变成了浓密的毛发。我的脑细胞也形成了，这意味着我越来越聪明了。我的消化系统也更为完善，肾脏系统也开始发挥作用了。

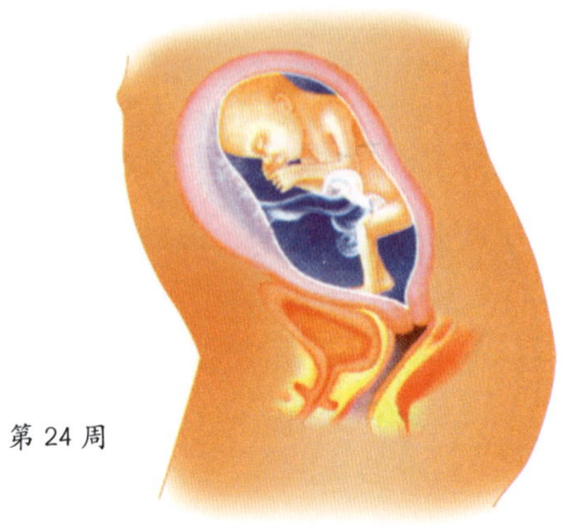

第 24 周

到这周末，我的身长约 30 厘米，顶臀长 21 厘米，体重约 630 克。

小贴士

和胎宝宝做踢肚游戏

“踢肚游戏”是美国的育儿专家提出的一种胎教法，专家说做这种游戏可以增进母子感情，锻炼小家伙的胆量，也可以促进他的发育。这是一个非常经典又简单易行的胎教方法，准爸爸、孕妈妈都可以做。方法是：当胎宝宝踢妈妈的肚子时，妈妈轻轻拍打被踢的部位，然后等待第二次踢肚。通常，胎宝宝会在一两分钟后再踢妈妈的肚子，这时候轻拍几下，胎宝宝就会停止，如此循环。如果你改变了拍的位置，胎宝宝会向你改变的地方再踢，此时要注意改拍的位置离原胎动的位置不要太远。这种游戏可每天进行 2 次，每次 5 分钟左右，不要一次持续时间过长。

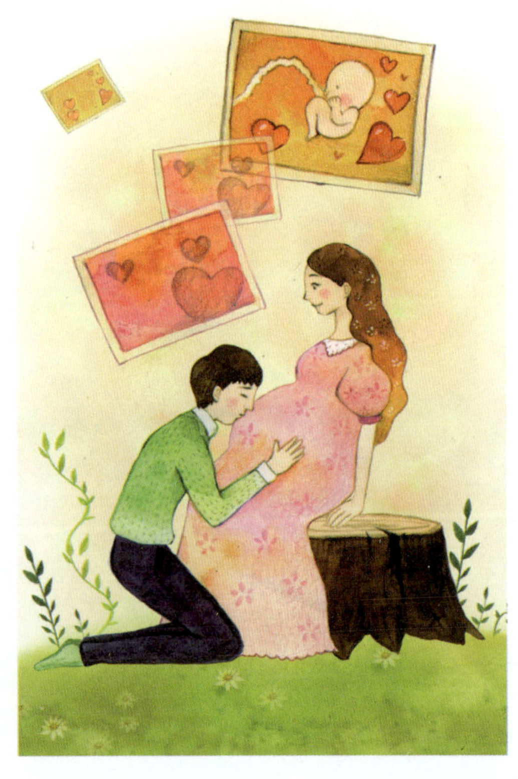

孕 6 月的孕妈妈

第21周 运动后呼吸会变得急促

随着胎宝宝的生长，孕妈妈日益增大的子宫会压迫到肺部，所以孕妈妈时常会觉得呼吸急促，尤其是在运动后，哪怕是轻微的运动，比如爬楼梯时，走不了几级台阶就会气喘吁吁的。此时，有的孕妈妈可能已经觉得自己的行动有些迟缓和笨重了，不要紧，这很正常。

第22周 体重增长加速

孕妈妈身体越来越重，在做稍微重点儿的劳动时，就会感到呼吸困难。孕妈妈不要焦急，最好减少或避免过重劳动，做些力所能及的事情，保持愉快的心情。

由于孕激素的作用，孕妈妈的手指、脚趾和全身关节韧带会变得松弛，因而会觉得不舒服。此时的孕妈妈应该多活动活动关节，缓解不适感。

第23周 便秘来了

到了这一周，随着孕妈妈子宫的不断增大，“小房子”里的“房客”也在全力成长。他长啊长，一直把孕妈妈的肠道往两边挤，导致孕妈妈肠蠕动减慢，直肠周围血管受到压迫，从而引发便秘。

同时，由于孕妈妈身体的其他部分需要更多的水分，所以会从肠道吸取一些水分，这无疑使便秘“雪上加霜”。因此，孕妈妈一定要记得每天至少喝 2000 毫升水，此外，还要在饮食及生活细节方面多注意。

第24周 乳房分泌液体

整个孕期乳房会发生一系列变化，妊娠前几周会感觉乳房发胀，有触痛感，妊娠 2 个月后乳房会明显增大。到了孕 6 月，乳房越发变大，乳腺功能发达，挤压乳房时会流出一些黏性很强的黄色稀薄液体，因此内衣容易被污染，孕妈妈要注意勤换内衣，保持清洁，并每天对乳房进行护理。

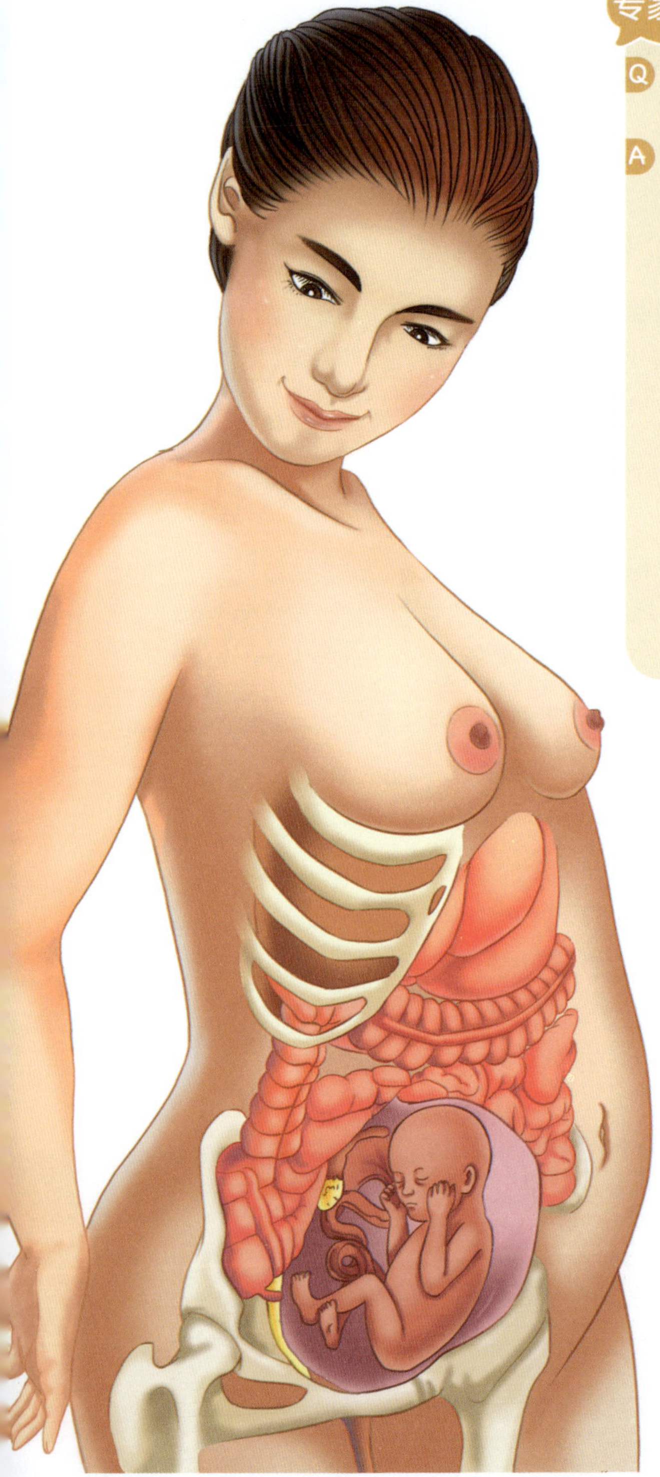

专家问答

Q 我已经怀孕6个多月了，但肚子却很小，这是为什么？

A 孕妈妈肚子的大小与羊水多少有关。此外，孕妈妈肚子的大小还与体形有关系。身材娇小的孕妈妈，肚子要比身材高大的孕妈妈大一些，因为身材高大的孕妈妈有更多的空间，使她们不特别显怀。肚子大小还与腹部脂肪多少有关。若担心胎宝宝发育不良，通过测量宫底高度，即可得知胎宝宝的发育情况。宫底高度应该是相应孕周数减5的数值，不小于这个数值就属于正常，即使肚子小也不用担心。

孕妈妈的变化

乳房饱满，挤压时会流出稀薄的汁液。子宫底的高度在耻骨联合上方18～20厘米处，小腹隆起比较明显，一看就是孕妇模样了。

孕妈妈偶尔会感觉疼痛，是子宫韧带被拉长的缘故。

胎宝宝的变化

大脑：快速发育，皮层褶皱并出现沟回，以给神经细胞留出生长空间。

脐带：胎宝宝好动，有时脐带会缠绕在胎宝宝身体周围，但并不影响胎宝宝活动。

皮肤：有褶皱出现。

手脚：在神经控制下，能把手臂举起来。能将脚蜷曲起来以节省空间。

孕妈妈关心的问题

孕妈妈要着重补充铁和钙

孕 6 月，胎宝宝成长发育明显加快，骨骼开始骨化，脑细胞增加到约 160 亿个就不再增加，而大脑的重量仍在增加。孕妈妈应开始进行蛋白质、脂肪，尤其是钙、铁等营养素的储备。只有做好充分的营养储备，才能保证胎宝宝的正常发育，提高孕妈妈抵御疾病的能力。

铁的补充尤为重要

铁是生产血红蛋白的必备元素，而血红蛋白的功能是把氧气运送给全身各细胞。同时，这个时期胎宝宝需要靠吸收铁质来制造血液中的红细胞，如果铁摄入量不足，孕妈妈就会出现贫血现象。所以，从这个意义上来说，补铁就是给胎宝宝补血补氧。

小贴士

补铁小常识

- 吃含铁食物的同时不要喝浓茶或咖啡。因为茶、咖啡中含有大量鞣酸，能与铁生成不溶性的铁质沉淀，从而会妨碍铁的吸收。
- 吃含铁食物的同时不要喝牛奶。因为牛奶中的钙质会使铁质凝固，影响铁的吸收。乳类（尤其是牛奶）中含铁最少，不能大量饮用，否则会降低胃肠道内已有铁的含量。
- 多吃樱桃、猕猴桃、柠檬等维生素 C 含量高的水果，或适当饮果汁，有利于铁的吸收。
- 饮食全面均衡，改正偏食、挑食的坏习惯。食材要广，适当多吃含铁较多、营养丰富的食品，如：肉类、蛋类、鱼类、各种海产品（如海带、紫菜）、动物肝脏、荞麦、红薯、豆制品、蘑菇、黑木耳等。

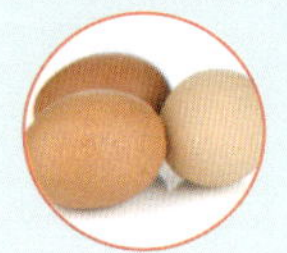 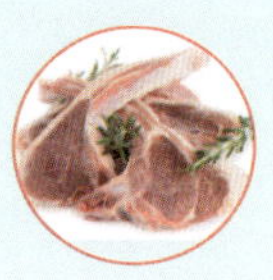 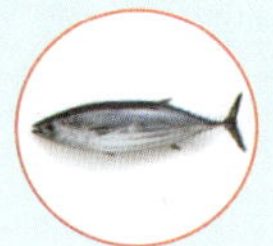 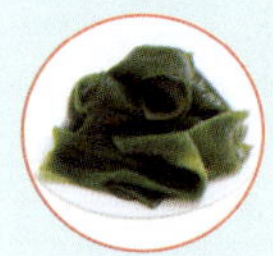 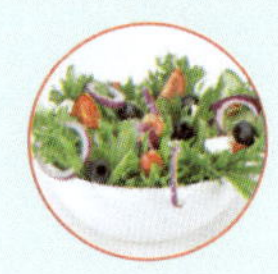

有助于缓解孕期贫血的食物

食物类别	食物名称
动物肝脏	猪肝、牛肝、羊肝、鸡肝等
动物血液	猪血、鸭血、鸡血等
蔬菜	胡萝卜、菠菜、萝卜等
水果	柠檬、橘子、樱桃、荔枝、草莓、龙眼肉等
其他	木耳、黑豆、肉类、鱼类、禽蛋等

钙的补充也不容忽视

钙是人体中含量丰富的矿物质，是骨骼和牙齿的主要组成物质。胎宝宝骨组织的成长和发育及母体的生理代谢，均需要大量的钙。即使母体缺钙，胎宝宝仍然要从母体吸收定量的钙，这时候孕妈妈会出现小腿抽筋、下肢麻木、牙齿松动、腰酸背痛等症状。母体缺钙严重时，会影响胎宝宝出生后的正常出牙和成长。所以，从现在起，孕妈妈就要把补钙提上日程了。

需要指出的是，孕期补钙要合理，而且孕妈妈在补钙的同时不要忘记补充维生素D，这是因为维生素D能促进钙的吸收利用。维生素D主要存在于海底鱼类、动物肝脏、蛋黄等食物中。另外，多晒太阳也有助于人体自身合成维生素D。

10种含钙量较高的食物一览表

（数值为每100克食物中含钙的毫克数）

食物	钙含量
虾皮	991
奶酪（干酪）	799
黑芝麻	780
淡水虾（白米虾）	403
海带	348
紫菜（干）	264
黑木耳（干）	247
海蟹	208
黄豆	191
鹌鹑蛋	47

注：数据参考《中国食物成分表：标准版》

预防妊娠水肿

症状解析

在整个怀孕过程中，体液会增加6～8升，其中4～6升为细胞外液，它们贮留在组织中造成水肿。据调查，大约有75%的孕妈妈在怀孕期间曾经发生过水肿。

脚掌、脚踝、小腿是最常出现水肿的部位，有时候甚至脸部也会出现轻微的肿胀。这种水肿症状早晨轻，晚间重，一般在经过一段时间休息后能够消退。怀孕七八个月后，水肿症状会进一步加重。如果碰上天热，肿胀会更加明显。

对孕妈妈和胎宝宝的影响

轻微的水肿是正常现象，但如果下肢水肿，休息6小时以上仍不能消退，而且逐渐向上发展，就不正常了。如果伴随妊娠期高血压疾病及蛋白尿，那孕妈妈就有罹患“子痫前期”的危险，必须做好产检并与医生充分配合进行治疗。

调节饮食，减轻症状

1. 进食足量的蛋白质。水肿的孕妈妈，尤其是因营养不良引起水肿的孕妈妈，每天要保证进食一定量的禽畜肉、鱼、虾、蛋、奶等动物性食物和豆类食物。

2. 吃足量的蔬菜水果。蔬菜和水果中含有人体必需的多种维生素和微量元素，能提高人体的免疫力，加速新陈代谢，具有解毒利尿等作用。

3. 不吃过咸的食物。水肿的孕妈妈宜吃清淡的食物，要尽量控制盐分的摄入，每天摄取量在6克以下，以防止水肿加重。

4. 不吃烟熏或难消化、易胀气的食物。如牛肉干、猪肉脯、鱿鱼丝、油炸糯米糕、红薯、洋葱、土豆等，以免引起腹胀，加重水肿。

有助于缓解孕期贫血的食物

食物类别	食物名称
富含蛋白质的食物	畜肉、禽肉、鱼、虾、蛋、奶、豆类食物等
富含钾的食物	香蕉、梨等新鲜水果
富含维生素C的食物	柠檬、草莓等水果和各种黄绿叶蔬菜
富含维生素B_1的食物	猪肉、花生等
利尿消肿的食物	红豆、冬瓜等

预防头痛、眩晕

症状解析

到了孕中期，胎宝宝生长比较迅速，使子宫的循环血量增加，这样就使一部分母体血液分流到子宫。这样的话，原本血压就偏低的孕妈妈会因为流至大脑的血流量减少而出现脑血供应不足，导致大脑缺血、缺氧，从而引起头晕目眩及眼前发黑等不适现象。这只是一时性的脑供血不足，一般到孕 7 月时可逐渐恢复正常。当然，不排除孕妈妈休息不好，天气炎热，或者是孕妈妈有一些其他身体疾患等原因所致。当出现这些症状时，孕妈妈最好先多休息，观察一下，若担心，可及时就医。

对孕妈妈和胎宝宝的影响

孕早期孕妈妈头痛、眩晕多半是早孕反应严重导致进食过少而引起的，可通过饮食来加以调节。而孕中、晚期，如果孕妈妈头痛、眩晕严重，会造成孕妈妈休克，同时还可能导致子宫缺氧，出现胎心率增快、减慢或不规律，甚至造成胎宝宝死亡。

调节行为方式，减缓不适

1. 不要长时间走路，尤其是和别人一起逛街，你经常会在不经意间走很长时间的路。

2. 不要长时间站立。

3. 当你躺着时，如果想起身，最好不要突然站起来，可以先用膝盖和前臂支撑身体，然后再慢慢起来。

4. 当你坐着时，如果有人喊你，要慢慢地站起来，不可突然起身，最好扶着东西起身。

5. 天气炎热时，最好少外出，因为气压低会使你感觉眩晕。

6. 如果你因为血糖过低而感觉头晕的话，不妨试着吃点儿小点心，可缓解这种不适。

7. 当你感觉头晕时，躺下来休息一会儿，如果还不能缓解，要及时咨询医生。

B 超检查大排畸

孕 6 月 B 超检查的主要目的是针对胎宝宝的重大畸形做筛检，如脑部异常、四肢畸形、胎儿水肿等。一般来说，做 B 超检查能清楚地看见胎宝宝各脏器的情况，帮助了解胎宝宝的生长发育状况，可以查看胎宝宝的头、脊椎、四肢是否畸形，还可以查出胎宝宝是否有先天性心脏病、唇腭裂、水肿、多指（趾）和外耳等方面的畸形。

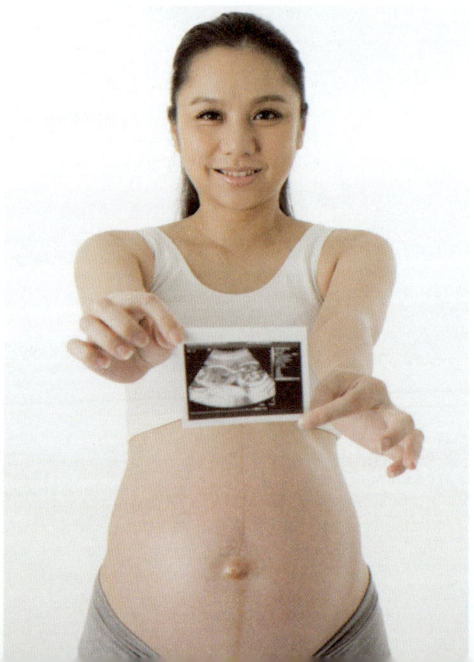

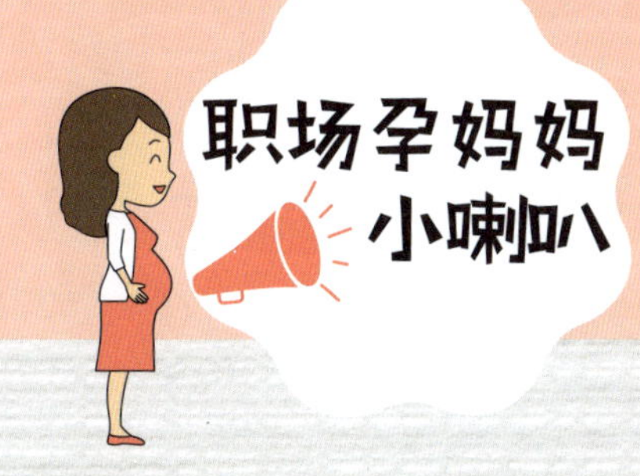

职场孕妈妈，请放慢脚步

这个月是孕中期的最后一个月，职场孕妈妈一定要注意劳逸结合，不可使自己过于疲劳。在忙碌了一天后，你需要更多的休息，身体的筋疲力尽会提醒你：请放慢脚步吧！假如孕期你需要一直保持忙碌，不妨试着用休息来平衡身体的劳累，以平心静气的休养来平复内心的焦虑。

选择舒适得体的孕妇职业装

进入孕中期以后，职场孕妈妈由于工作需要，有时要去拜见客户或其他的合作伙伴，怎么穿更合适呢？可以穿一些品牌的孕妇职业装，既符合职业身份，又不妨碍工作，还很方便舒适，也不会显得身材臃肿。比如，天气不太冷的话，一套能够隐匿身材而又合体舒服的连身裙，就是一个很不错的选择。孕妈妈千万不能穿一些压迫腹部的紧身衣服，这样容易让身体感觉疲劳，还会影响胎宝宝的发育。

职场孕妈妈出差应选在孕中期

职场孕妈妈如果因为工作需要出差，可以选择在孕中期，即孕 4～6 月，但必须事先做好准备工作。因为孕中期是较安全且理想的旅行时机，怀孕前 3 个月，孕妈妈由于早孕反应以及出于对胎宝宝安危的考虑，不宜外出旅行；而在怀孕后 3 个月可能会出现身体不适而且接近临产期，也不宜旅行。（我国航空公司规定孕妈妈怀孕 35 周后不得搭乘飞机，怀孕 32 周以上搭乘飞机须有医疗证明）

孕 6 月孕妈妈营养饮食

孕 6 月营养饮食方案

孕6月饮食要点

孕妈妈在怀孕第 6 个月的时候循环血量增加，容易出现生理性贫血、疲劳。

1

在这个月，孕妈妈身体所需的热量也有所增加，应多吃一些红薯、南瓜、芋头等食物。维生素可以从绿叶蔬菜中摄入。

2

除了必要营养物质的摄入，孕妈妈还要多喝开水，以保证尿路畅通、预防尿路感染。注意白天要多喝水，晚上尽量少喝。

3

盐分摄入应有所节制，每天控制在 6 克以下。

4

这段时期，孕妈妈容易便秘，应多吃富含膳食纤维的蔬菜、水果。牛奶也有利于排便的作用，孕妈妈应多饮用。

孕6月关键营养素：铁

铁是维持生命的主要物质，也是血液中红细胞的重要组成元素之一，所以，对于这个月贫血的孕妈妈来说，尤其要注意铁元素的摄入。孕妈妈可以有意识地吃一些含铁丰富的蔬菜、动物肝脏、瘦肉、鸡蛋等，还可以从本月开始每天口服 0.3 ~ 0.6 克硫酸亚铁。

孕6月重点营养素

一般来说，到了孕 6 月，胎宝宝生长发育明显加快，骨骼开始骨化，大脑继续发育，孕妈妈应特别注意蛋白质、脂肪、钙、铁等营养素的储备。

蛋白质

孕妈妈每日应该摄入蛋白质 70 克，优质蛋白质的摄入量应该占到蛋白质摄入总量的一半。常见的富含优质蛋白质的食物有黄豆、鸡胸肉、鲫鱼等。在安排孕妈妈的膳食时，动物性蛋白质和植物性蛋白质应各占一半。

热量

孕妈妈热量的需求量比孕早期增加 200 千卡，但活动量不同，对热量的需求也不同，因此孕妈妈要根据自己的体重增长情况来调整摄入量。孕妈妈的体重增加一般应该控制在每周 0.3 ~ 0.5 千克。建议孕妈妈吃红薯、南瓜、芋头等来代替部分米、面，这样可在提供能量的同时供给更多的微量元素和维生素，南瓜还可预防妊娠糖尿病。

脂肪

孕妈妈每日摄取的食用油以 25 克左右为宜，总脂肪摄入量为 50 ~ 60 克。

维生素 C

本月的营养重点是铁，补铁的同时服用维生素 C 可促进铁的吸收，此外，维生素 C 可促进营养代谢，促进胎宝宝的智力发育，因此，维生素 C 的补充也是很有必要的。孕妈妈可多吃富含维生素 C 的食物，如猕猴桃、菠萝、草莓、柑橘、樱桃、番茄、红枣等。

钙

这一时期胎宝宝的骨骼和牙床长得特别快，是迅速钙化时期，对钙质的需求剧增。因此，本月的孕妈妈应补钙。牛奶、孕妇奶粉、酸奶、豆类、鱼、虾、西蓝花等含钙丰富，孕妈妈可选择食用。

孕 6 月每日营养食谱举例

餐次	用餐时间	食谱参考
早餐	7:00 ~ 8:00	香菇瘦肉粥，花卷，蚝油生菜
加餐	10:00	核桃仁，酸奶
午餐	12:00 ~ 12:30	黄豆芽猪血汤，菠菜炒猪肝，红白豆腐，米饭
加餐	15:00	酸奶，橘子
晚餐	18:00 ~ 18:30	酸辣黄瓜，奶油蘑菇汤，面条
加餐	21:00	牛奶，核桃仁

好孕美食推荐

奶油蘑菇汤

提高免疫力

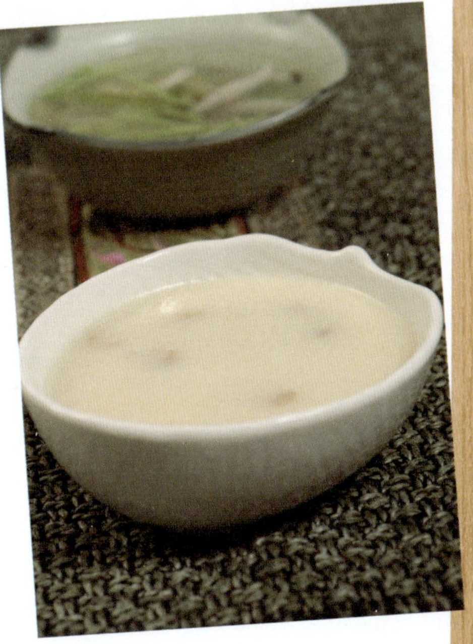

材料 净鲜口蘑片150克，面包粒20克，洋葱碎30克，鸡蛋1个，面粉30克。

调料 黄油10克，鲜奶油50克，盐3克，黑胡椒粉1克。

做法

1. 取汤锅，磕入鸡蛋，加鲜奶油搅拌均匀。
2. 另取一锅，锅内放黄油烧至熔化，加洋葱碎和口蘑片翻炒，筛入面粉翻匀，倒清水中火煮开，转小火煮15分钟，倒入料理机中搅打成蓉，倒入汤锅中，搅匀后把汤锅置火上，待汤烧至温热，加面包粒、盐和黑胡椒粉调味即可。

香菇瘦肉粥

益气、养血

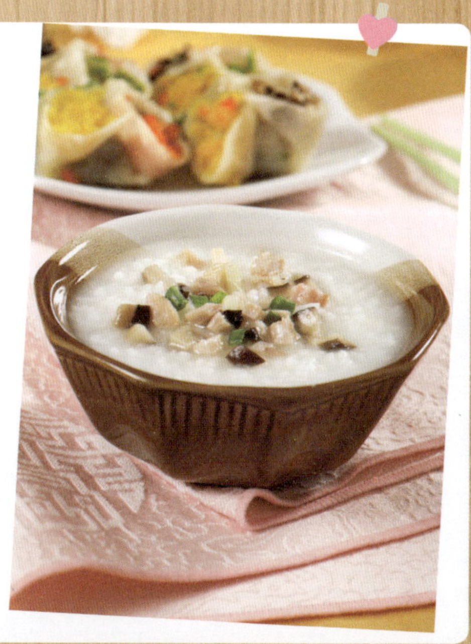

材料 大米100克，猪瘦肉30克，鲜香菇适量。

调料 葱花、盐各适量。

做法

1. 香菇洗净，去柄，切丁；猪瘦肉洗净，切丁，用盐腌渍10分钟；大米淘洗干净，待用。
2. 锅内倒清水，加入大米用大火煮沸，转小火煮20分钟；加入猪肉丁、香菇丁煮沸，转小火煮20分钟，加盐、葱花调味即可。

孕 6 月聚焦：了解不同月份的胎动

妊娠 5 个月开始能够明显感觉到胎动

胎宝宝在妊娠 8 周左右开始换位置或稍微移动身体，但实际上孕妈妈开始感觉到胎动的时间是在妊娠 16 ~ 18 周，初产妇腹壁厚，感觉晚些，经产妇腹壁薄，感觉早些。

胎动的指示

正常胎动是胎宝宝给孕妈妈报平安的一种方式，一般不少于每小时 3 ~ 5 次；12 小时明显胎动次数为 30 ~ 40 次。但由于胎宝宝个体差异不同，有的胎宝宝在 12 小时内胎动次数在 100 次以上。但只要胎动有规律、有节奏、变化不大，都说明胎宝宝发育正常。妊娠中期胎动相对多些，胎宝宝活动度大，此期不易数胎动的次数，只要感觉有胎动即可。但是，28 周以后要注意胎动的次数，如果 12 小时内胎动少于 30 次或每小时 3 次以内的胎动持续 2 天以上，就可能不正常了。要是感觉不对劲，就把手贴在肚子上确认 1 小时内的胎动次数。胎宝宝一般在晚上比较活跃，要在活动最多的时间段观察胎动，若还是感觉不到，就不要犹豫了，立即去医院进行检查。

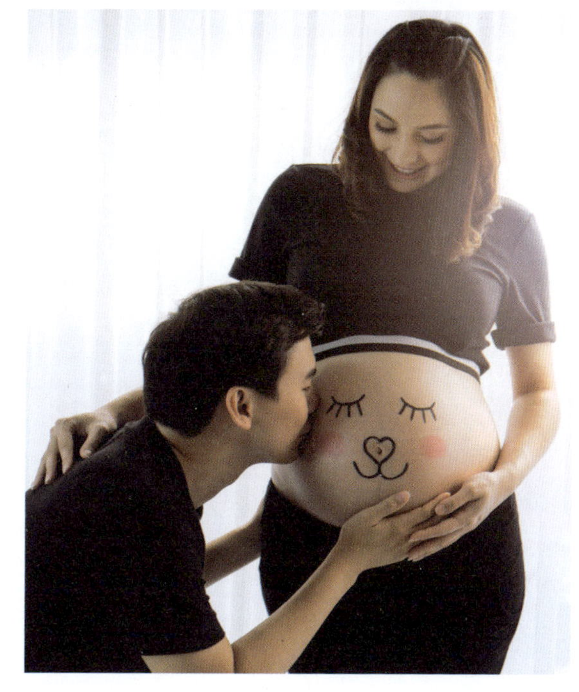

孕5~10月的不同胎动变化

怀孕第5月

运动量：小，动作不激烈

妈妈的感觉：细微动作，能感觉到，但不明显

位置：肚脐下方

这一时期孕妈妈已经能感受到胎动，但胎宝宝的运动量还不是很大，动作也不十分激烈，故而有时感受不到。胎动多随着胎宝宝睡眠周期发生相应的改变：一般是醒着时，胎动多而有力；睡着时，胎动少而弱。

怀孕第6月

运动量：大，动作激烈

妈妈的感觉：很明显

位置：靠近脐部，向两侧扩大

这个时候的宝宝正处于活泼的时期，而且因为长得还不是很大，胎宝宝可以在羊水中上下左右地移动，做多种动作，因此胎动更加明显。孕妈妈可以感觉到宝宝拳打脚踢、翻滚等各种大动作。

怀孕第7月

运动量：大，动作激烈

妈妈的感觉：非常明显

位置：靠近胃部，向两侧扩大

此时是羊水量最多的时期，有足够的空间使胎宝宝在羊水里自由移动，他会做踢腿等动作。要是孕妈妈的皮肤薄，就可以看出胎动。

怀孕第8月

运动量：大，动作激烈

妈妈的感觉：疼痛

位置：靠近胸部

这是最容易感觉到胎动的时期。胎宝宝开始头朝下固定住位置，脚往上偶尔会踢到孕妈妈的胸部下方，让孕妈妈感觉到胸痛。

怀孕第9月

运动量：大，动作激烈

妈妈的感觉：明显

位置：遍布整个腹部

手脚的活动增多，也变强，孕妈妈能区分活动的是手还是脚。有时手或脚突然凸出或活动激烈到让孕妈妈醒过来。孕妈妈会感觉到好像有个锐利的东西从里头刺似的疼痛。

怀孕第10月

运动量：小，动作不太激烈

妈妈的感觉：明显

位置：遍布整个腹部

因为临近分娩，胎宝宝慢慢长大，几乎撑满整个子宫，所以宫内可供活动的空间越来越小，施展不开，而且胎头下降，胎动就会减少一些，没有以前那么频繁。胎动的位置也会随着胎宝宝的下降而改变。

孕妈妈爱运动

腿部肌肉运动

两腿分开半蹲

第一步：将两腿向左右方向大幅度分开，在这样的站立姿势下平伸双臂至肩部的高度。

第二步：保持双臂平举，让双腿的夹角接近 90°，然后下坐 2 次，将力量集中到臀部，再向上提升 2 次。

功效：锻炼大腿内侧和臀部肌肉。

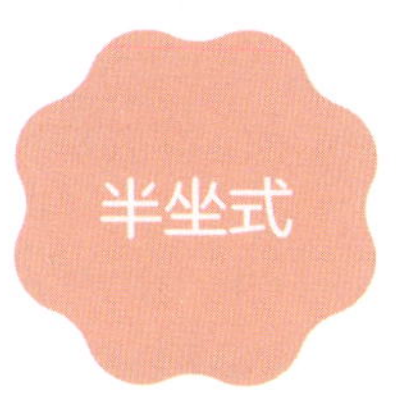

第一步：两腿分立，与肩同宽，双臂向前平伸，与肩同高。

第二步：慢慢将双腿分开，先下坐再站起，尽可能不让臀部往后陷，让双腿集中力量下坐再站起。如果觉得保持平衡较为困难，可以扶着椅子或书桌的边缘来完成这个动作。

功效：强化大腿内侧肌肉。

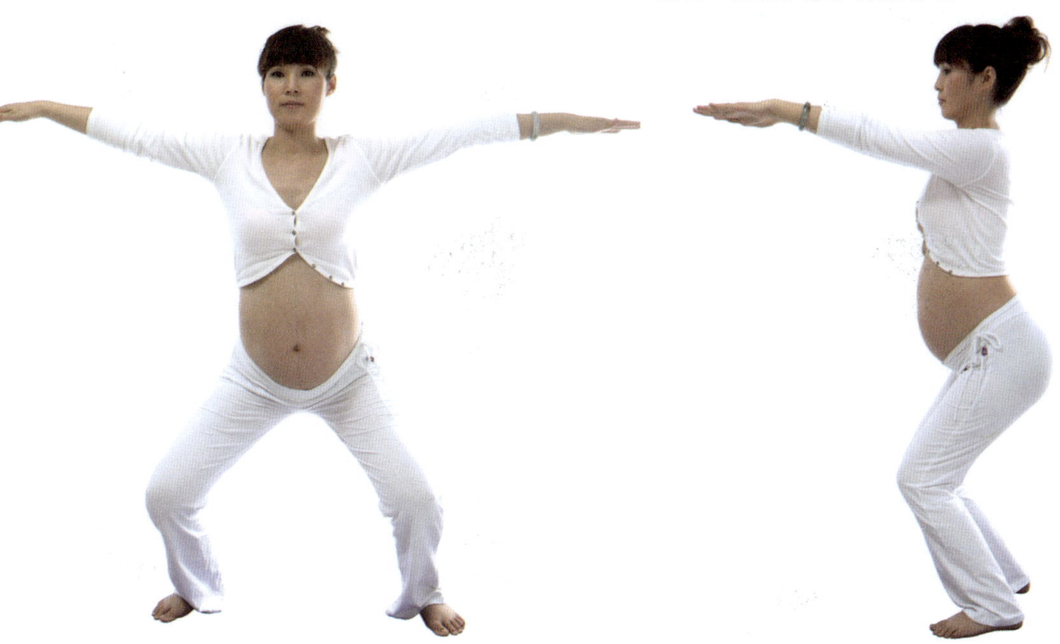

转动手腕、脚腕

许多孕妈妈会出现手腕和脚腕肿张的现象，尤其是职业女性，由于久坐或久站，导致血液循环不畅，更易引起这种不适现象。因此，孕妈妈可以利用周末或节假日在家休息的时间随时给手腕、脚腕做按摩或常常转动手腕、脚腕，对缓解这种不适是很有好处的。

转动手腕

捏紧拳头，手腕先向上弯曲再向下弯曲，接着进行从里向外或从外向里的转动。

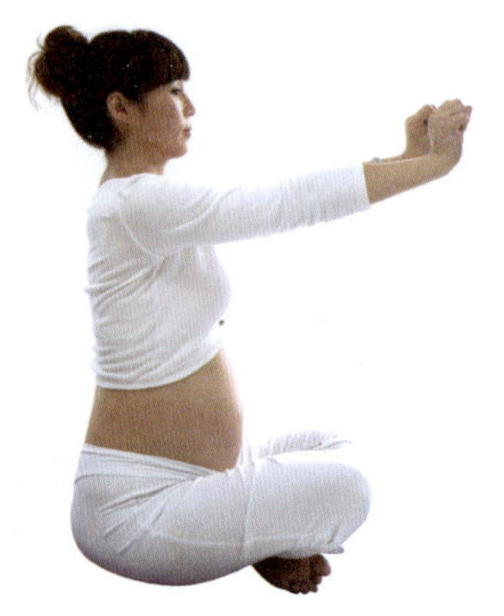

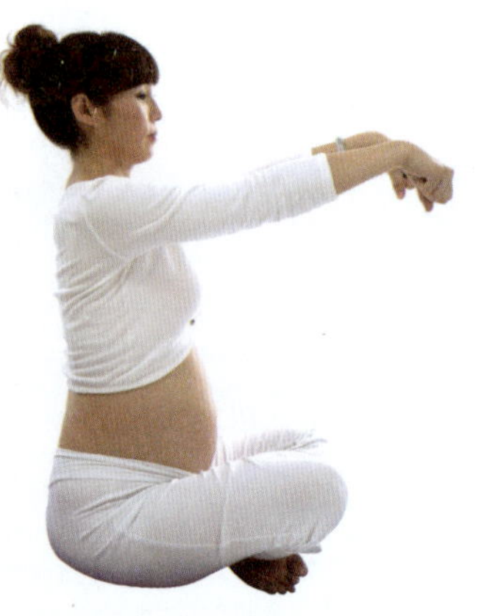

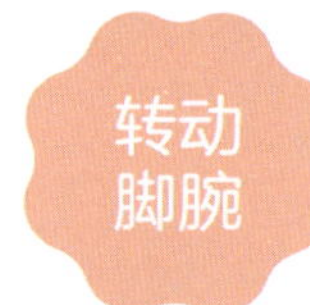

将双腿向前平伸，背部挺直，双手撑住地面。脚尖尽量向后够，再改向前伸出，双脚从里向外再从外向里地转动。

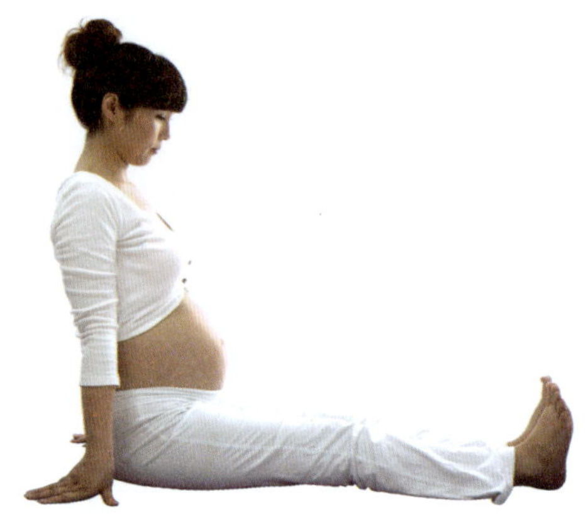

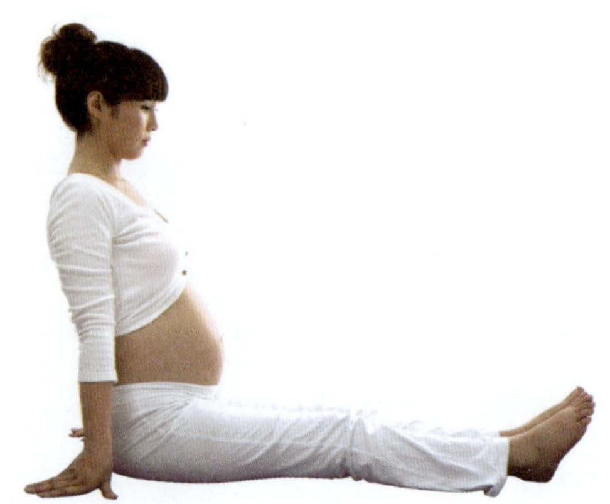

孕 6 月胎教

孔融让梨的故事人人皆知，孕妈妈小时候就听过，现在可以讲给腹中的宝宝听了。

孔融是孔子第 20 代孙子。4 岁的时候，邻居送来一筐梨，孩子们都去抢，孔融却站在一旁不动，等别人都拿完了，他才从容地去拿了最小的一个梨。大家奇怪地问他：“为什么不拿大梨呢？”他说：“哥哥比我年纪大，应该吃大的，而我是弟弟，当然应该吃小的。”大家听了很感动，没想到他这么小就懂得谦让。这件事情一时被传为佳话。

其实孔融敬兄并非只体现在这一件事情上。他 16 岁那年，哥哥孔褒的一个朋友叫张俭，因为得罪了宦官侯览，跑到孔融家避难，当时哥哥不在家，孔融就把他藏了起来，后来被发现，官兵按照窝藏罪把孔褒抓起来。孔融得知便到衙门说：“张俭是我藏起来的，应该由我承担责任，与哥哥无关。”孔褒说：“张俭是我的朋友，找我避难，与你无干。”兄弟俩争着要负责任。

孔融大了以后，性格宽厚，广交朋友，善待有学问的人。我们应该向孔融学习，兄弟之间应该互相谦让，互相爱护，千万不能因小事而使自己陷入不义的境地，更不能因为争强好胜而伤了和气。

小贴士

关于胎教

在这个月，胎宝宝已经具有了相当高的听觉能力，除了对声音有记忆力之外，胎宝宝还可以分辨出妈妈的声音。在听见外部声音的时候，他的心脏跳动会出现变快或变慢的反应，这就是胎宝宝学习的一种表现。孕妈妈可以抓住这一契机，为胎宝宝读一读优美的诗歌或讲讲有趣的小故事，这样，不仅孕妈妈的生活态度会更积极、乐观、健康，还可以让腹中的胎宝宝和自己一起领略诗中那优美的意境，体味中华传统文化的博大精深。

第 6 个月怀孕日记

生理和心理上的变化	我身体上的改变		第 6 个月 孕妈妈的开心照片 及胎宝宝 B 超照片
	我情绪上的改变		
	我对宝宝的感觉		
	关于宝宝的梦		
	我想象中宝宝的模样		
产前检查	检查结果		
	我的反应		
	丈夫的反应		
	我遇到的困惑和得到的解答		
琐碎的事与心情	我最严重的问题		
	我对胎动的感觉		
	我在吃的食物		
	我最爱吃的食物		
	我最关心的事情		
	我应该关心的事		
	让我感到最快乐的事		
	上分娩课程，我学到了		
	和孕妈妈交流经验		
	宝宝，妈妈想对你说		
	本月感想		

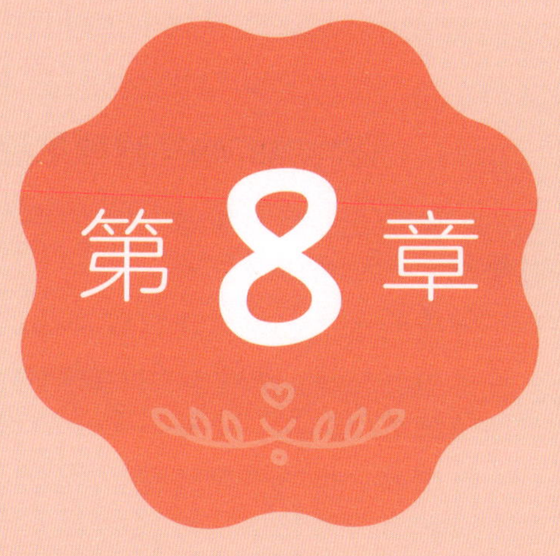

第8章

孕7月（25～28周）在“小房子”里感受外面的世界

这个月我开始有表情了，会时不时地皱眉头、眨眼睛、噘嘴唇、打哈欠、吸吮，还会扮“怪相”。我的作息很有规律，妈妈要是细心的话，就能够感觉到我是醒着还是睡着。我的运动能力更强了，踢腿、翻筋斗、游泳、挥胳膊、伸懒腰，样样在行。

——胎宝宝寄语

7 个月胎宝宝生长发育逐周看

7个月胎宝宝自述

在妈妈的心里我越来越重要

从这个月起，我会在妈妈的关爱下快速地成长，我将把主要的精力放在增长体力上，如加速肌肉、脂肪、骨骼的生长，为出生打好基础。我的大脑结构已经接近成人大脑，眼睛、耳朵等感觉系统也显著发达。我已经能够呼吸了，尽管还需多加练习，但这对我来说非常重要，因为唯有这样，我才能在出生之前成功建立自己的呼吸系统。我可能真的长大了，因为我现在看起来更饱满了，皱皱的皮肤也开始舒展开来，已经接近刚刚出生的新生儿。我在妈妈的内心已经占据了很重要的位置，无论做什么事，妈妈首先都会想到我。真是太幸福了！感谢妈妈！

第25周　我是小小“窃听者”

随着体重不断增加，我皱巴巴的皮肤也开始变得舒展开来，越来越接近新生儿，我头发的颜色和质地也能够看得见了，尽管它们可能会在我出生后发生变化。

我在妈妈那还算很大的子宫中翻来滚去的，还时不时地转转身体，而且眼球也开始转动，并且有了味觉。到本周末，我的传音系统发育完成，神经系统发育良好，对声音、光线和爸爸妈妈对我的轻拍和抚摸都能做出不同的反应。我已经有了疼痛感、刺痒感，还能准确分辨出妈妈和其他熟人的声音。

第26周　我可以睁开双眼了

从现在到出生，我会迅速积聚脂肪，体重会因此增长3倍以上，这是为了帮助我适应离开子宫后外界的低温，并提供我出生后前几天的能量和热量。这周我耳中的神经传导组织正在发育，这意味着我对声音的反应将会更加灵敏。

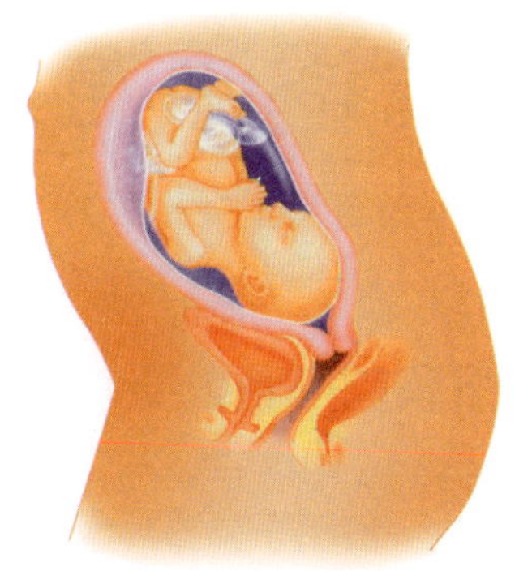

孕 25 周

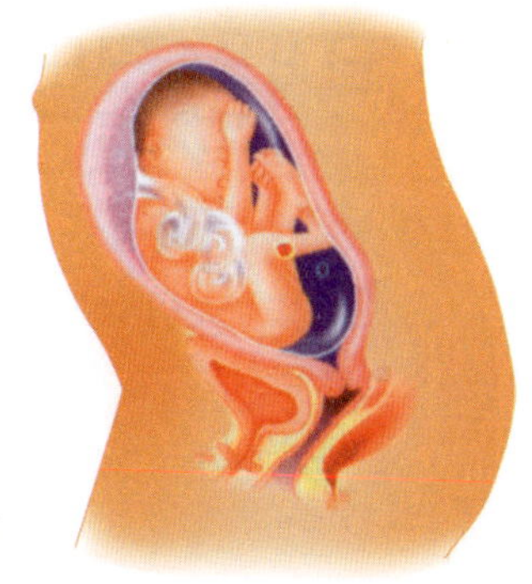

孕 26 周

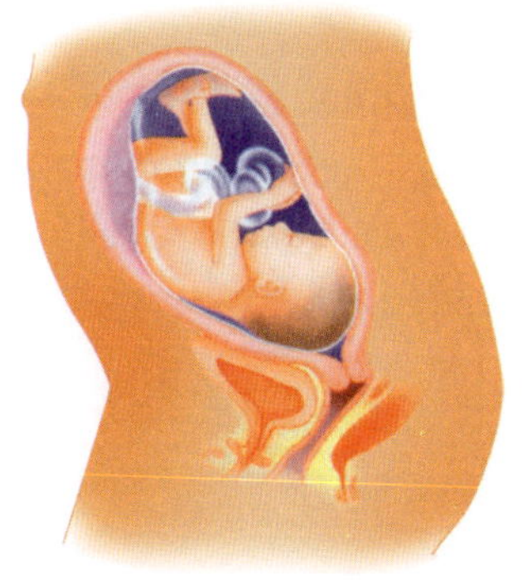

孕 27 周

孕 28 周

第27周　呼吸，呼吸，再呼吸

这周，我差不多可以填满妈妈的子宫了。除了略显消瘦之外，从外观上看，我与足月儿已经没有太大的区别了。我的皮肤红红的，皮下脂肪仍很薄，皮肤还是有些皱褶。随着大脑组织的发育，我现在的大脑已经变得非常活跃了，已经具有和成人一样的脑沟和脑回，但神经系统的发育还远远不够。

我已经正式开始练习呼吸动作，我继续在羊水中小口地呼吸着，这是在为出生后第一次呼吸空气做练习呢！

第28周　吸吮大拇指，做着香甜的美梦

我的脂肪层在继续积累，为出生后的生活做准备。现在我可以自由睁眼、闭眼，并且形成了有规律的睡眠周期，我开始会做梦了。我醒着的时候，会踢踢腿、伸伸腰，还会吸吮自己的大拇指。有时我会做一些有节奏的运动，大多数情况是我在打嗝。从现在开始，我会经常打嗝，每次通常持续几分钟，我没有觉得不舒服，有趣吧！

到这周末，我的身长约 35 厘米，顶臀长 25 厘米，体重约 1000 克。

孕 7 月的孕妈妈

第25周　可能遭遇静脉曲张

这周，孕妈妈腹部变得更大，子宫也增大了许多，如足球般大小，宫底高度恰好在脐上 1 ~ 2 指，可能会压迫到下腔静脉的回流，所以，孕妈妈容易出现静脉曲张，从而引发下肢水肿。预防的最好办法是避免长时间站立或行走，休息时要把脚垫高，以利于下肢静脉血回流。此外，有的孕妈妈还会有便秘和痔疮、腰酸、背痛等症状。孕妈妈可以从现在开始，着手规划小宝宝出生后的生活，这会让孕妈妈忙碌起来，忘却身体上的不适。

这时，有的孕妈妈可在腹部和乳房上发现更为明显的妊娠纹，暗红的颜色也逐渐加重，好像皮肤要被撑裂了似的，脸上的妊娠斑也明显起来。

第26周　坏情绪来捣乱

胎宝宝在一天天长大，孕妈妈的子宫也在不断扩张，腹部时常会感到如针扎一般疼痛。

这周，孕妈妈会心绪不宁、睡眠质量不高，还会做些醒后记忆清晰的奇奇怪怪的梦，这是孕妈妈对即将承担为人母亲之重任感到忧虑不安的反应。孕妈妈此时要从胎宝宝健康发育的大局出发，保持良好的心境，可以适当地学习一些分娩课程，和其他孕妈妈交流交流心得。当然也可以向准爸爸或闺中密友倾诉自己真实的内心感受，从而得到好的建议，放松心情。

小贴士

有水肿现象的孕妈妈补水小窍门

- 每天须饮水 6 ~ 8 杯（至少 1200 毫升），有水肿症状的孕妈妈晚上临睡前要少喝一些水。
- 建议每天进食足量的蔬菜、水果，因为它们具有解毒利尿之功效。
- 少吃或不吃油炸糯米糕、白薯、洋葱、土豆等难消化和易胀气的食物，以免引起腹胀，使血液回流不畅，加重水肿。

第27周　感受频繁的胎动

本周，孕妈妈的腹部明显隆起，这时能感到强烈的胎动。但孕妈妈对胎动程度的感觉是因人而异的，因此不必过多考虑胎动的次数和强度。一般来说，胎动频繁表示胎宝宝很健康。

此外，这个时期孕妈妈的血压会略微上升，不过不用太过担心，只有出现体重突然增加等状况时，才有患病的可能。

第28周　各种不适齐“上阵”，更加难受了

在本周，孕妈妈的腹部迅速增大，很容易感觉疲劳，还可能会引发痔疮、静脉曲张等各种不适，这使得孕妈妈感觉更加难受。不过孕妈妈也不要过于担心，这些症状在产后会很快消失。

腹部如果长了妊娠纹，到了这个阶段妊娠纹会变得十分鲜明，臀部和大腿更加丰满，乳房上的血管也显得突出了。

现在孕妈妈已经能很明显地感觉到胎动了。每次胎动，孕妈妈都会觉得肚子里翻天覆地，有时候胎宝宝还会来一个“鲤鱼打挺”。因此，孕妈妈会越来越感到活动不便，身体不适。但是想一想这个即将见面的小家伙这么活泼、可爱，孕妈妈是不是就会觉得好受了点？

小贴士

这个月胎宝宝的大脑活动非常活跃，脑组织快速增殖，活动也比较明显，孕妈妈应每天做胎动记录，监测胎宝宝在子宫内的情况。同时可以坚持和胎宝宝做游戏，如果胎宝宝已经习惯于这种游戏的话，在你抚摸或回应他的动作时，他都会有明显反应。

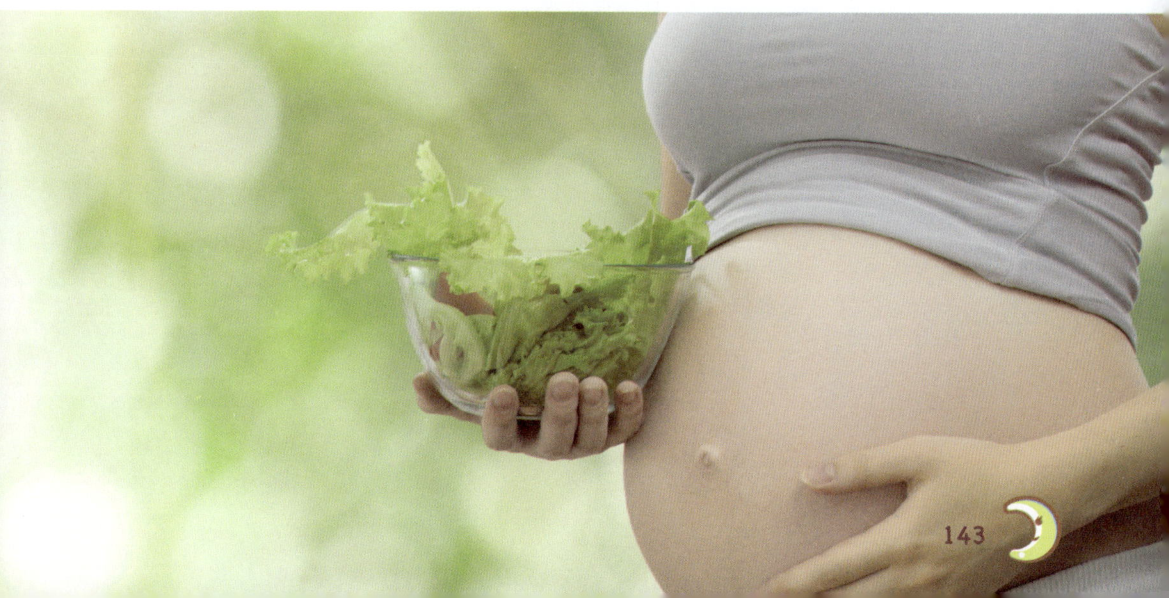

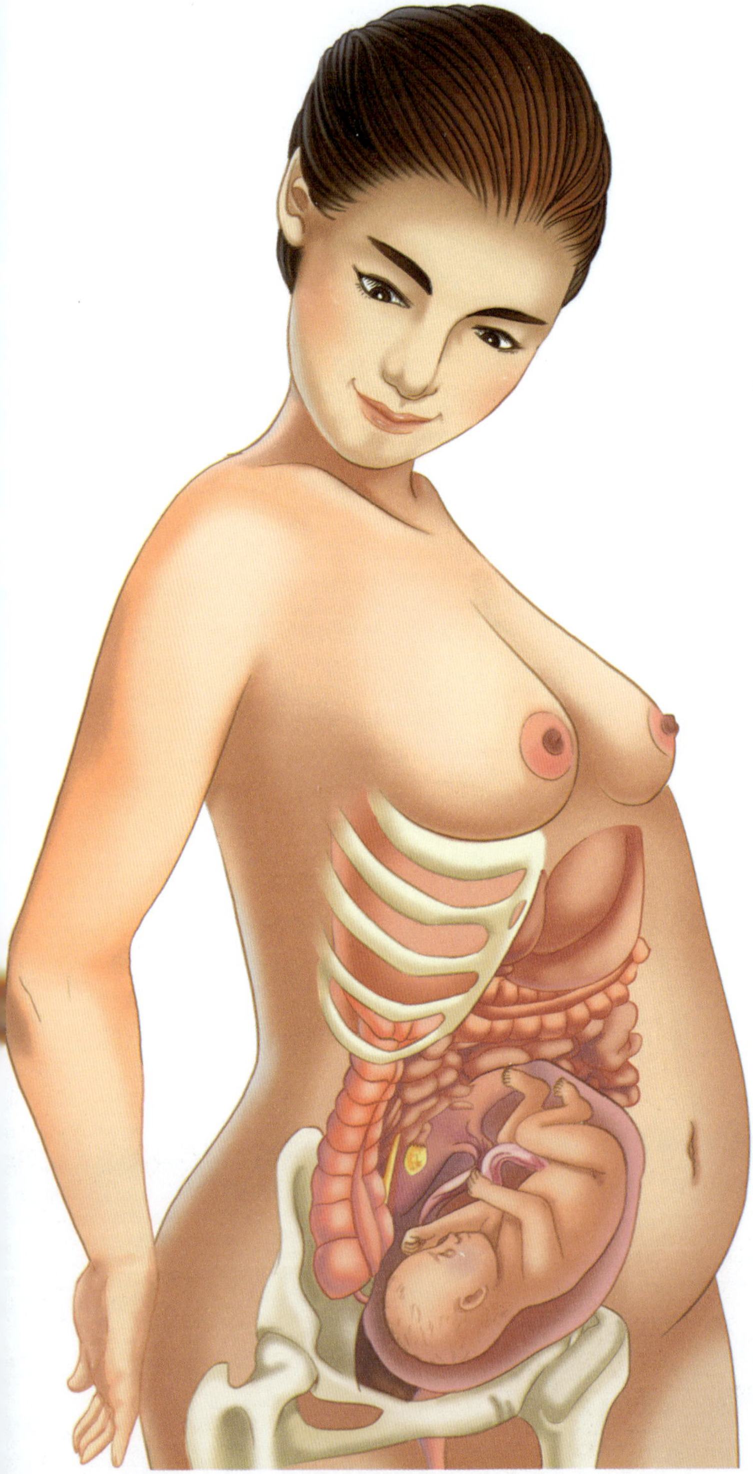

孕妈妈的变化

腹部会有紧绷感，用手触摸腹部会感觉发硬，这种现象几秒钟后会消失。
子宫底的高度为 21～24 厘米，在脐部以上。
子宫肌肉对外界的刺激比较敏感，如用手刺激下，会出现微弱的宫缩。

胎宝宝的变化

大脑：功能日趋完善，有记忆能力和思考能力了。
头发：约有 0.5 厘米长了。
眼睑：形成了上、下眼睑。
胎毛：全身被细细的胎毛覆盖。
指甲：出现了手指甲和脚指甲。

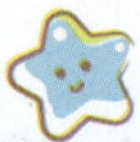

孕妈妈关心的问题

采购宝宝物品的十大要点

相信这一天孕妈妈已经等了好久了。此刻，趁着自己行动还算方便，你不需要再按捺这股冲动了，着手为宝宝准备必需品吧。

但是，在上街之前，你要先做一些准备工作。首先要弄明白什么是最需要的，最好列出一份购物清单，并且从思想上武装好自己，以应对售货员的推荐，按捺住自己想把每样东西都买下来的冲动。

不必买太多婴儿衣物

因为每个宝宝的需求不同，而且宝宝长得快，婴儿衣物很快就不适合宝宝穿了，如果备多了，用不上反而会造成浪费。一般来说，所选购衣物的尺码至少要大一号，有些衣服（尤其是外贸服装）的尺寸与一般尺寸有差别，或大或小，如果拿捏不准，干脆就买大的，因为宝宝长得很快。

宝宝的衣物没必要件件都买新的

在刚开始的几个月，宝宝可能一天得换好几身衣服，这么多衣服不但占空间，也是一笔不小的开销。所以，若同事或朋友、家人能给你旧的宝宝衣物，只要质量好，就高高兴兴地收下吧。记住，要将亲友给的衣物从购物清单上划掉，这能够为你节省一大笔钱。

直接向亲朋说出自己的需求

如果亲朋好友问你需要什么，不要觉得不好意思，你可以直接告诉他们你的需求。当然，你也可以列出几样不同的东西任其选送，但是不要告诉所有人你需要某件物品，以免礼物雷同。

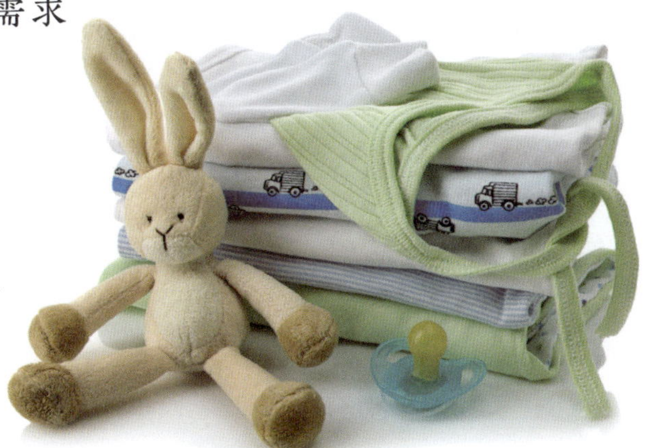

暂缓购买非迫切必需品

宝宝出生后，你也许会收到很多礼物，如成套的婴儿服、婴儿车、较大一点才能玩的玩具等。所以不必急于购买非迫切必需品，以免与亲朋好友送的礼物重复。

选购时考虑气候因素

若宝宝出生在一个季节刚开始时，先买几件当季能穿的衣服，再买几件大一点且能应付即将到来的天气的衣服，必须要考虑到宝宝长大点后还能穿。

以方便舒适为原则

买宝宝衣物时，方便舒适为第一要则，款式时髦与否次之。最好选择质地柔软、容易清理且带按扣的外套，领口要宽松，裤子要能开裆的，方便换纸尿裤。要选择肩扣式内衣，方便调整；选择有弹性的料子；不要有腰线或腰部可伸缩的；睡衣最好有两排按扣；裤脚可以卷起来；连体裤长度要适中或在脚踝处可伸缩。

考虑性别因素

若事先不知道宝宝的性别，可尽量买些中性颜色的衣物，如红色、蓝色、白色、黄色等都可以。等宝宝出生后再买适合宝宝性别的颜色。

选择寝具时重实用和安全

在为宝宝购买寝具时，实用性和安全性远远胜于外观。如一个古董风格的婴儿床固然能使房间生色不少，但它所使用的可能是含铅量过高的旧漆，对宝宝的潜在危险较大。

购买清洁用品时注意查看标签

只买需要的清洁用品，如婴儿沐浴露或婴儿肥皂、婴儿油、爽身粉、湿纸巾（婴儿专用、不过敏）、消毒棉球、婴儿专用指甲剪等。另外，购买这些东西时还应注意看标签或说明书，尽量选择不含酒精（酒精会使宝宝皮肤干燥），不添加人工色素、防腐剂或其他化学添加剂的清洁用品。

家里备好医药箱

医药箱里要放一些婴儿常备药，尽可能把需要的药品全都备齐，以免哪天半夜宝宝突发高热，而家里却没有任何退热药可用；或急性腹泻哭闹不止时，家里没有止泻药。

胎动异常的几种情况

胎动突然减少

原因： 孕妈妈发热

一般来说，孕妈妈轻微发热，胎宝宝并不会受到太大的影响，因为羊水有缓冲作用。若孕妈妈的体温持续过高，超过 38℃的话，就会使胎盘、子宫的血流量减少，胎宝宝就会变得少动。在这种情况下，孕妈妈需要尽快去医院看医生。

小贴士

如果孕妈妈只是一般性感冒引起的发热，对胎宝宝不会有太大的影响。但若是感染性的疾病或是流感，尤其对于接近预产期的孕妈妈来说，对胎宝宝的影响就较大。

胎动突然加快

原因： 孕妈妈不慎受到剧烈的外伤

一般来说，轻微的撞击不会对胎宝宝造成什么伤害，因为有孕妈妈羊水的保护，可减轻外力的撞击。但受到严重的外力撞击时，就会引起剧烈的胎动，甚至导致流产、早产。此外，如果孕妈妈有头部外伤、骨折、大量出血等状况出现，也会造成胎动异常。所以，孕妈妈应尽量少去人多的场合，避免被碰撞，并且要减少大运动量的活动。

胎动突然加剧，随即快速停止

原因： 胎盘早期剥离

这种情况多发生在孕中期以后，有高血压、严重外伤或短时间子宫内压力减小的孕妈妈多容易出现此状况。症状有：阴道出血、腹痛、子宫收缩、严重的休克。孕妈妈一旦出现这样的问题，胎宝宝也会随之做出反应：他会因为突然缺氧出现短暂的剧烈运动，随后又很快停止。

这就要求有妊娠期高血压疾病的孕妈妈，要定时去医院做检查，并依据医生的建议安排日常的生活起居；避免不必要的外力冲撞和刺激；保持良好的心态，放松心情。

急促的胎动后突然停止

原因： 脐带绕颈或打结

这个时期好动的小家伙已经可以在羊水中自由地活动，翻身打滚是常有的事情，所以容易发生脐带绕颈或打结的情况，这种情况一旦出现，就容易影响脐带的血流，导致胎宝宝因缺氧而窒息。

患上妊娠糖尿病怎么办

所谓妊娠糖尿病，是指在怀孕期间，由于雌激素的作用，孕妈妈体内不能够产生足够水平的胰岛素，从而使血糖升高的现象。这一症状多发生在孕 24～28 周后。

妊娠糖尿病的表现

妊娠期糖尿病主要症状为“三多一少”，即多食、多饮、多尿，体重不增或与孕期应该增加的体重严重不符。还表现为特别容易疲乏，总是感觉到劳累。也有的以真菌性阴道炎为先期症状。

诊断过程

50 克葡萄糖试验

筛查前空腹 12 小时（禁食禁水），医院会给 50 克口服葡萄糖粉，将葡萄糖粉溶于 200 毫升温水中，5 分钟内喝完，喝第一口水时开始计时，服糖后 1 小时抽血查血糖。

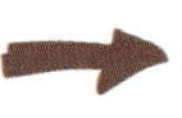

如果 1 小时血糖值 < 7.8 毫摩尔 / 升，那么恭喜你通过了检查，没有患妊娠糖尿病。

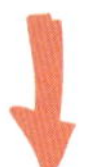

如果 1 小时血糖值 ≥ 7.8 毫摩尔 / 升，需要进一步做 75 克葡萄糖耐量试验（OGTT）确定。

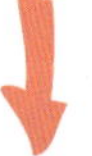

75 克糖耐量试验

空腹 12 小时（禁食禁水），先空腹抽血，然后将 75 克口服葡萄糖粉溶于 300 毫升温水中，5 分钟内喝完，喝第一口水时开始计时，服糖后 1 小时、2 小时分别抽血测血糖。

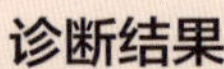

诊断结果

如果空腹血糖值 < 5.6 毫摩尔 / 升、1 小时血糖值 < 10 毫摩尔 / 升、2 小时血糖值 < 8.5 毫摩尔 / 升则为正常，如果有 1 项或 1 项以上达到或超过正常值，就可诊断为妊娠糖尿病。

警惕低血糖

由于妊娠期的血糖控制目标比非妊娠时更加严格，这就意味着患者面临着更大的低血糖风险。低血糖同样会对母婴造成严重的伤害。因此，千万不可忽视对妊娠期的血糖监测，应当增加监测频率，在确保血糖达标的同时尽量避免发生低血糖。

控制血糖的具体目标是，空腹血糖值 < 5.3 毫摩尔 / 升，餐后 2 小时血糖值 < 6.7 毫摩尔 / 升。必须避免低血糖：孕期血糖值 < 4.0 毫摩尔 / 升即为血糖偏低，需遵医嘱调整控糖方案；血糖值 < 3.0 毫摩尔 / 升应立即口服 15～20 克糖类食品（以葡萄糖为佳）。

降糖药物均首选胰岛素

怀孕期间，无论是哪种类型的糖尿病，如果单纯饮食控制不能使血糖控制达标，就要选用胰岛素治疗，并且人胰岛素优于动物胰岛素。

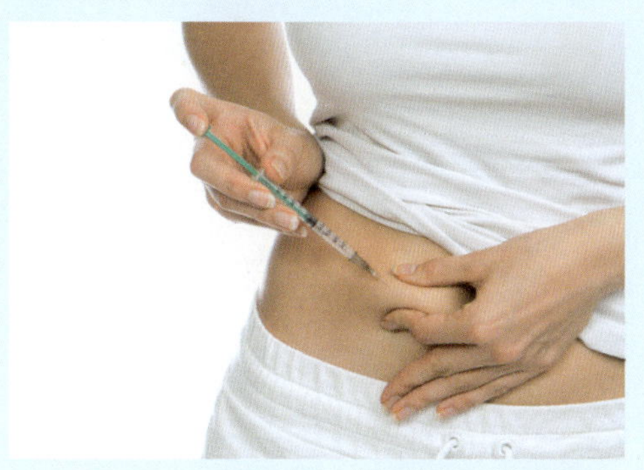

做好饮食控制，别矫枉过正

与普通糖尿病患者不同，孕妈妈的饮食控制不宜过严，要求既能保证孕妈妈和胎宝宝热量需要，又能将血糖维持在正常范围，而且不发生饥饿性酮症。所以最好采取少量多餐的方式，每日分 5～6 餐，并尽可能选择低血糖生成指数的碳水化合物。

病情监测用血糖，不用尿糖

这是因为孕妈妈肾糖阈下降，尿糖不能准确反映血糖水平。如果尿酮阳性而血糖正常或偏低，考虑为“饥饿性酮症”，应及时增加食物摄入。若尿酮阳性且血糖明显升高，考虑为“糖尿病酮症酸中毒”，应在医生指导下按酮症酸中毒治疗原则处理。

建议这么运动

有规律的适度运动有助于机体更好地利用胰岛素，并帮助控制血糖水平。孕妈妈应每周至少进行 2.5 小时的适度运动，最好每天运动 30 分钟，每周至少 5 次，也可以每天都进行至少 20 分钟的运动。

如果从未进行规律运动或在怀孕前并无运动，应选择对下半身压力较小的运动，如手臂测力计（只针对手臂肌肉的器械）或骑躺式自行车（车座为椅子式的自行车），这些对怀孕女性尤为有益。

如果通过运动和饮食可保持血糖在目标范围内，则无须服用降糖药。如果采用胰岛素，应确保在运动时随身带有快速升糖的食物，如 3～4 枚葡萄糖片或 3 块硬糖，以免出现低血糖症状。低血糖的症状包括大汗、视物模糊和意识模糊。

如何预防妊娠期高血压疾病

妊娠期高血压疾病是一种妊娠期特有的疾病，发病时间一般是在妊娠20周以后，尤其在妊娠32周以后，最为多见。发病时血压过高，伴有水肿，验尿时会发现尿中蛋白质含量过高；严重时可导致孕妈妈抽搐、昏迷、心肾衰竭，甚至给母婴造成更为严重的后果。所以，孕妈妈要做好日常保健，防止妊娠期高血压疾病的发生，并按时做孕期检查。

高发因素

1. 年轻初产妇及高龄产妇。
2. 体形矮胖。
3. 营养不良，特别是伴有严重贫血。
4. 患有原发性高血压、慢性肾炎、糖尿病合并妊娠者，其发病率较高，病情也比较复杂。
5. 双胞胎、羊水过多及葡萄胎的孕妈妈发病率较高。
6. 冬季与初春寒冷季节和气压低的条件下，易于发病。
7. 有家族史，如孕妈妈的妈妈曾患妊娠期高血压疾病，孕妈妈发病的可能性较高。

妊娠期高血压疾病的预防

限制食盐的量

建议孕妈妈每天食盐的摄入量不超过5克，有助于预防妊娠期高血压疾病。

加强孕期营养及休息

加强妊娠中、晚期营养，尤其是蛋白质、多种维生素、铁剂的补充，保证每天摄入蔬菜500克以上，水果200~400克，多种蔬菜和水果搭配食用，增加膳食纤维的摄入，降低血脂。还可补充多种维生素和矿物质，这对预防妊娠期高血压疾病有一定作用。酱油也不能摄入过多，6毫升酱油中所含的盐分与1克盐相当。

3

少摄入动物性脂肪

孕妈妈宜用植物油，每天烹饪用油大约20克。

4

尽量少吃或不吃热量高的食物

孕妈妈宜少吃糖果、点心、甜饮料、油炸及高脂等食品。

5

产前检查，做好孕期保健工作

妊娠早期应测量1次血压，作为孕期的基础血压，以后定期检查，每次检查都要观察血压及体重的变化、有无蛋白尿及头晕等症状。

小方法，大功效：缓解静脉曲张

孕妈妈怀孕后，很容易出现下肢和外阴部静脉曲张。静脉曲张往往会随着妊娠月份的增加而逐渐加重，越是到了怀孕晚期，静脉曲张越厉害。而且经产妇会比初产妇更加严重。这主要是因为怀孕后，盆腔血液回流到下腔静脉的血容量增加，增大的子宫压迫下腔静脉而阻碍血液回流。轻度静脉曲张不会引起任何症状，若加重，孕妈妈会出现沉重感和疲劳感。

静脉曲张的减轻和预防措施

1. 充分休息，适度运动

孕妈妈每天可在家附近或公园散步，有利于促进血液循环。

2. 控制体重

如果体重超标，会增加身体的负担，使静脉曲张更加严重。孕妈妈应将体重控制在正常范围之内，必要时可咨询医生。

3. 采用左侧卧位

休息或者睡觉时，孕妈妈采用左侧卧位更有利于下肢静脉的血液循环。另外，睡觉时可用毛巾、枕头或被子垫在脚下面，这样可以方便血液回流，减轻腿部压力。

4. 不要长时间站、坐或躺

在孕中、晚期，要减轻工作量，并且避免长期一个姿势站立或仰卧。坐时两腿避免交叠，以免阻碍血液的回流。

5. 不穿紧身的衣服

腰带和鞋子也不能过紧，而且最好穿低帮鞋。

6. 不要提重物

重物会加重身体对下肢的压力，不利于症状的缓解。

7. 穿医用弹性袜

这种弹性长筒袜以适当压力让静脉失去异常扩张的空间。在长期穿着后，所有因静脉曲张引起的不适症状，包括疼痛、抽筋、水肿及淤积性皮炎等，都将伴随着静脉逆流的消除与静脉回流的改善而逐渐消除。这种弹性袜可在卖医疗器材的地方买到，孕妈妈可于每天早上下床前穿上，以避免过多的血液积聚在双腿，从而起到很好的保护作用。

小贴士

有的孕妈妈已经出现下肢或外阴部静脉曲张，如果觉得下肢酸痛或肿胀、容易疲倦、小腿隐痛、踝部和足背有水肿、行动不便时，孕妈妈更应注意休息，严重的需要卧床休息，用弹性绷带缠缚下肢，以防曲张的静脉结节破裂出血。一般在分娩后静脉曲张就会自行消退。

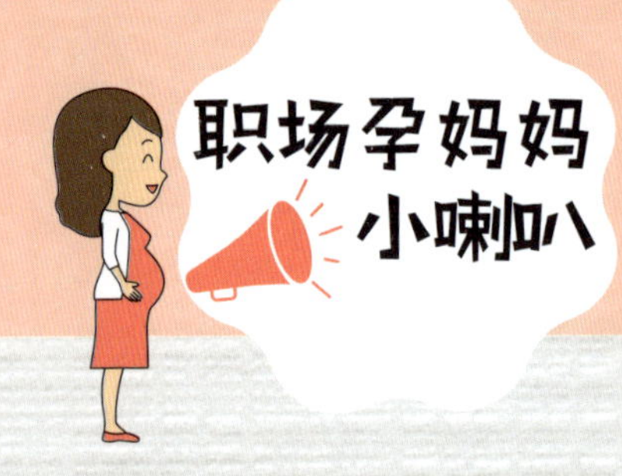

在办公室里可以这样防水肿

把脚垫高

每天上班时，将双脚放在事先准备好的小凳子或小木箱上面，能帮助腿部血液回流，以降低小腿发生水肿的概率。

站起来多走动

孕妈妈可以利用工作的间隙站起来活动一下，不仅放松了腿部，也能让僵直的背部得到伸展。可以多去几趟卫生间或多打几次水，趁这个机会活动一下双脚。如果环境限制的话，可以在座位旁边做一会儿原地踏步的动作，也是不错的放松机会。

利用身边的道具捶捶腿

可以用卷起来的杂志、手纸卷或拳头来捶双腿。让腿部血液随着肌肉的颤动流动起来，加快循环，减少体液淤积，这样也能有效减轻水肿。

抖抖腿

工作时，可以将双脚脚尖踮起来，然后上下或左右抖动双腿，这样能加速体液循环。

按摩双腿

有小腿水肿现象的职场孕妈妈，可在工作 1 小时之后停下来休息一下，按摩一下双腿。

按摩手法

第一步：按捏小腿肚。用两只手捏住小腿肚上的肌肉，一边捏一边从中间向上、向下按摩，不断改变按捏的位置，重复做 5 次。

第二步：拧小腿肚。两手一上一下握住小腿，像拧抹布一样左右拧小腿肚上的肌肉，从脚踝开始往膝盖处拧，重复做 5 次。

第三步：按摩小腿。两手握住小腿，大拇指按住小腿前面的腿骨，从上往下按摩，重复 3 次。

第四步：按压大腿。两手捂住大腿，拇指放在膝盖上面，边按压边按摩，重复 5 次。

在办公室里吹空调的注意事项

避免直吹冷风

在炎热的夏季里伏案工作，免不了要开空调，孕妈妈一定要注意，不可贪图凉快而让冷风直吹自己。空调的温度也不宜开得过低，保持在 24 ～ 26℃为好，否则室温过低，孕妈妈容易受风感冒，孕妈妈可以拿一条毯子或毛巾被盖好腹部，以防止受凉。

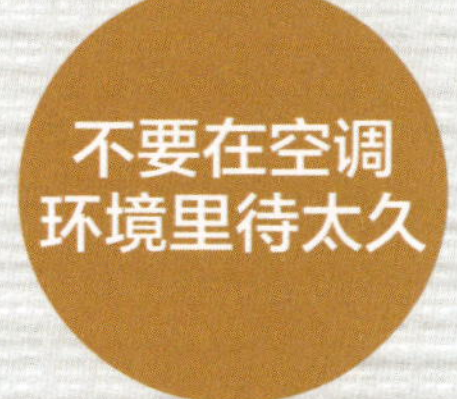

在写字楼里上班的孕妈妈，一定要注意不可在空调环境里待太久，因为写字楼里大多安装的是中央空调，使用时间一长，会导致空气质量下降，容易滋生细菌、病毒，孕妈妈在这样的环境中，更容易感到头昏脑涨、疲倦、心烦气躁等。可以经常开窗通风换气，确保室内外空气的对流交换。

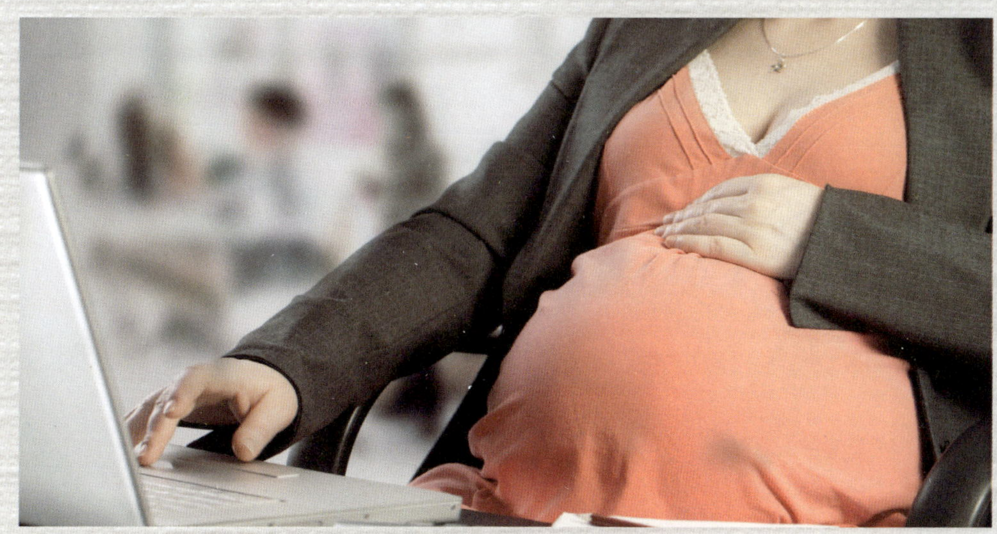

孕 7 月孕妈妈营养饮食

孕 7 月营养饮食方案

孕7月饮食要点

在这个月，胎宝宝仍以较快的速度生长着，孕妈妈要多为腹中的胎宝宝补充营养。在保证营养供应的大前提下，坚持低盐、低糖、低脂饮食，以免出现妊娠糖尿病、妊娠期高血压疾病、便秘及下肢水肿等不适症状。

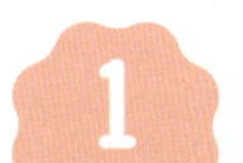

增加维生素、钙、铁、钠、镁、铜、锌等营养素的摄入，多摄取膳食纤维含量高的食物。

2

进食足量的蔬菜水果，少吃或不吃难消化、易胀气的食物，如油炸糯米糕、白薯、洋葱等，以免引起腹胀，使血液回流不畅，加重水肿。

如果孕妈妈水肿较为严重，最好吃点消肿食物，如冬瓜、胡萝卜等。

孕7月关键营养素：“脑黄金”

DHA（二十二碳六烯酸）俗称“脑黄金”，是一种对人体非常重要的多不饱和脂肪酸。对于孕妈妈来说，DHA 具有重要的意义。首先，DHA 能优化胎宝宝大脑锥体细胞的磷脂构成成分，从而保证胎宝宝大脑的正常发育。其次，DHA 对胎宝宝视网膜光感细胞的成熟有重要作用，有助于胎宝宝视网膜的正常发育。

在孕 7 月，胎宝宝的大脑和视网膜发育迅速，因此，孕妈妈应注意补充 DHA。富含 DHA 的食物有核桃仁、松子、葵花子、杏仁、榛子、花生等坚果类食品。此外，海鱼、鱼油等也含大量 DHA，孕妈妈可以根据自己的喜好选择食用。

孕7月重点营养素

孕7月，胎宝宝生长速度较快，脑组织快速增殖，皮肤与生殖器的发育处在重要阶段，需要丰富的营养。孕妈妈应全面补充营养，特别是富含钙质、铁质和维生素E的食物更应多食。

碳水化合物

这个月胎宝宝处于迅速发育的阶段，需要足够的热量，因此需要摄入充足的碳水化合物。富含碳水化合物的食物有很多，如大米、小米、玉米、小麦、燕麦、山药、薯类、豆类、水果、蔬菜等，孕妈妈可选择食用。

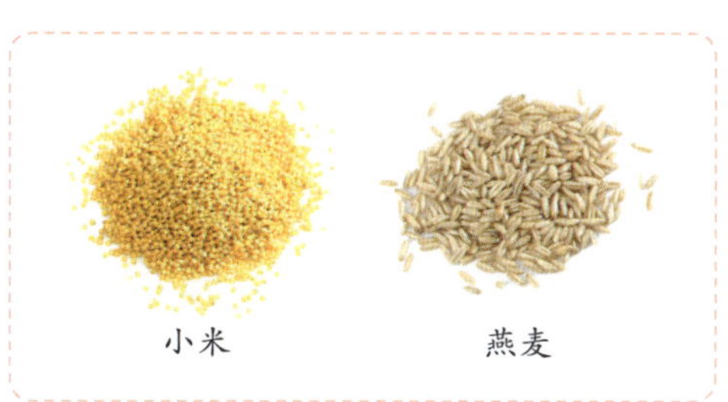

小米　燕麦

蛋白质

蛋白质有助于胎宝宝大脑的发育，使胎宝宝在出生以后更加聪明，而且，蛋白质可促进胎宝宝的生长发育。因此，孕妈妈应注意补充蛋白质。蛋白质含量较多的食物有牛奶、豆类及豆制品、禽肉、畜肉、鱼虾、鸡蛋、花生、蘑菇等，孕妈妈宜多吃这些食物。

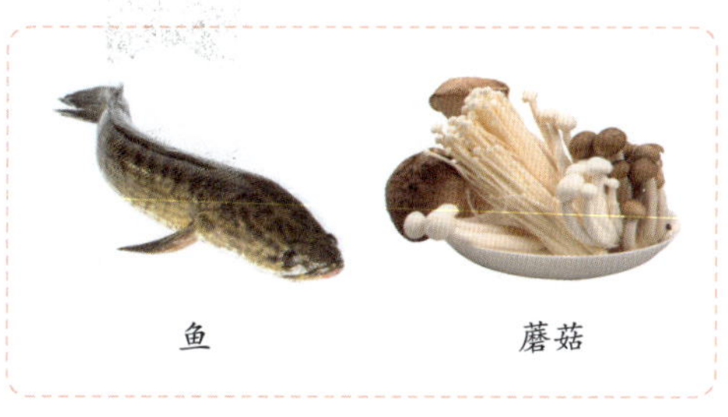

鱼　蘑菇

维生素A

维生素A能促进机体生长、骨骼发育和维持上皮组织正常功能，故本月孕妈妈应多摄入维生素A。我国营养学会推荐孕妈妈每日维生素A的摄入量为770微克，孕妈妈可按照这一标准进行补充。富含维生素A的食物有动物肝脏、鱼肝油、鱼子、牛奶、禽蛋及核桃仁等。

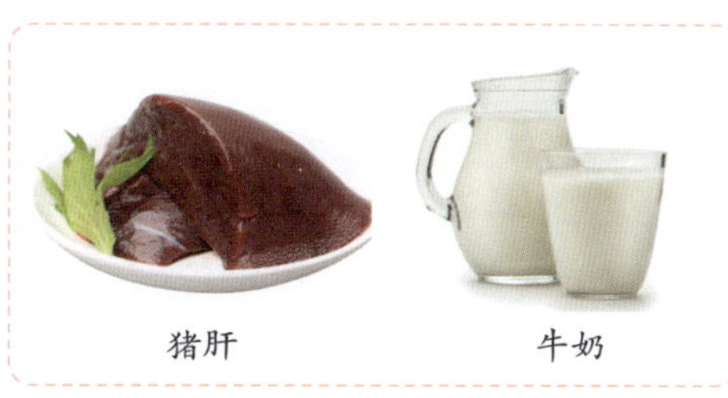

猪肝　牛奶

维生素B_1

维生素B_1能促进糖代谢，增进食

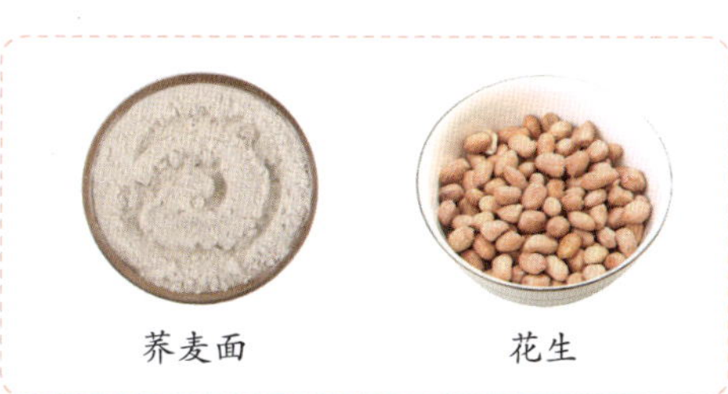

荞麦面　花生

欲，可帮助消化吸收，对孕妈妈的代谢活动和胎宝宝的生长发育都有重要意义。富含维生素 B_1 的食物有谷类的胚芽、荞麦面、花生等。

B 族维生素

B 族维生素对食物的顺利消化、神经系统的健康、铁的吸收有重要的作用，还能够与维生素 A 共同作用，维持正常视觉功能。富含 B 族维生素的食物有牛奶、奶酪、豆豉、蛋类、青菜等。

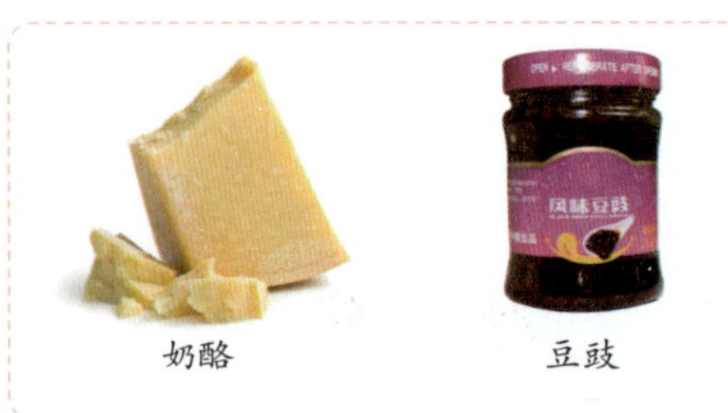

奶酪　豆豉

其中，维生素 B_{12} 具有促进红细胞形成、预防贫血、维护神经系统健康、消除疲劳、缓解烦躁不安、消除不良情绪、增进食欲等作用。一般只有动物类食物中含有维生素 B_{12}，如畜肉类、动物内脏、鱼、禽、蛋类、贝壳类等，乳制品中也含有少量。我国传统的发酵豆制品如豆腐乳、豆豉、黄酱、酱油等，由于微生物的生长，也含有少量维生素 B_{12}。

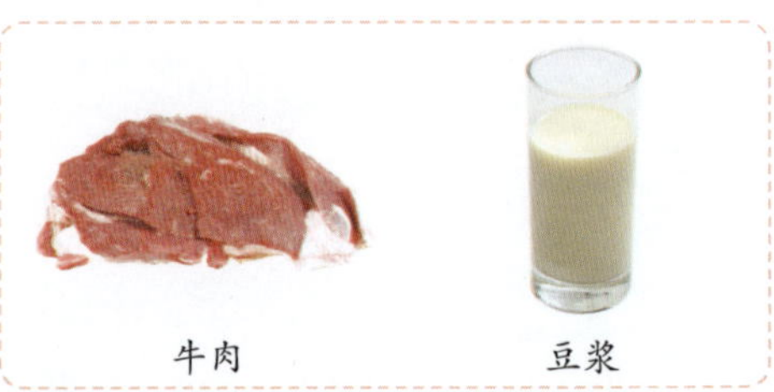
牛肉　豆浆

维生素 C

维生素 C 能抗氧化，增强身体免疫力，可预防感冒；还能促进伤口愈合，加速产后恢复；降低血液中的胆固醇，减少脑血栓发生的概率；有助于铁的吸收，对孕妈妈预防缺铁性贫血有益。维生素 C 的主要来源是新鲜蔬菜和水果。酸枣、柑橘、草莓、猕猴桃等水果中的维生素 C 含量很高；蔬菜中以番茄、菠菜、韭菜、豆芽及红、黄色辣椒的维生素 C 含量较多。孕妈妈除了要多吃富含维生素 C 的新鲜果蔬外，还要注意合理烹调，快炒并少加水，以减少维生素 C 的流失。只要正常进食这些食物，一般不会缺乏维生素 C。

维生素 D

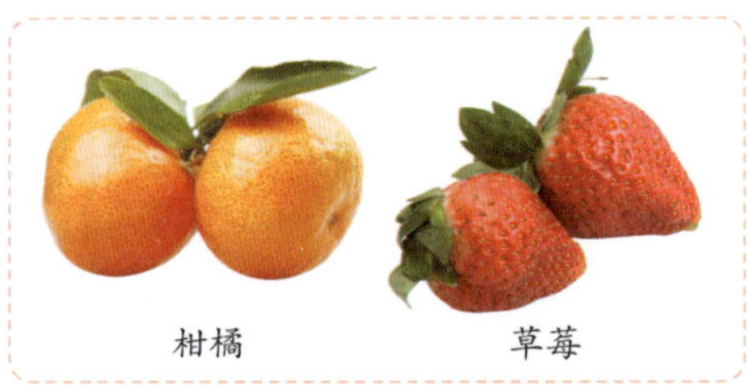
柑橘　草莓

维生素 D 具有抗佝偻病的功效，能与钙和磷共同作用，健全全身的骨骼和牙齿，有效预防骨质疏松的发生；还能帮助人体吸收维生素 A，维持血液中柠檬酸盐的正常水平，防止氨基酸的损失。富含维生素 D 的食物主要有蘑菇、白萝卜干、干鱼、胡萝卜、杧果、菠菜、番茄、坚果、鱼肝油、乳酪等。

维生素 E

维生素 E 能帮助减轻妊娠纹和妊娠斑，增加皮肤弹性。富含维生素 E 的食物主要有莴笋、油菜、菜花、玉米等。

维生素 K

人体对维生素 K 的需求量非常少，但它却是维护血液正常凝固功能的重要物质。富含维生素 K 的食物主要是绿叶蔬菜，其次是奶及肉类。

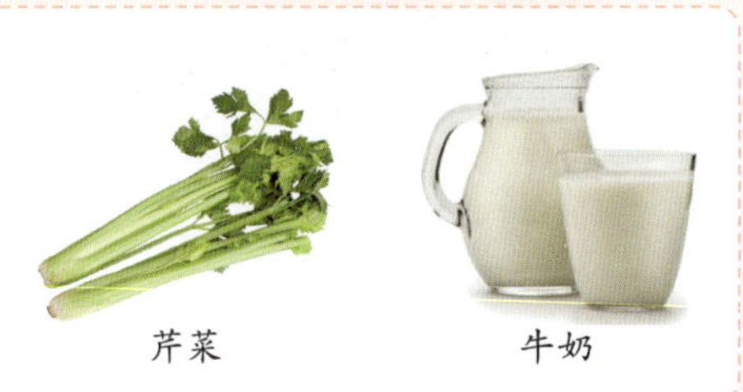
芹菜　牛奶

小贴士

锌和铜的摄取不可或缺

锌参与生理代谢活动，是人体不可缺少的营养素之一。怀孕后孕妈妈应增加锌的摄入，一方面要满足胎宝宝的生长发育需要，另一方面也有助于孕妈妈顺利分娩。因此，一些富含锌的食物，如牛肉、芝麻、豆类等应贯穿整个孕期。

与锌一样，铜也是人体不可缺少的一种微量元素。据医学研究发现，胎膜早破产妇的血清铜值均低于正常破膜的产妇，这说明胎膜早破可能与血清铜缺乏有关。因此孕妈妈要补充足量的铜，避免发生胎膜早破，减少新生儿感染的概率。孕妈妈可以适量吃一些含铜丰富的食物，如豆类、海产品和动物内脏等。

孕 7 月每日营养食谱举例

餐次	用餐时间	食谱参考
早餐	7:00 ~ 8:00	花生米粥，肉包子，煮鸡蛋，凉拌菠菜
加餐	10:00	牛奶，腰果
午餐	12:00 ~ 12:30	米饭，香菇油菜，木耳炒黄花菜，熘肝尖，冬瓜海带汤
加餐	15:00	苹果，酸奶
晚餐	18:00 ~ 18:30	西湖银鱼羹，馒头，糖醋藕片，海米炝芹菜，蒜蓉西蓝花
加餐	21:00	鲜榨柠檬汁，蛋糕，苹果

糖醋藕片

富含多种营养素

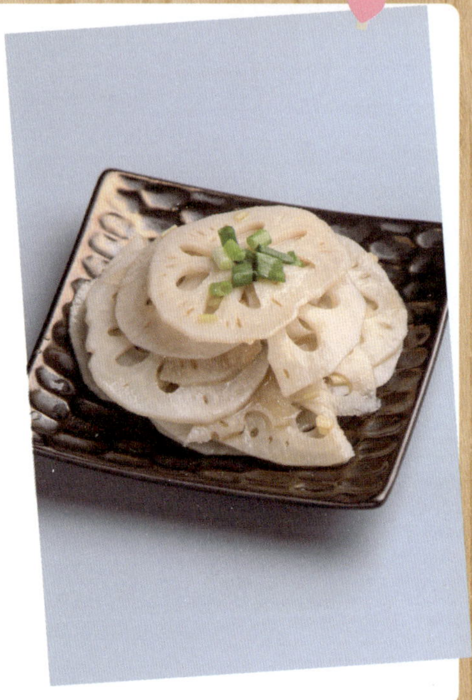

材料 莲藕200克。

调料 料酒、盐、白糖、醋、植物油、香油、葱花各适量。

做法

1. 莲藕去皮去节，切成薄片，放在清水中洗净捞出。
2. 在锅中倒入适量油，烧热后放入葱花略煸，然后倒入藕片翻炒，加入料酒、盐、白糖、醋，继续翻炒至藕片熟后，淋入香油即可。

木耳炒黄花菜

富含维生素和矿物质

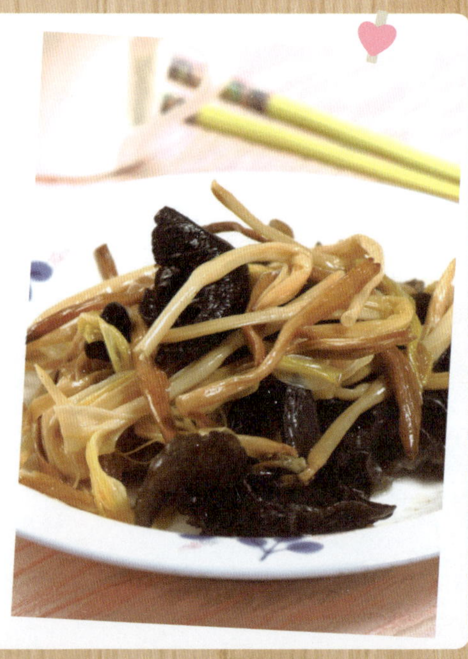

材料 干木耳20克，黄花菜80克。

调料 盐、水淀粉、葱花、植物油各适量。

做法

1. 干木耳用温水泡发，洗净，撕成小朵；黄花菜用冷水泡发，洗净，挤干水分。
2. 锅置火上，倒入适量植物油，待油热后煸香葱花，放木耳、黄花菜煸炒，加入适量清水、盐煸炒至熟且入味，用水淀粉勾芡，起锅即可。

孕 7 月聚焦：减轻妊娠纹有方法

到了妊娠的 25 ~ 28 周，因胎宝宝的成长和孕妈妈体重的增加，在孕妈妈的腹部、大腿、臀部容易出现妊娠纹。妊娠纹不易去除，产后也不会消失。它的出现和多少是因人而异的，有些人天生皮肤质地佳，有可能不会出现妊娠纹。长了妊娠纹的孕妈妈可以用下面的方法来减轻妊娠纹。

1. 怀孕时，每月体重增加不宜超过 2 千克。整个孕期体重增加应控制在 12 千克左右。

2. 最好多喝水，保证皮肤不干燥。

3. 白天、晚上都抹防止妊娠纹的乳霜或美容油，晚上抹的要比早上抹的油分多才有效。

4. 避免摄取甜食和油炸食品，均衡摄取营养，可改善肤质，增加皮肤弹性。

5. 慎用保健品。已经形成的伸展纹是没办法完全去除的，所以建议孕妈妈不要轻易相信目前市面上的一些保健品，否则误用激素类药物，还会造成类似的萎缩纹。

6. 最好从孕中期开始坚持按摩，缓解妊娠纹。

妊娠纹调养方

黄豆排骨汤

材料 黄豆 100 克，猪排骨 250 克。

调料 盐适量。

做法

1. 将黄豆拣去杂质，用温水泡软；猪排骨洗净，剁成小块。
2. 锅置火上，加入适量清水，大火煮沸，加入黄豆、猪排骨块，用小火煲 3 小时，最后加盐调味即可。

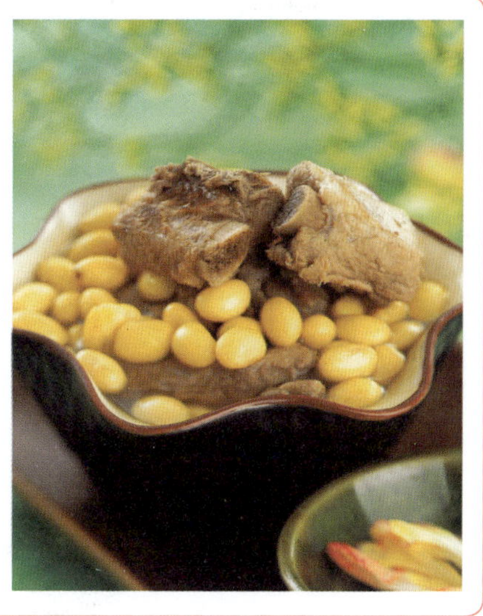

孕妈妈爱运动

呼吸练习

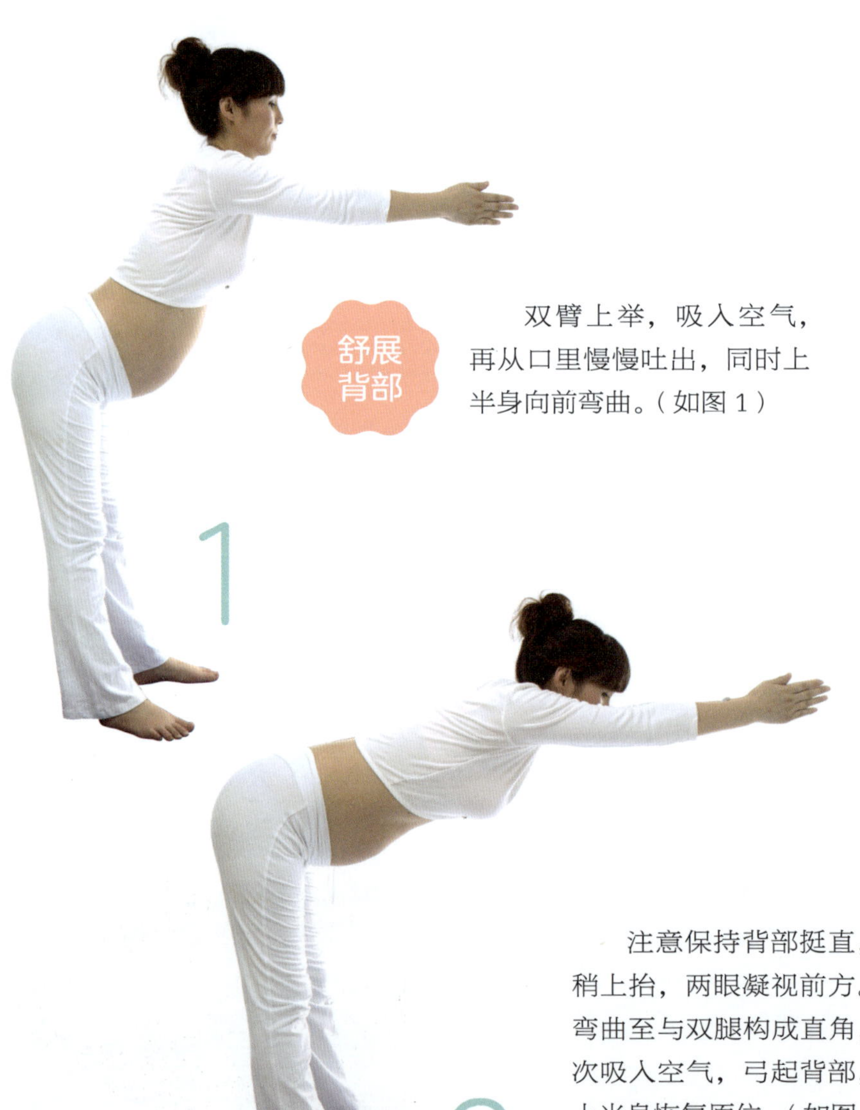

舒展背部

双臂上举，吸入空气，再从口里慢慢吐出，同时上半身向前弯曲。（如图 1）

注意保持背部挺直，脖子稍稍上抬，两眼凝视前方。待身体弯曲至与双腿构成直角，之后再次吸入空气，弓起背部，慢慢让上半身恢复原位。（如图 2）

功效：强化肌肉，使孕妈妈的呼吸变得更加顺畅。

分娩减痛：拉梅兹分娩呼吸法

拉梅兹分娩呼吸法，也被称为心理预防式的分娩准备法。这种分娩呼吸方法通过对神经肌肉控制、产前体操及呼吸技巧训练，有效地让产妇在分娩时将注意力集中在对自己的呼吸控制上，从而转移疼痛，适度放松肌肉，能够充满信心地在分娩疼痛中保持镇定，以达到加快产程并让胎宝宝顺利出生的目的。

通常，孕妈妈可从怀孕 7 个月开始进行训练，如有准爸爸陪伴，效果会更好。

小贴士

拉梅兹分娩呼吸法强调分娩是一种正常、自然、健康的过程。通过一系列的学习与持续练习，使每位孕妈妈在情绪、理智、心理及生理上都做好准备。

采用拉梅兹呼吸法时，最重要的是需要孕妈妈充分了解分娩过程中自身的身体变化及胎宝宝的状态，这样才能发挥最大效用。练习诀窍如下。

- 子宫收缩初期：先规律地用 4 个“吸”、1 个“呼”的呼吸方式。
- 子宫收缩渐渐达到高峰时：以大约 1 秒 1 个“呼”的呼吸方式。
- 子宫收缩逐渐减弱时：恢复使用 4 个“吸”、1 个“呼”的呼吸方式。
- 子宫收缩结束时：做一次胸部呼吸，由鼻子吸气，再由嘴巴吐气。

拉梅兹分娩呼吸法5步骤

练习前的准备工作：室内可以播放一首旋律优美的胎教音乐。孕妈妈在客厅地毯上或在床上盘腿而坐，在舒缓优美的音乐声中完全放松身体，目视前方。可以邀请准爸爸陪伴，帮助你进行计时，还能给你带来鼓励。

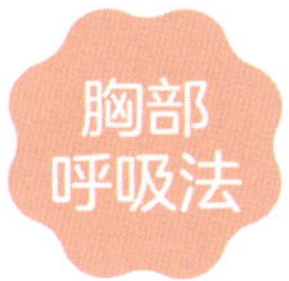

产程阶段： 第1阶段。分娩开始，子宫每5～20分钟收缩1次，每次收缩30～60秒。

应用时机： 此方法应用在分娩刚开始，宫颈开约3厘米时应用。

练习方法： 孕妈妈在感觉到子宫收缩时，用鼻子深深吸一口气，用嘴吐气，反复进行，直到阵痛停止再恢复正常呼吸。

“嘻嘻”轻浅呼吸法

产程阶段： 第 2 阶段。子宫 2～4 分钟收缩 1 次，每次持续 45～60 秒。

应用时机： 应用在胎宝宝一面转动，一面由产道慢慢下来时。这时宫颈开至 3～7 厘米，子宫的收缩变得更加频繁。

练习方法： 用嘴吸入一小口空气，保持轻浅呼吸，让吸入和吐出的气量相等。注意要完全用嘴呼吸，保持呼吸高位在喉咙，就像发出“嘻嘻”的声音。练习时由连续 20 秒慢慢加长，直至一次呼吸练习能达到 60 秒。

喘息呼吸法

产程阶段： 第 3 阶段。子宫每 60～90 秒收缩 1 次。

应用时机： 这时候子宫颈开至 7～10 厘米，是产程最激烈、最难控制的阶段。胎宝宝马上就要出生，子宫每收缩一次维持 30～90 秒。

练习方法： 先将空气排出，然后深吸一口气，接着快速做 4～6 次的短呼气，感觉就像在吹气球。练习时由一次呼吸练习持续 45 秒慢慢加长至一次呼吸练习能达 90 秒。

哈气运动

产程阶段： 第 4 阶段。阵痛开始。

应用时机： 进入第二产程的最后阶段，孕妈妈想用力将胎宝宝从产道送出，但是此时医师要求不要用力，以免发生阴道撕裂，孕妈妈此时就可以用哈气法呼吸。

练习方法： 先深吸一口气，接着短而有力地呼气，如浅吐 1、2、3、4，接着大大地吐出所有的“气”，就像在吹一样很费劲的东西。练习时每次需达 90 秒，直到不想用力为止。

用力推

产程阶段： 第 5 阶段。子宫颈全开。

应用时机： 此时宫颈全开了，助产师会要求产妇在即将看到婴儿头部时，用力将婴儿娩出。孕妈妈此时要长长吸一口气，然后憋气，马上用力。

练习方法： 下巴前缩，略抬头，用力使肺部的空气压向下腹部，完全放松骨盆肌肉。换气时，保持原有姿势，马上把气呼出，同时立即吸满一口气，继续憋气和用力，直到宝宝娩出。每次练习时，至少要持续 60 秒用力。

孕7月胎教

国外的科学家通过实验得出结论，当光照射孕妈妈腹部时，胎宝宝会做出蠕动反应。大部分胎宝宝在6~7个月的时候都会有这种反应，这说明胎宝宝可以感觉到母体外的光线这一事实。所以，本月开始，可以对胎宝宝进行光照胎教，但是要避免强光对胎宝宝产生刺激。光照胎教可以训练胎宝宝的视觉功能，还能帮助他形成昼夜周期规律。

游戏方法

在胎宝宝醒着的时候用手电筒作为光源，照射孕妈妈腹部胎头方向，每次3~5分钟，结束前可以连续关闭、开启手电筒数次，以利胎宝宝的视觉健康发育。需要注意的是要避免强光照射，同时照射时间也不能过长。

注意事项

光照胎教最适宜的时间是晚上8~9点或9~10点，这是胎宝宝胎动活跃的时期。一定不要在胎宝宝睡觉时进行，否则会打扰到胎宝宝的正常生理周期。

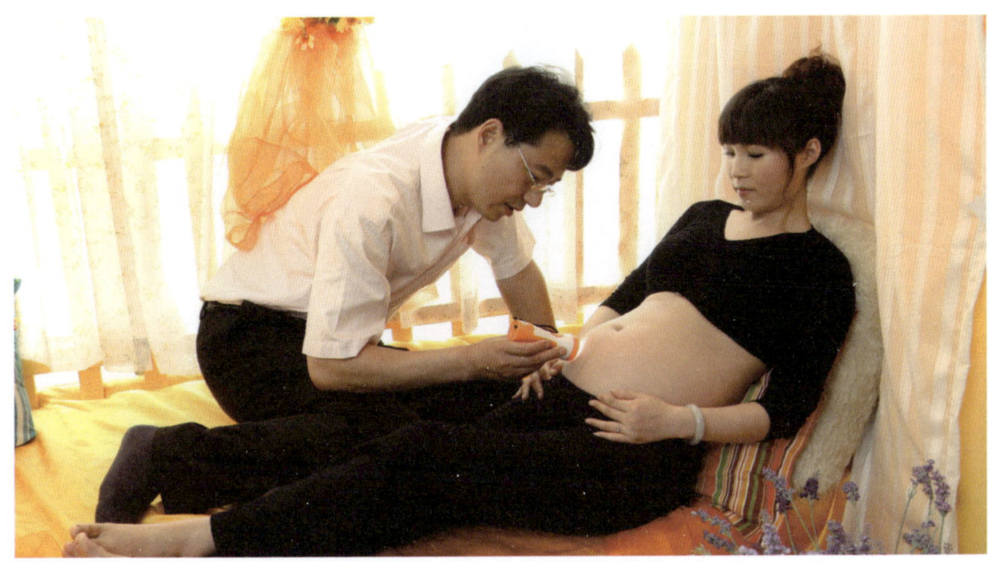

胎宝宝能感知到外面的光线了，这时候可以和宝宝进行光照游戏。爸爸妈妈共同参与能让宝宝更开心呢！

第7个月怀孕日记

生理和心理上的变化			
	我身体上的改变		第7个月 孕妈妈的开心照片 及胎宝宝B超照片
	我情绪上的改变		
	我对宝宝的感觉		
	关于宝宝的梦		
	我想象中宝宝的模样		
产前检查	检查结果		
	我的反应		
	丈夫的反应		
	我遇到的困惑和得到的解答		
琐碎的事与心情	我最严重的问题		
	我对胎动的感觉		
	我在吃的食物		
	我最爱吃的食物		
	我最关心的事情		
	我应该关心的事		
	让我感到最快乐的事		
	上分娩课程，我学到了		
	和孕妈妈交流经验		
	宝宝，妈妈想对你说		
	本月感想		

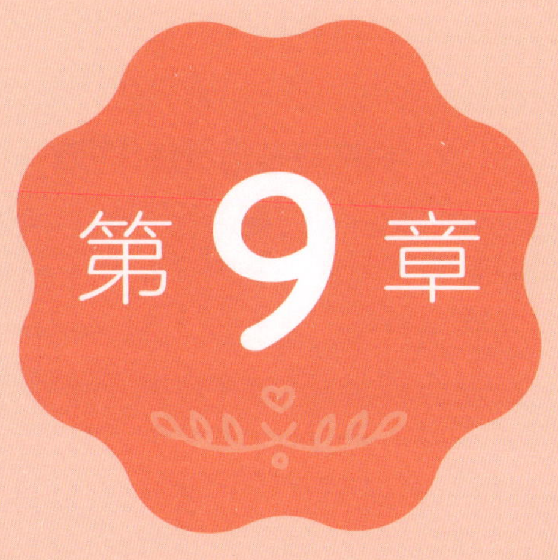

第9章

孕8月

(29～32周)能清晰地从肚皮上看到胎动了

从这个月开始进入了孕晚期，我的主要任务是运动和增加体重，我会忙于扮怪相、做体操、看东西、听声音、用脚踢、用胳膊推、吸吮手指等，我做这些锻炼都是为出生做准备。我在这个月的生长速度会达到最高峰，因此妈妈的基础代谢率也会增至最高峰，妈妈为了我可要适度补足营养哦。

——胎宝宝寄语

8 个月胎宝宝生长发育逐周看

8 个月胎宝宝自述

我感受到了清晨的第一缕阳光

这个月的我已经接近成熟，听觉系统在这个时候发育完成。我可以完全睁开眼睛了，已经能够分辨出光亮和黑暗了。我发现了一个奇妙的东西，那就是光线。我能感受到每天早上太阳缓缓地升起，我还知道转动我的小脑袋去追踪光源，或者用我软软的小手去摸一摸。我的指甲已经长好，眉毛和睫毛也全部长到位了。我的皮下脂肪继续增厚，皮肤皱褶减少，滑溜溜的，也更加白净了。

第29周 会眨眼的宝贝儿

这周，我的肌肉和肺继续成熟，我的大脑中数十亿神经元细胞正在生成。为了方便大脑发育，我的头部也在增大，我的营养需求比以往增加了许多。所以，需要妈妈补充大量的蛋白质、维生素、铁和钙等，以获取全面的营养支持。我现在已经有睫毛了，说不定此刻我正在眨眼睛呢。

第30周 告别皱巴巴的外形

随着我不断长大，妈妈子宫中的“富余”空间越来越少，所以羊水也会减少。我的皮下脂肪继续增长，我的皮肤也变得光滑、细嫩，再也不是皱巴巴的了，如果发育正常的话，我应该已经对声音有所反应。现在我已能够分辨出光亮和黑暗了，甚至能够来回地追随光源，和光线“捉迷藏”。我在这个时候的胎动会逐渐减少。

如果我是男宝宝，睾丸此刻正在向阴囊下降；如果我是女宝宝，阴蒂已经很明显了。我的骨骼、肌肉和肺部发育日趋成熟。我的大脑发育迅速，已经有思考、感受、记忆事物的可能性了。

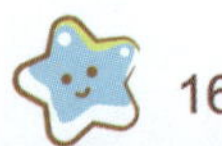

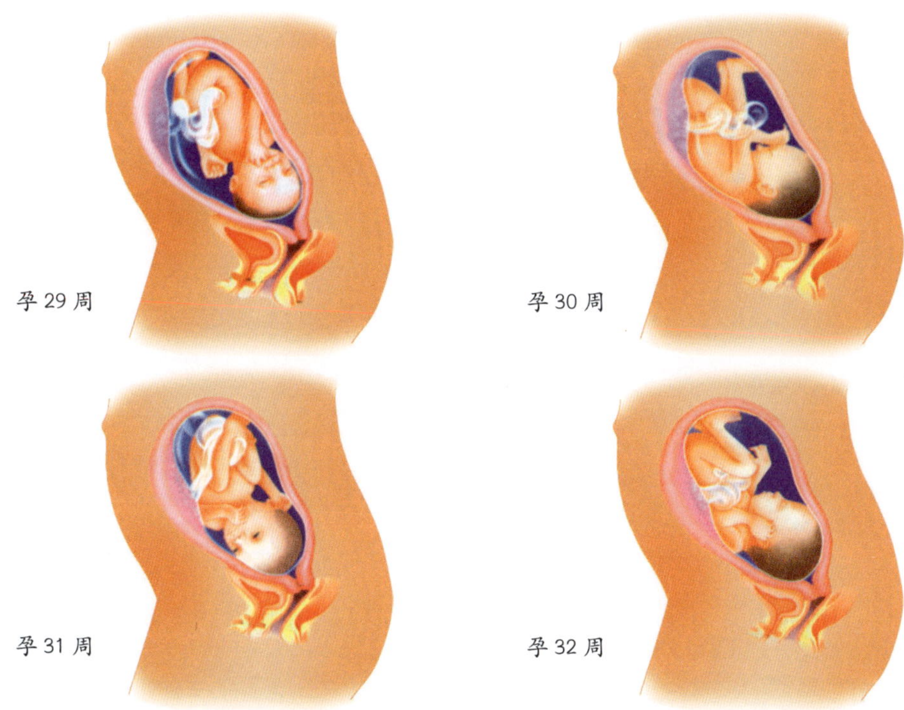
孕 29 周
孕 30 周
孕 31 周
孕 32 周

第31周　会看、会听、能记忆的小天才

我能够把头从一侧转向另一侧了。我的皮下脂肪明显增多，在一周的时间里体重能够增加 200 克以上。我在最近几周积蓄的脂肪层还会让我的小胳膊和小腿变得丰满起来。

此时我的眼睛时开时闭，能够区分光明和黑暗，甚至能较长时间地跟踪光源了，我的眉毛和睫毛也变得更加完整。

第32周　我看起来更像一个婴儿了

我的手指甲和脚指甲已经完全长出来了。我全身的皮下脂肪更加丰富，皮肤也不再又红又皱了，身体开始变得圆润，看起来更像一个婴儿了。

现在我的头骨很软，还没有闭合，这是为了在出生时能够顺利通过产道，但我身体其他部位的骨骼已经很结实了。

我身体的各个器官继续发育完善，呼吸系统和消化系统发育已经接近成熟。

我的身体长大了许多，现在已经占据了妈妈子宫里很大的地方，狭窄的空间使我的活动大打折扣，我已经不能够再像以前那样在妈妈的肚子里施展手脚了，我胎动的次数会比原来少，动作也有所减弱。

到本周末，我的身长约 40 厘米，顶臀长 28 厘米，体重约 1700 克。

孕 8 月的孕妈妈

第29周 不规则宫缩出现

从现在开始，孕妈妈正式进入孕晚期。这一阶段孕妈妈时常会觉得肚子一阵阵发硬、发紧，这是不规则宫缩，不必紧张。这一时期孕妈妈不要走太远的路，站立的时间也不要过长，但是适当活动还是有必要的。这时孕妈妈会感觉疲劳，行动不便，食欲也会因胃部不适而有所下降。

第30周 身子更沉了，呼吸更困难了

孕 30 周的孕妈妈会感到身子越发沉重，呼吸困难，力度不大的一个动作都可能会让孕妈妈喘不上气来，吃饭后更觉胃部不适。这是因为此时孕妈妈的子宫底约在脐上三指，子宫的顶部已经上升到横膈膜，而胎宝宝、胎盘和子宫还将继续增大。孕妈妈的行动越来越吃力，所以行动时要更加小心。孕妈妈要注意休息，条件允许的话，最好能睡个午觉，这对缓解以上症状是最有效的。

小贴士

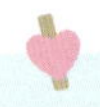

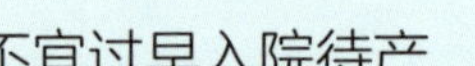

不宜过早入院待产

进入孕晚期的孕妈妈有时会出现不规则宫缩，这是正常的生理现象，是假宫缩，孕妈妈不必紧张，也不必一出现宫缩就立即入院待产。固然，临产时身在医院，会安全得多。但是，过早入院待产也不见得就好。

- 理由一：宝贵的医疗资源是有限的，如果每个孕妈妈都过早入院待产，就会使已然紧张的医疗设备使用更加紧张，这样势必会影响到孕妈妈的生活，因为医院不会像家中那样舒适、安静和方便。
- 理由二：入院后较长时间不临产，孕妈妈会有紧迫感，特别是看到其他入院者都比自己提前分娩，心中会更加焦躁不安，对胎宝宝也较为不利。
- 理由三：孕妈妈住院期间，病房内发生的每一件事都可能会影响孕妈妈的情绪，这种影响很多时候对孕妈妈来说是不良刺激。

第31周　孕期不适又来了

本周胎动会有所减少。由于子宫扩大挤压内脏，孕妈妈会十分辛苦，不过不用担心，这种情况很快便会得到缓解。此外，这周孕妈妈还会出现腰酸背痛、肚皮紧绷、脚部水肿及小腿抽筋等孕期不适症状，但这些都是正常现象。

另外，由于孕激素分泌的原因，孕妈妈的乳头周围、下腹部及外阴的颜色越来越深，身上的妊娠纹和脸上的妊娠斑也更为明显了。

第32周　不适继续

此时期胎宝宝的生长发育速度非常快，他正在为出生做最后的冲刺。孕妈妈的体重也在继续增加，这时会感到疲劳，行动更加不便，食欲因胃部不适也有所下降。但是为了在生产时更加轻松，孕妈妈还是要适当地活动。

阴道分泌物和排尿次数都增多了，因此孕妈妈要注意外阴清洁。

孕妈妈的变化

腹部隆起非常明显了。
肚脐变得突出了。
子宫进一步增大，宫高30厘米左右。

胎宝宝的变化

头部：继续增长，开始朝下。
大脑：快速发育。
皮肤：颜色变深。
身体：圆滚滚的。
脸部：仍然皱巴巴的。

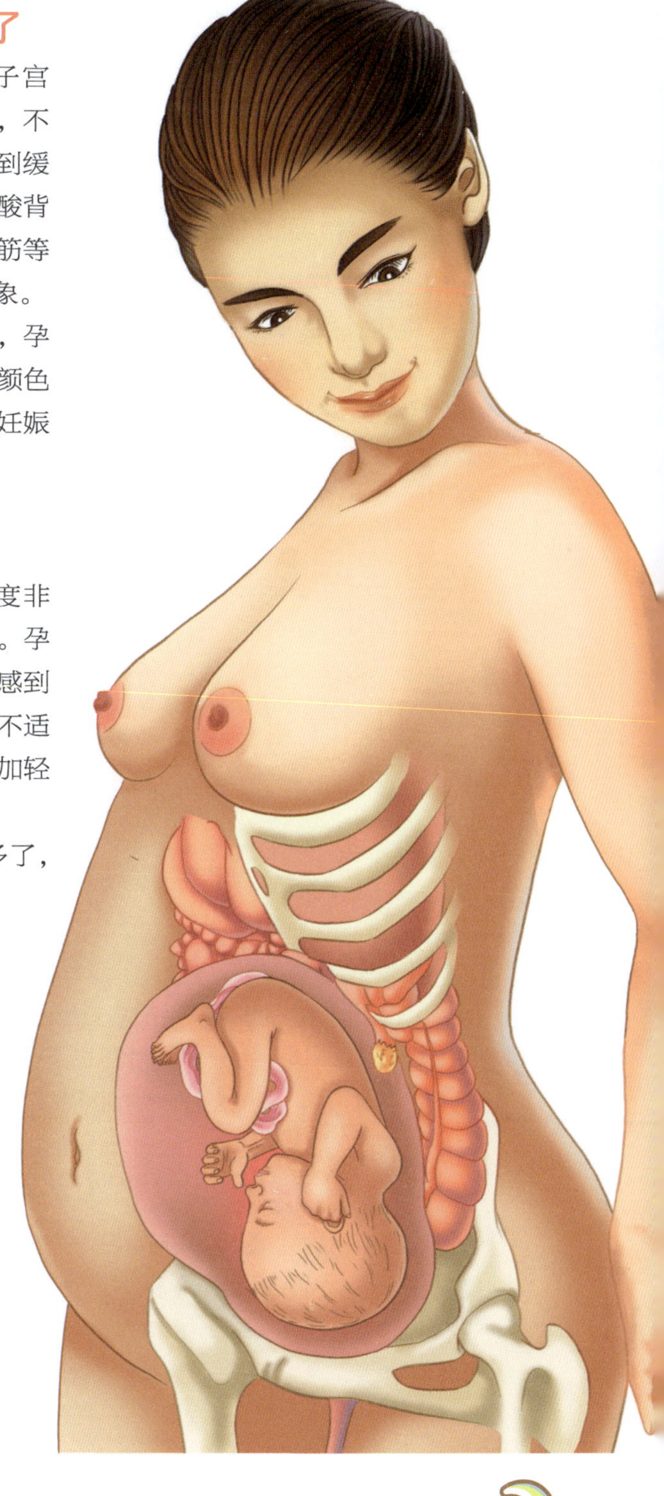

孕妈妈关心的问题

谨防妊娠期高血压疾病

妊娠期高血压疾病是孕妈妈和临产妈妈的特有疾病。控制体重，保持营养平衡和充足的睡眠是预防病症的有效措施。此症常发生在孕晚期和产褥期，容易引起早产，严重时会威胁到胎宝宝、婴儿、孕妈妈、产妇的生命安全。

妊娠期高血压疾病的3个主要类型

妊娠高血压

血压增高到140/90毫米汞柱及以上。

轻度子痫前期

血压增高到140/90毫米汞柱及以上，出现蛋白尿。

重度子痫前期

血压在160/110毫米汞柱以上，蛋白尿严重。病人还可出现头痛、头晕、呕吐及视力障碍，严重者出现抽搐和昏迷。

饮食调理

摄取足够的优质蛋白质和必需脂肪酸。孕晚期是胎宝宝发育的旺盛时期，需要足够的优质蛋白质。同时，由于蛋白尿的发生，从尿液中损失一部分蛋白。因此，除了并发严重的肾炎者，一般不用限制蛋白质的摄入。必需脂肪酸的缺乏往往会加重妊娠期高血压疾病的病症，所以孕妈妈应多吃点植物油。

限制水分和盐分的摄入。水分在体内积蓄，是引发水肿的重要原因。

巧妙缓解胃灼痛

孕晚期，孕妈妈吃完饭之后，觉得胃部有烧灼感，有时烧灼感逐渐加重而成为烧灼痛，晚上症状还会加重，甚至影响睡眠。这种胃灼热通常在妊娠晚期出现，分娩后消失。

孕晚期感到胃灼痛的原因

孕晚期胃灼痛的主要原因是内分泌发生变化，胃酸反流，刺激食管下端的痛觉感受器，从而引起灼热感。此外，增大的子宫对胃有较大的压力，胃排空速度减慢，胃液在胃内滞留时间较长，也容易使胃酸反流到食管下端。

专家问答

Q 我有点水肿，医生建议控制食盐的用量。那么，如何才能在缺少盐分的情况下烹制出美味呢？

A 可以借助甜味和酸味来调节食物的味道，或是充分发挥食材本身的鲜香。

- 番茄山楂炖牛肉　山楂和番茄中含有有机酸，不仅能调剂低盐对食物口味的影响，还能让纤维粗大的牛肉变得软烂易熟。孕妈妈每餐进食1克盐，全天不超过3克，就能满足孕妈妈水肿对低盐饮食的要求。
- 醋烹翅中　醋烹的方法能让餐桌上荡漾着诱人的醋香，能弥补食物的味道，这种烹饪方法也同样适用于其他食材的烹制。

预防和缓解的方法

建议孕妈妈在日常饮食中少食多餐，平时随身带些有营养、好消化的小零食，饿了就吃一些，不求吃饱，不饿就行；避免饱食，少食用高脂肪食物和油腻的食物，吃东西的时候要细嚼慢咽，否则会加重胃的负担；临睡前喝一杯热牛奶；多喝水，补充水分的同时还可以稀释胃液；摄入碱性食物，如馒头干、烤馍、苏打饼干等，可中和胃酸，缓解不适症状。

预防痔疮

痔疮其实也是一种静脉曲张，孕妈妈由于子宫压迫等原因，会使得直肠下段和肛门周围的静脉充血膨大而形成痔疮。此外，孕期肠胃蠕动减慢，容易出现便秘、排便困难，腹内压力增高，也易引发痔疮。因此，孕妈妈要注意预防痔疮，以免其发生后给自己带来困扰。

预防要点

合理饮食

多吃富含膳食纤维的水果和蔬菜；多喝水，尤其是蜂蜜水和淡盐水；不吃辛辣刺激的食物，如辣椒、生姜、大蒜、大葱等；排便困难时可以吃一些芝麻、核桃仁等富含植物油脂的食物，可以起到润肠的作用。

定时排便

不要忍便意，每次大便蹲厕的时间不要超过10分钟，以免引起肛管静脉扩张或曲张。

做提肛运动

并拢大腿，吸气时收缩肛门，呼气时放松肛门，一个呼吸为1次，每天早晚各做2遍，每遍20~30次。这种方法可以改善肛门周围血液循环。

按摩肛门

排便后清洗局部，用热毛巾按压肛门，顺时针和逆时针方向各按摩15次。

孕晚期腹痛的鉴别与应对

进入孕晚期，孕妈妈身体的各个器官都在加紧为胎宝宝的出生做准备，腹痛出现的次数和频率会比孕中期明显增加。然而，对于孕晚期腹痛，要具体情况具体对待。

生理性腹痛：假宫缩

随着胎宝宝长大，孕妈妈的子宫也在逐渐增大，增大的子宫会刺激肋骨下缘，引起孕妈妈肋骨钝痛。一般来讲这是生理性疼痛，不需要特殊治疗，采取左侧卧位有利于缓解疼痛。到了孕晚期，孕妈妈会出现下腹阵痛，在夜间休息时发生，天明后消失，即假宫缩。

病理性腹痛：胎盘早剥

一般有妊娠期高血压疾病、吸烟、多胞胎和子宫肌瘤的孕妈妈容易在孕晚期发生胎盘早剥的现象。胎盘剥离产生的疼痛，通常是剧烈的撕裂痛，多伴有阴道出血。所以在孕晚期，如果孕妈妈患有妊娠期高血压疾病或腹部受到外伤时应及时到医院就诊，以防出现意外。如果孕妈妈忽然感到下腹持续剧痛，有可能是早产或子宫先兆破裂，应及时到医院就诊，切不可拖延时间。

区别临产宫缩和无痛性宫缩

无痛性宫缩，宫缩频率不一致，持续时间不恒定，间歇时间长且不规律，宫缩强度不会逐渐增加，不伴有下坠感和酸痛。早产的宫缩有节律性，每次宫缩都是由弱至强，维持一段时间，一般是 30～40 秒，然后进入间歇期，间歇期为 5～6 分钟，且间歇期逐渐缩短，每次宫缩持续时间逐渐加长，并伴有腰酸、下坠、腰痛。

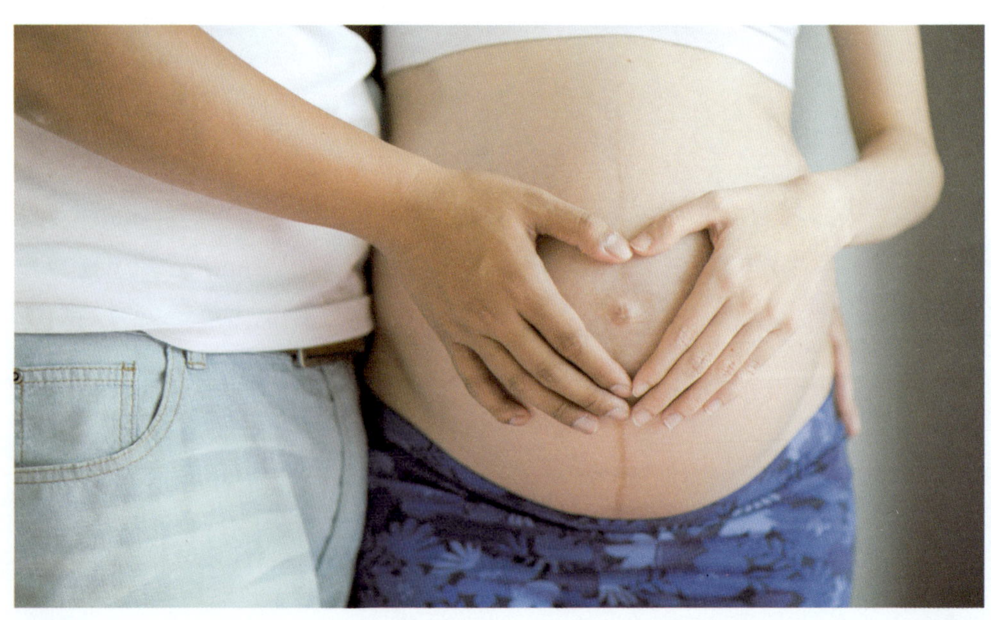

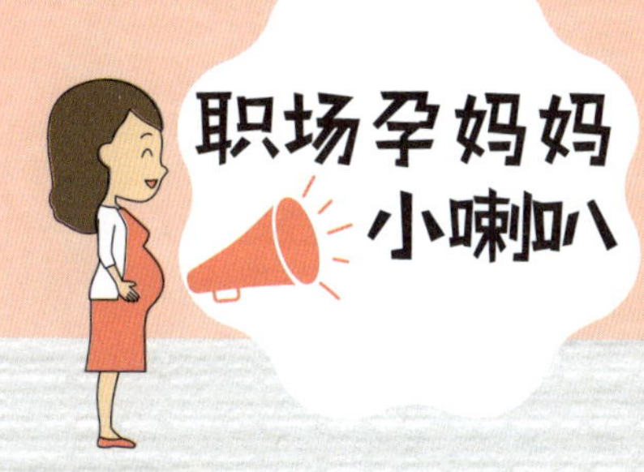

不同职业的孕妈妈何时停止工作

到了孕晚期，随着胎宝宝在子宫中的位置下降，孕妈妈会感到下腹坠胀难受，行动非常不便，而且各种孕期不适又会重新回来，坚持工作的孕妈妈需要考虑何时停止工作的问题。不同职业孕妈妈的选择会有所不同。

坐办公室

如果孕妈妈的工作不属于体力劳动，而且工作环境相对安静、清洁，危险性小，或长期在办公室工作，那么身体状况良好的孕妈妈可以坚持工作（但一定要避免工作过度疲劳），直到预产期的前 1～2 周停止工作。

做销售

做销售工作的孕妈妈，每天的工作有一大部分时间需要外出行走，或回访客户，或上门服务等，建议在预产期的前 3 周停止工作回家待产。

体力劳动

如果孕妈妈的工作属于体力劳动，且运动量比较大，一定要避免上夜班、抬重物及颠簸，因为这段时间容易出现早产。建议孕妈妈提前 1 个月开始休产假。

有强烈刺激的工作

如果孕妈妈的工作会对身体产生强烈的刺激，如长期操作电脑，经常在工厂的操作间中工作或工作在阴暗潮湿的环境中，那么建议在孕期就调换工作或暂时停止工作。

对于 35 周岁以上的大龄孕妈妈来说，最好提前 2 个月就停止工作。

小贴士

需要马上停止工作的孕妈妈

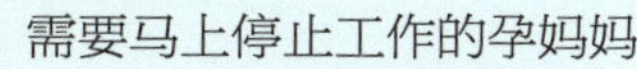

- 有早产征兆或怀的是双胞胎。
- 患有妊娠期高血压疾病。
- 宫颈机能不全，有过早产史。
- 胎宝宝宫内发育受限。

孕 8 月孕妈妈营养饮食

孕 8 月营养饮食方案

孕8月饮食要点

孕 8 月，胎宝宝的发育加速，需要的营养素也较多，孕妈妈需要加强营养。由于胎宝宝长大，压迫到胃部，使孕妈妈胃容量相对减小，常有胃部不适或饱胀感，消化功能减弱，因此，孕妈妈在日常饮食上要注意以下几个方面。

摄入充足的维生素

这个时期的胎宝宝正在长骨骼和肌肉，宜多补充维生素 B_1、维生素 C、叶酸等，这些维生素能与矿物质搭配，促进胎宝宝成长。

少食多餐

孕晚期除正餐外，孕妈妈要添加零食和夜宵，如牛奶、饼干、核桃仁、水果等，夜宵应选择容易消化的食物。

忌吃过咸、过甜或油腻食物

过咸的食物可引起或加重水肿，过甜或过于油腻的食物会导致肥胖。孕妈妈食用的菜和汤中要注意限盐，少吃火腿肠、咸菜、腐乳、腊肉、榨菜等偏咸的食物。

不吃刺激性食物

刺激性食物容易导致便秘、痔疮或使痔疮加重，所以孕妈妈应远离浓茶、咖啡及辛辣调味品等刺激性食物。

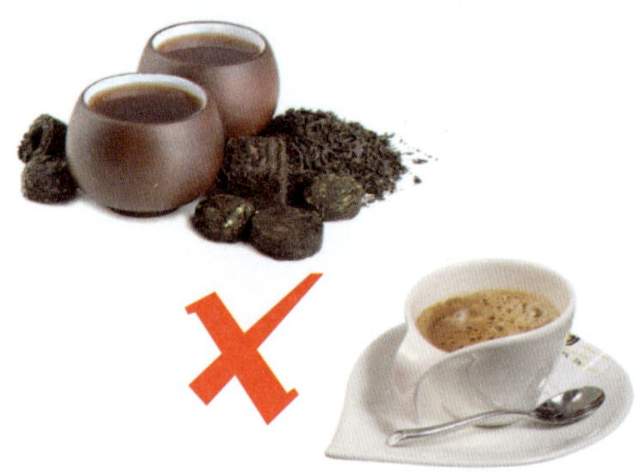

孕8月关键营养素：碳水化合物

碳水化合物是维持身体热量需求的主要供能物质，也是构成细胞和组织的重要成分。在孕 8 月，胎宝宝开始在肝脏和皮下储存糖原及脂肪，如碳水化合物摄入不足，母体会消耗脂肪和蛋白质来供能，导致蛋白质缺乏或酮症酸中毒。所以，孕妈妈应适量补充碳水化合物。孕妈妈可多进食大米、面粉等食物。孕妈妈每天平均需要进食 250 ~ 400 克的谷类、薯类及杂豆，这对保证热量供给和补充蛋白质有益。

孕8月重点营养素

孕晚期，胎宝宝的生长速度达到最高峰，大脑发育加快，对营养的需求量增加，同时孕妈妈的基础代谢也增加至最高峰。

蛋白质

每克蛋白质可提供 16.7 千焦热能，建议每日的摄入量为 75 ~ 100 克。

维生素

孕晚期要摄入充足的水溶性维生素，尤其是维生素 B_1。如果孕妈妈缺乏维生素 B_1，易引起呕吐、倦怠等，并在分娩时子宫收缩乏力，导致产程延长。孕妈妈还应多摄入维生素 D，以促进钙的吸收。每日应从膳食中获取 10 微克维生素 D，其中，海鱼、动物肝脏、蛋黄中维生素 D 含量较高。孕妈妈在户外晒太阳，也可以增加维生素 D。

矿物质

孕妈妈需要合理补充矿物质，矿物质缺乏，易诱发妊娠贫血，孕妈妈会出现小腿抽筋、易出汗、惊醒等症状，而胎宝宝先天性疾病发病率也会增加。

水

几乎任何生命活动都离不开水，因此，在胎宝宝迅速发育的本月，孕妈妈每天要喝 6 ~ 8 杯（1500 ~ 1700 毫升）水，以保证水分的充足供应。

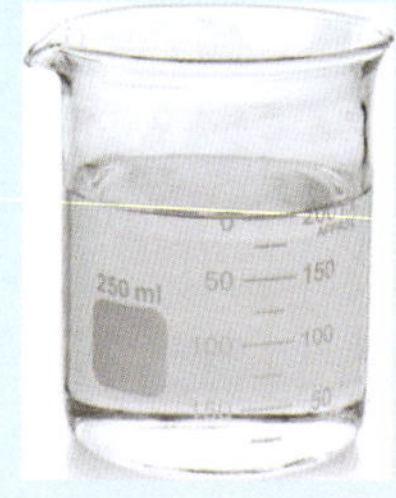

孕 8 月每日营养食谱举例

餐次	用餐时间	食谱参考
早餐	7:00 ~ 8:00	鸡丝粥，煮鸡蛋，小笼包子，肉末黄豆芽
加餐	10:00	苹果，酸奶
午餐	12:00 ~ 12:30	银耳百合雪梨汤，蒜蓉开边虾，芹菜炒肉丝，米饭
加餐	15:00	酸奶，橘子
晚餐	18:00 ~ 18:30	花生炒双素，海带结烧豆腐，萝卜牛腩汤，面条
加餐	21:00	牛奶，饼干

肉末黄豆芽

利水消肿

材料 黄豆芽 250 克，牛肉 100 克。

调料 蒜末、葱花、花椒粉、盐、植物油各适量。

做法

1. 黄豆芽择洗干净；牛肉洗净，切成肉末。
2. 炒锅置火上，倒入适量植物油，待油温烧至七成热，放葱花、花椒粉炒出香味，放入牛肉末滑熟，加黄豆芽炒至断生，用蒜末、盐调味即可。

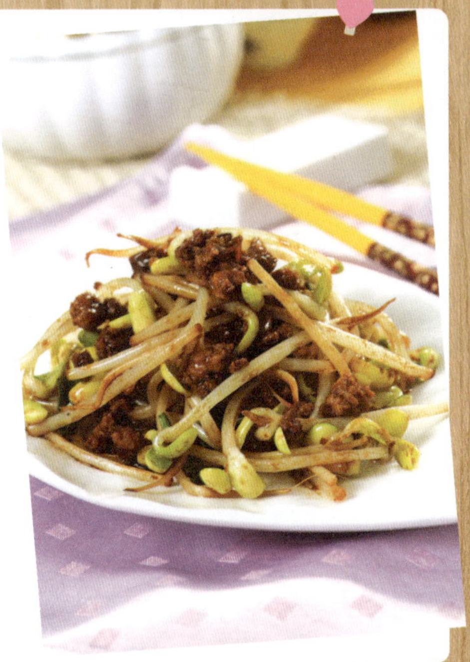

海带结烧豆腐

补钙补碘

材料 海带结 150 克，豆腐 400 克。

调料 姜丝、盐、生抽、葱花、植物油各适量。

做法

1. 海带结泡洗干净；豆腐洗净，切小块；把豆腐块和海带结放入沸水中焯一下。
2. 油锅烧热，爆香姜丝和葱花，放入海带结、豆腐块，加少量水、剩余调料，煮熟即可。

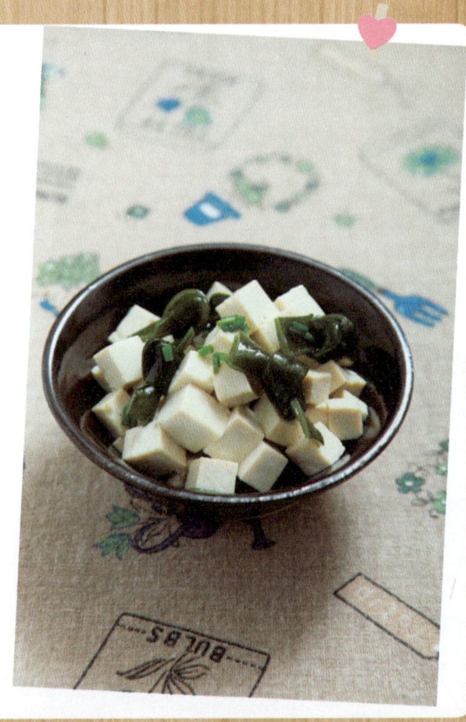

孕 8 月聚焦：矫正胎位的方法

孕妈妈此时需要关心胎宝宝的胎位了。胎宝宝一般都会自行转换胎位，如果胎位不正而需要纠正的话，一定要在医生的指导下进行。

几种常见的胎位不正

臀位

臀位与正常分娩时的“头位”恰巧相反，是分娩时胎儿臀部先露，或者脚或膝部先露，可分为单臀、混合臀和足位。这种胎位常因产道扩张不够，致使后出头困难而造成难产。

复合先露

胎宝宝的头部或臀部合并上肢脱出、同时进入骨盆者为复合先露。一般临床上头与手同时进入骨盆者多见，如不纠正，同样不能自然分娩。

头位不正

臀位和复合先露是常见的胎位不正，有些胎宝宝虽然是头部朝下，但也存在胎位不正，称为头位不正。多在临产或产程中发现，如:（1）胎头由于俯屈不良而变为仰伸的前囟先露、额先露、面先露。（2）由于胎头旋转不良而导致的枕后位、枕横位。（3）既旋转不良又俯屈不良的高直位。（4）胎头倾斜不均的前、后不均倾等。

横位

横位是指胎宝宝横卧于孕妈妈的子宫腔内，胎头可在左侧或右侧，即分娩时手臂、肩部先露。这种胎位无法经阴道分娩，建议遵医嘱选择剖宫产。

上述都属于胎位不正，常使孕妈妈在分娩过程中出现障碍，容易导致难产。

纠正胎位的方法

1. 可艾灸至阴穴。至阴穴，属于足太阳膀胱经，位于足小趾外侧趾甲角旁 0.1 寸。每天用艾灸条温和灸 1 次，每次 15 ~ 20 分钟，每日 1 次，5 次为一疗程，以孕妈妈感觉温热但不灼痛为度，能帮助矫正胎位。

2. 做纠正体操。妊娠 28 周以后，如果胎位不正的话，可以按照以下方法来做纠正胎位的体操，通常情况下，胎宝宝的臀部都能从骨盆中退出来，恢复头位。

取仰卧位，臀部抬高约 30 厘米，臀部下方用靠垫等软物品垫好。睡前做 10 分钟左右。

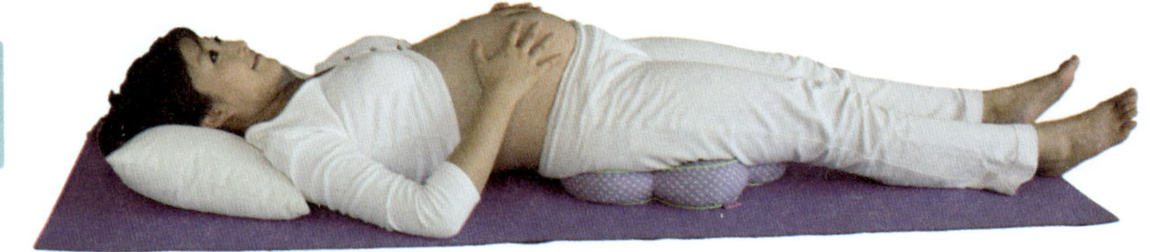

胸膝位

两膝着地，胸部轻轻贴在地上。尽量抬高臀部。双臂伸直或折叠置于脸下。睡前做 10 分钟左右。

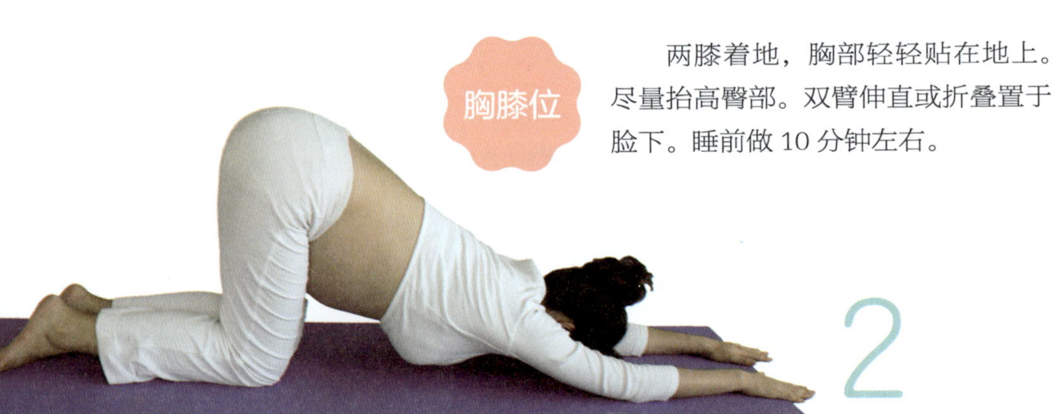

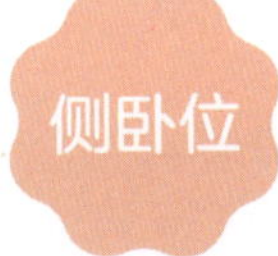

孕妈妈在休息时，要采取能让胎宝宝背部朝上的姿势，即侧卧。上面的脚向后，膝盖轻轻弯曲。睡觉时也可以采取这种姿势。不仅能纠正胎位，还能放松身体。

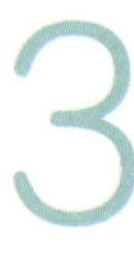

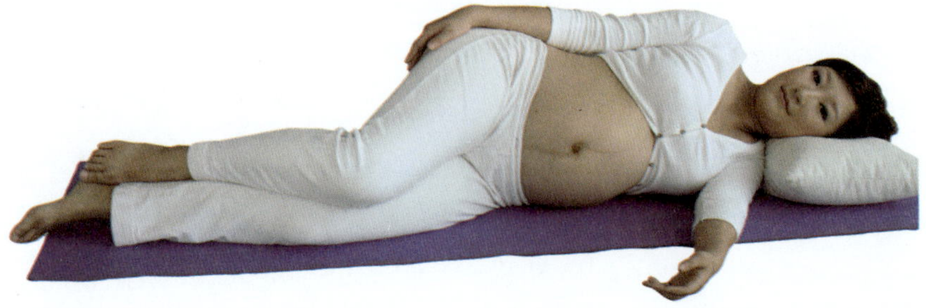

孕妈妈爱运动

有些孕妈妈到了这一时期会感觉颈部有疼痛感，可用下面的方法锻炼一下颈部、上臂及脊柱，减轻不适症状。

手臂运动

1. 保持放松的坐姿，两肩向后倾的同时抬起双手，让肘部完全向上舒展后再放下，重复数次。（如图 1）

2. 两手握拳，小臂和大臂呈 90° 。（如图 2）举起双臂时吸气，向下放时呼气，反复进行。

功效：舒展手臂肌肉，缓解手臂疼痛。

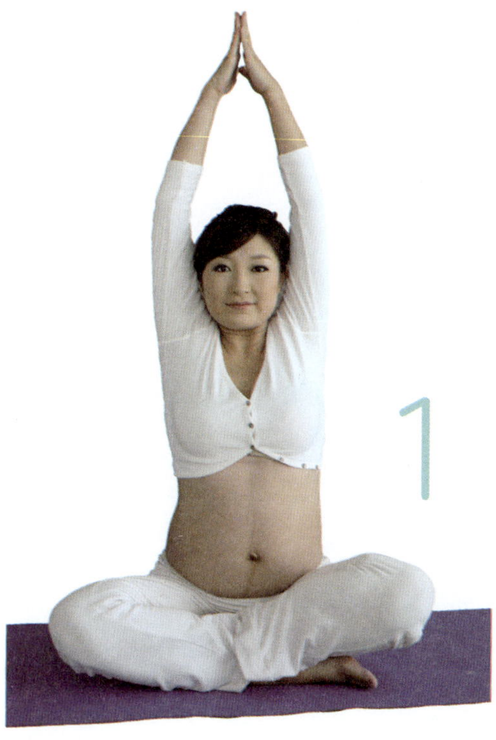

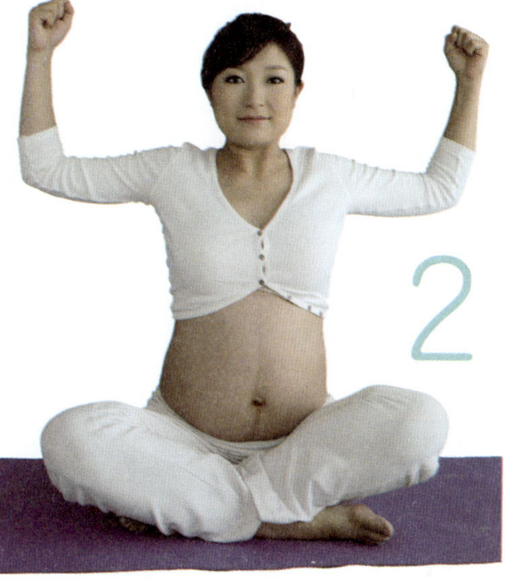

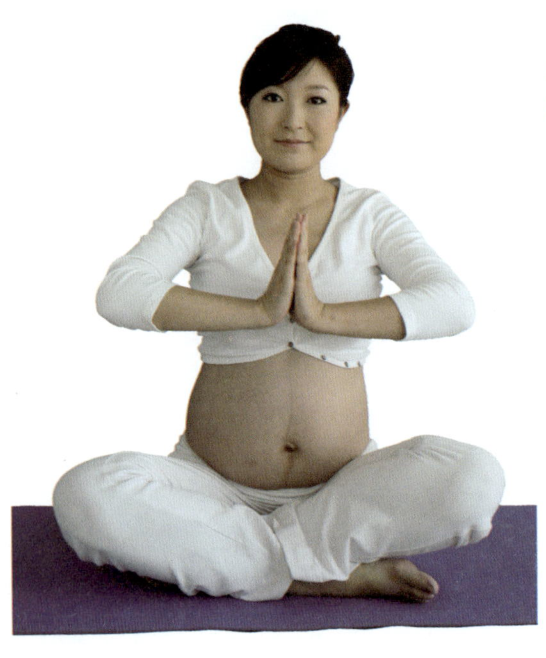

推掌

1. 以放松的状态坐下，两手合十，放于胸前，吸气的同时用力推动双掌。
2. 一边吐气一边放松。重复这一动作。
功效：放松上臂肌肉，促进血液循环，减轻疼痛。

拉伸肋部

1. 以放松的姿态盘腿而坐，用一只手撑住地面。
2. 另一只手臂向上举并做肋部弯曲，同时肋部以上的部分向地面方向用力。
功效：可以强化肋部肌肉。

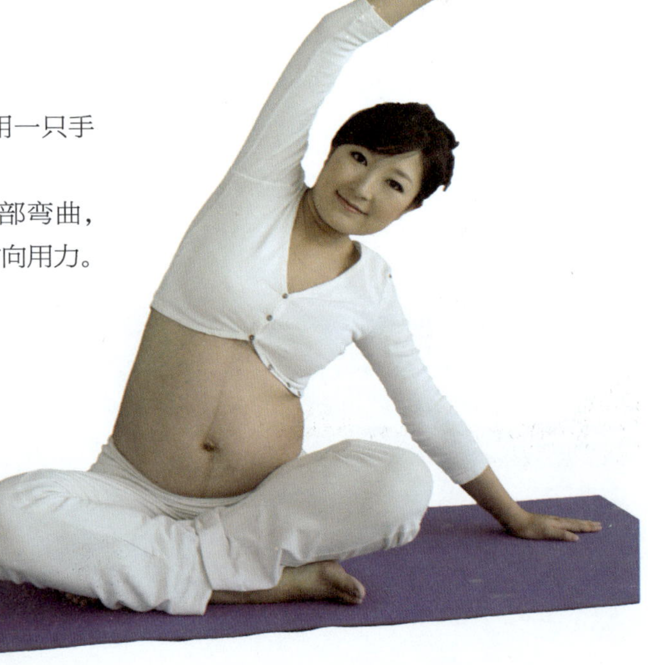

孕 8 月胎教

在孕 8 月这个胎宝宝成长很快的时期对胎宝宝进行抚摸胎教，不仅可以开发胎宝宝的触觉，促进胎宝宝大脑细胞的发育，而且可以和胎宝宝进行互动，对胎宝宝产生非常重要的影响。

抚摸胎教的实施方法

只要胎宝宝在动，你就可以用手轻轻地、充满爱意地抚摸你的肚皮，让胎宝宝感受到你对他的关爱。或者，你可以在一个安静的场所，采取一种最舒服的姿势，每天花 10 分钟，不听音乐，不说话，集中精力用手抚摸腹部，和胎宝宝进行独特的情感交流。这项工作也可以由准爸爸协助完成，孕妈妈躺在床上，准爸爸进行触摸，可以让胎宝宝充分感受到家的温暖。

抚摸胎教的实施要点

1. 孕妈妈仰卧在床上，头不要垫得太高，全身放松，呼吸均匀，心平气和，面部呈微笑状，双手轻放在腹部，也可将上半身垫高，采取半仰姿势。不论采取什么姿势，一定要感到舒适。

2. 双手从上至下，从左至右，轻柔缓慢地抚摸胎宝宝。反复 10 次后，用食指或中指轻轻抚压胎宝宝，然后放松。也可以在腹部松弛的情况下，用一个手指轻轻按一下胎宝宝再抬起，来帮助胎宝宝做体操。这个抚摸体操适宜早晨和晚上做，每次时间不要太长，5～10 分钟即可。

3. 你现在可以试试和腹中的宝宝做“推、推、推”的游戏，当他把你的肚皮顶起一个小鼓包时，你可以一边跟他说话，一边用手摸摸他，轻轻推一下，看他有什么反应。经常这样做，胎宝宝会发现这是个有趣的游戏，会和你玩得很起劲儿的。

抚摸胎教的注意事项

1. 在施行抚摸胎教法的时候，动作要轻柔，要充满爱意，千万不要经常性地闹脾气，也不要用力拍打、按压肚子，以免造成腹部疼痛、子宫收缩，引发早产。

2. 抚摸胎宝宝之前，孕妈妈应排空小便。进行抚摸胎教时，室内环境要舒适，空气新鲜，温度适宜。

第8个月怀孕日记

生理和心理上的变化	我身体上的改变		第8个月 孕妈妈的开心照片 及胎宝宝B超照片
	我情绪上的改变		
	我对宝宝的感觉		
	关于宝宝的梦		
	我想象中宝宝的模样		
	我最快乐的事		
产前检查	检查结果		
	我的反应		
	丈夫的反应		
	我遇到的困惑和得到的解答		
琐碎的事与心情	我最严重的问题		
	我在吃的食物		
	我最爱吃的食物		
	当宝宝在踢我时，我的感觉		
	我最关心的事		
	我应该关心的事		
	一想到分娩的疼痛，我的感觉		
	和孕妈妈交流经验		
	宝宝，妈妈想对你说		
	本月感想		

孕9月 (33~36周) 漫漫孕途倒计时

这个月一开始，我就把主要精力都用在快速增重上，直到出生。我在这期间增加的体重占出生体重的一多半。随着我的成长，我与妈妈之间的物质交换越来越频繁，通过胎盘我和妈妈之间的血液循环也越来越快，我变得红润起来，看上去比以前更漂亮了。这个月妈妈似乎更忙了，她几乎把所有的时间都用在准备分娩上，我们见面的日子越来越近了。

——胎宝宝寄语

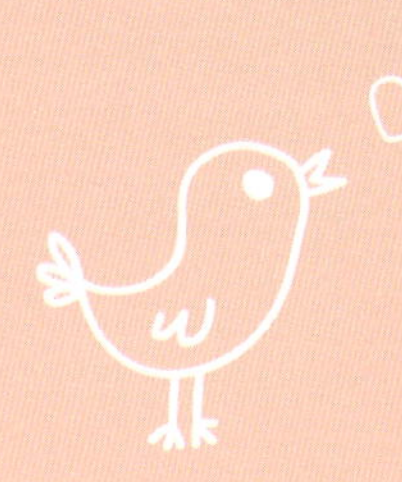

9 个月胎宝宝生长发育逐周看

9 个月胎宝宝自述

我越来越漂亮了!

这个月我变得越来越漂亮了，因为我就要出生了，妈妈要为此做各种各样的准备工作，来迎接她一生中最难忘的事——我的诞生。为此，妈妈可能会再次面临巨大的身心考验。我的急速增大可能会让妈妈感觉不适，她的身体几乎变成了圆形，越来越膨大的腹部可能会使妈妈时常感觉心慌气短、胃部胀满、腰腿疼痛，便秘或水肿的情况可能会加重。这或许让妈妈觉得很烦躁，不过即使这样，妈妈也要学会应对和坚持。这段时间，我会有规律地睡眠，但是可能会和妈妈的睡眠规律不一样。

第33周 我已长出一头胎发，生殖器官发育完成

本周，我变得红润起来，不再像以前那样皱巴巴的，像个干瘪的小老头。如果正常的话，我已长出了一头胎发，即使我出生后头发稀少，也没关系，因为这与我将来头发的多少并无关系，所以爸爸妈妈不必太在意。

到这个月月末，如果我是女孩，大阴唇已明显隆起，左右紧贴并覆盖生殖器，这标志着外生殖器发育彻底完成；如果我是个男孩，我的睾丸很可能已经从腹腔下降到阴囊，但是也有个别的一个或两个睾丸在出生后当天才降入阴囊。妈妈不必为此而担心，因为绝大多数男孩都会是正常的。

第34周 我在快速“发福”

这个月一开始，我就把主要精力都用在快速增重上，直到出生，我在这期间增加的体重占出生体重的一半还多。我越发圆润了，我的皮下脂肪将会在我出生后调节体温，以快速适应子宫外的生活。

本周我的头转向下方，头部进入骨盆，这是为见爸爸妈妈做好准备。但这

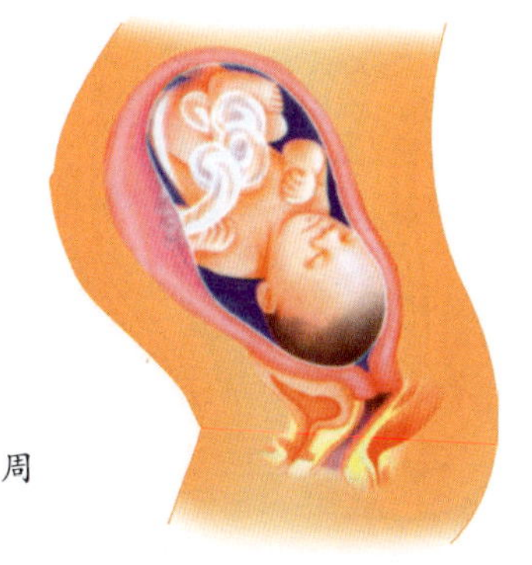

孕 33 周

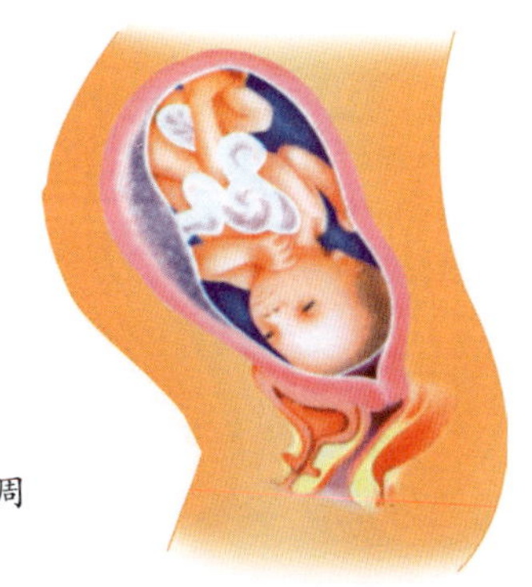

孕 34 周

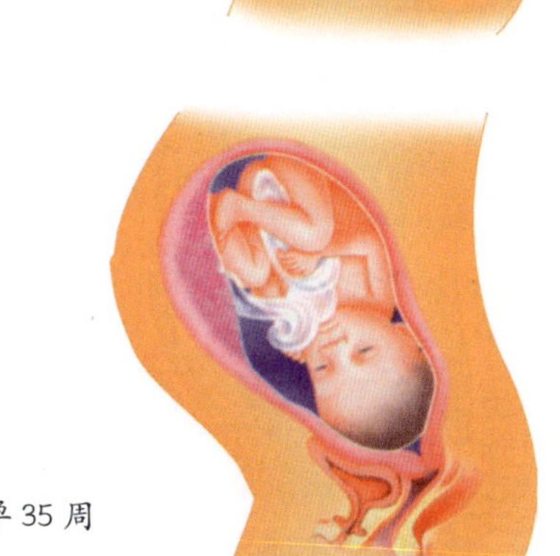

孕 35 周

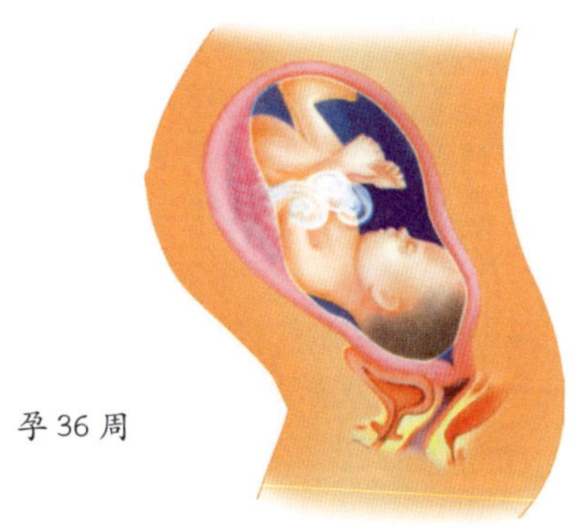

孕 36 周

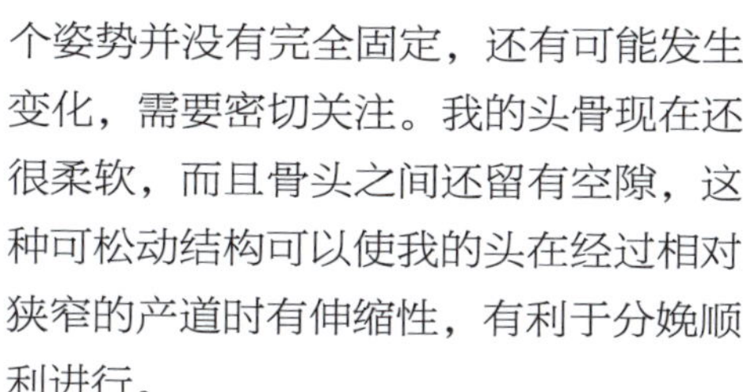

个姿势并没有完全固定，还有可能发生变化，需要密切关注。我的头骨现在还很柔软，而且骨头之间还留有空隙，这种可松动结构可以使我的头在经过相对狭窄的产道时有伸缩性，有利于分娩顺利进行。

第35周　小耳朵足够敏锐了

我越长越胖，变得圆滚滚的，几乎占据了妈妈子宫的绝大部分空间，所以我已经不是在羊水里漂浮着了，也不太可能再翻筋斗了，但是我仍然在不停地活动着。

此时我的听力已经充分发育，两个肾脏也已经发育完全，肝脏也能够自行代谢一些废物了。尽管我的中枢神经系统尚未完全发育成熟，但是现在我的肺部已基本发育完成，如果在此时出生，我存活的可能性为 90%。除此之外，我的指甲长长了。

第36周　胎脂开始脱落了

本周，覆盖我全身的绒毛和在羊水中保护我皮肤的胎脂开始脱落。我现在会吞咽这些脱落的物质和其他分泌物了，它们将积聚在我的肠道里，直到我出生，成为我出生后纸尿裤上的第一团粪便也就是胎便。

到这周末，我的身长约 45 厘米，顶臀长 32 厘米，体重约 2500 克。

孕 9 月的孕妈妈

第33周 尿频、腰背痛等不适再度加重

孕妈妈现在会感到尿意频繁，这是胎头下降压迫膀胱所致。此外孕妈妈还会感到骨盆和耻骨联合处酸疼不适，以及手指和脚趾的关节胀痛，腰背痛加重等。这些现象标志着胎宝宝在逐渐下降，全身的关节和韧带逐渐松弛，是在为分娩做身体上的准备。

有上述症状出现的孕妈妈平时要注重日常保健，并加强监护。例如，腰背疼的孕妈妈要适度锻炼，以增强腰背部的柔韧性。此外，还要注意保暖，睡硬板床或在过软的床垫下垫一块木板，穿轻便的低跟软鞋走路，以及在水中慢慢地游动或泡上 10 分钟的热水澡等，这些对缓解腰背痛都有一定的帮助。尿频的孕妈妈，若不伴有尿痛及烧灼感就不用太担心，这是正常的生理性症状。但若同时伴有尿痛、血尿等，就极有可能是泌尿系统感染，应及时就医，切不可延误病情。

孕妈妈此时还会出现不规则宫缩的次数增多、腹部时常阵发性地变硬变紧、外阴变得柔软而肿胀等生理现象。

第34周 水肿更厉害了

由于下肢静脉回流受阻，本周孕妈妈可能会发现手、脚、脸肿得比以前更明显了，脚踝部更是肿得很高，特别是在温暖的季节或每天的傍晚，肿胀程度会有所加重。此时不要限制水分的摄入量，因为孕妈妈自身和胎宝宝都需要大量的水分，而且摄入的水分越多，越能帮助孕妈妈排出体内的水分。

水肿情况加重的孕妈妈要注意多休息，控制盐分的摄入。

第35周 腹坠腰酸，行动更为艰难

胎宝宝在不断长大，逐渐下降至骨盆，此时你可能会觉得腹坠腰酸，骨盆后部附近的肌肉和韧带变得麻木，甚至有一种牵拉式的疼痛，使行动变得更为艰难。在有的孕妈妈身上，这种现象可能逐渐加重，并将持续到分娩以后，如果实在难以忍受，可以向医生寻求帮助。

第36周 体重已达峰值

现在孕妈妈的体重增长已达到最高峰，需要每周做一次产前检查，以随时监测胎宝宝在子宫中的情况，必要时可以做一次胎心监护。同时，从有利于分娩的角度出发，医生会根据胎宝宝的状况以及孕妈妈自身的情况，建议增加营养或适当控制饮食。

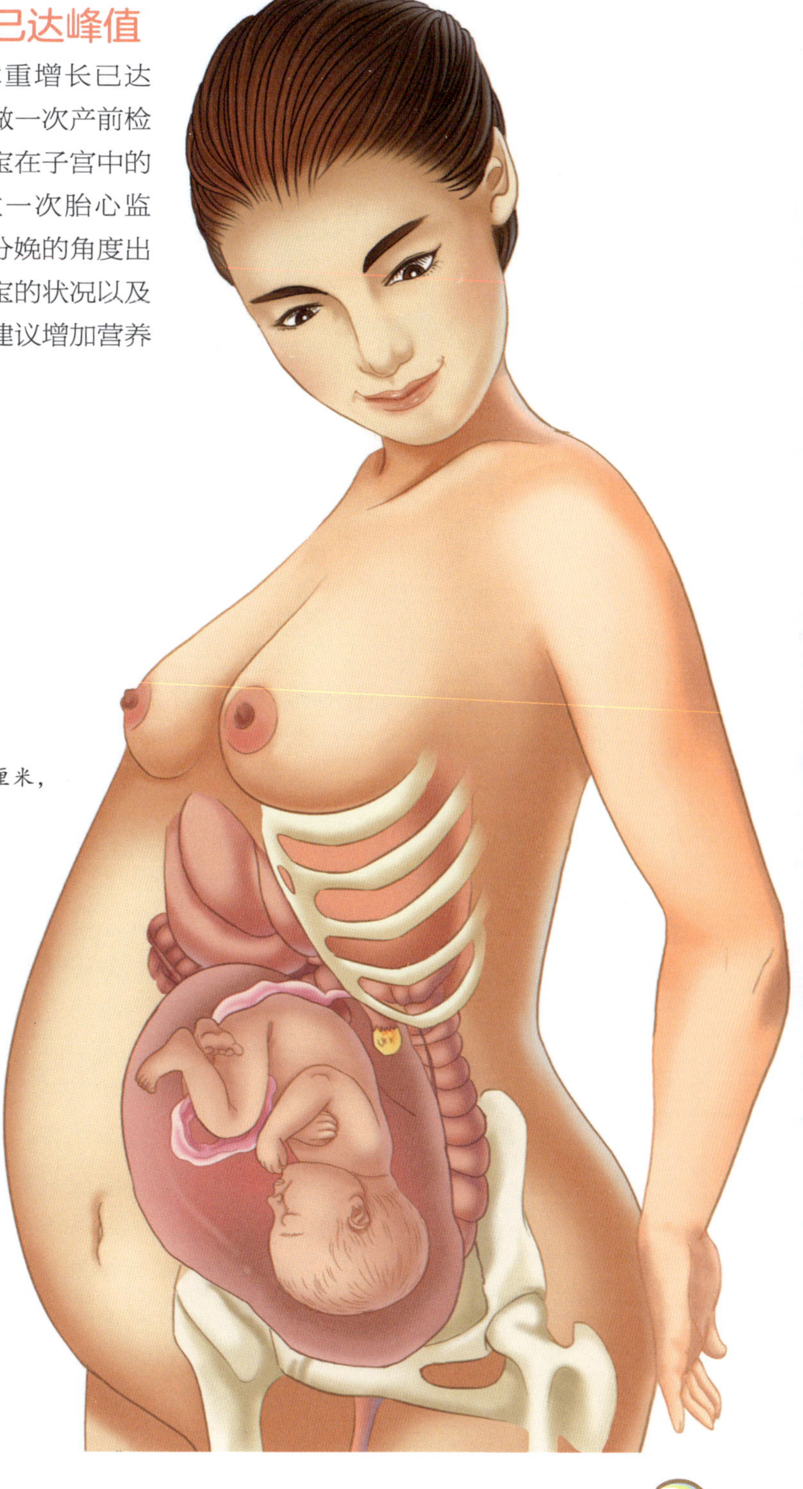

孕妈妈的变化

肚脐变得大而突出。
子宫仍在增大。
子宫底的高度为30～32厘米，升到了大概心窝的位置。

胎宝宝的变化

头部和四肢：能在孕妈妈腹部凸显出来了。
脂肪：皮下脂肪增多，胖乎乎的十分可爱。
胎毛：慢慢脱落。
皮肤：粉粉的，有光泽。
指甲：已经长到了手指和脚趾的顶端。
羊水：胎宝宝喝羊水，也排泄尿液在羊水中。

孕妈妈关心的问题

孕晚期需要及时就医的6种情况

尿频伴尿痛、血尿

孕晚期出现尿频且伴尿痛、血尿，就应该意识到极有可能是泌尿系统感染所致，如尿道炎、膀胱炎等，发生这种情况，一定要及时就医，以免错过最佳治疗时机，导致迁延不愈。

突然感觉头痛

到了孕晚期，随着胎宝宝的快速增大，孕妈妈有时会出现突然头痛的情况，这有可能是妊娠期高血压疾病的典型表现，特别是血压突然升高或有严重水肿的孕妈妈更要引起高度注意，要及时就医，对症治疗。

紧急的剧烈腹痛

在孕中、晚期，出现紧急的剧烈腹痛多为胎盘早剥，多在腹部受到外伤、负重、过性生活后突发，多见于患有高血压、子宫肌瘤或怀有多胞胎的孕妈妈。胎盘早期剥离产生的疼痛，通常是剧烈的撕裂痛，多伴有阴道出血。所以，出现这种情况时应及时去医院。另外，如果孕妈妈感到下腹有规律地疼痛，这是分娩的前兆，要做好临产准备。

胎膜早破

所谓胎膜早破，是指孕妈妈还没有到临产期，而突然从阴道流出一种无色无味的水样液体，即羊水。简言之，就是胎膜提前破裂，羊水流出。胎膜早破可刺激子宫，容易引发胎宝宝早产、脐带脱落，并可导致滞产和胎宝宝缺氧、母婴感染等。一旦发生胎膜早破，孕妈妈应立即躺下，抬高臀位，并在外阴垫上一片干净的卫生巾，立即赶往医院就诊。

阴道出血

孕晚期导致阴道出血的原因有很多，最常见的是前置胎盘，表现为无痛的、反复多次出血；胎膜早剥一般表现为持续性腹痛及少量出血；子宫破裂表现为突然痉挛和剧烈腹痛，并伴有休克体征。上述这些都会威胁孕妈妈与胎宝宝的生命安全，应及早就医。

严重心悸心慌

怀孕晚期，孕妈妈为胎宝宝提供的空间也在不断扩大，心脏负担因而加重，孕妈妈可能会出现心跳加快。如果孕妈妈此时患上或原来就有心脏病，则会导致严重心悸心慌，呼吸急促不能平躺，进而加重心脏病病情。严重心悸心慌，会威胁孕妈妈与胎宝宝的生命安全，一定要尽早就医。

如何应对孕晚期失眠

失眠原因

孕晚期的失眠主要由五大原因引起：孕妈妈体内激素变化、饮食习惯的改变、尿频、食物过敏和抽筋。

改善对策

针对上述孕晚期失眠的原因，孕妈妈可利用以下方法来帮助改善失眠症状。

营造舒适的睡眠环境

孕妈妈的卧室照明不要太亮，要利用间接照明，准备舒适的被子和衣服。养成在卧室只睡觉的习惯，不要在卧室里做别的事，否则睡眠习惯容易不规律，导致失眠。

睡觉之前先冲个热水澡

花 10～20 分钟时间洗澡，有助于放松肌肉，促进血液循环，对睡眠有益。注意不要用太烫的水，否则会引起子宫收缩，且不要洗 30 分钟以上。冲洗后为了避免着凉要迅速擦干。

选择半俯卧位睡姿

侧躺，一条腿弯曲，两腿之间放一个垫子，将脚部垫高。这样的姿势有利于腿部血液循环，加速消除疲劳，促进睡眠。

按时睡觉

每天晚饭后规定读书、洗澡等的时间，在规定的时间内睡觉，会更有利于睡眠。

睡前 3 小时吃点助眠食物

饮食习惯的改变也会影响孕妈妈的睡眠质量，因此，均衡的饮食非常重要。孕妈妈可以在睡前 3 小时吃点有助于睡眠的食物，如香蕉、温牛奶、小米粥、菠菜、核桃仁、葵花子等。晚饭尽量避免摄入过多甜食和肉类，如奶油、乳酪、肥猪肉、猪皮、鸡皮、鸭皮、火腿、培根、香肠、油炸食品等含有饱和脂肪酸的食物，否则易改变体内的激素分泌水平，影响睡眠。

拒喝含咖啡因的饮料

晚上不要喝太多水，否则小便量增加，半夜会醒来上厕所。咖啡、红茶、绿茶等饮料中含有妨碍睡眠的成分，要少喝；冷饮会使身体凉，妨碍睡眠。

听音乐或看书

若就寝后半小时之内还无法入睡，不妨听一些舒缓优美的音乐或看书，直到快入睡为止。

坚持散步

白天天气好的时候，可以到户外轻松地散步和运动，调节身心的同时，还能促进血液循环，产生适当的疲劳感，更有利于睡眠。

尽量减少尿频对睡眠的影响

孕晚期，有近 80% 的孕妈妈都不同程度地遭受尿频困扰，晚上多次起来上厕所，严重影响睡眠质量。生殖泌尿系统感染会引起尿频，这种感染常常表明身体免疫力不足，因此，孕妈妈要同时注意是否有其他感染，如感冒、念珠菌阴道炎等。免疫力不足可能源于免疫系统负担过重，还有可能为情绪不稳定所致。因此，孕妈妈应积极调整情绪，避免被不良情绪困扰。

食疗对策：熬制睡眠茶

枣茶：将 1000 克枣倒入水中后充分熬煮，保留大枣汤汁，放入 10 克白糖。熬到有点黏糊的状态，熬至剩下最初水量的 1/3 左右就可以了。把汤倒在水杯里，用 3 倍的热水稀释后再喝。

小腿抽筋该怎么办

原因剖析

孕妈妈抽筋大多是缺钙所致。尤其在孕中、晚期，孕妈妈的钙需求量明显增加，一方面，母体的钙储备需求增加，另一方面，胎宝宝的牙齿、骨骼钙化加速，都需要大量的钙。当孕妈妈钙摄入量不足时，胎宝宝就会摄取母体骨骼中的钙，导致孕妈妈发生抽筋、腰酸背痛等，甚至会导致软骨病。另外，妊娠期腹内压力的增加，会使血液循环不畅，也易造成腿抽筋。

缓解5方法

1. 多进行户外活动

平时要适当进行户外活动，多晒太阳，以促进身体对钙质的吸收，增强人体的免疫功能。

2. 多摄入钙质丰富的食物

多吃海带、芝麻、豆类等食物。另外，每天 1 杯奶也是必不可少的。从怀孕第 5 个月起，要增加钙质的摄入量，每天 1000 毫克左右。

3. 睡觉时注意下肢保暖

伸懒腰时注意两脚不要伸得过直，睡觉时注意下肢保暖。

4. 舒适腿部

不要让腿部肌肉过度劳累，不要穿高跟鞋，睡前对腿和脚部进行按摩。当小腿抽筋时，可先轻轻地由下向上按摩小腿肚子，再按摩脚趾及整条腿，若仍未缓解，则把脚浸泡在温水盆内并热敷小腿，扳动足部，一般都能缓解抽筋。

5. 泡脚和热敷

睡前可以把生姜片加水煮开，待温度降到脚可以承受时用来泡脚。生姜水不但能缓解疲劳，还能促进血液循环，有助于安神，促进睡眠。水量以没到小腿肚为宜，这对预防抽筋特别有效。或者拿一块湿热毛巾热敷小腿，也可以使血管扩张，减少抽筋。

胎膜早破的居家紧急处理

胎膜早破是产科常见的一种并发症，是指在子宫没有出现规律性收缩以及阴道见红的情况下发生的胎膜破裂，即胎膜在临产前破裂了。

处理方法

孕晚期孕妈妈居家一定要多加留意，一旦发现胎膜早破这种危及母子健康甚至生命安全的紧急情况，一定要告诫自己和家人不要过于慌张，因为人在不知所措的情况下更容易做出不当举止。此时，为了防止胎宝宝的脐带脱垂，应立即让孕妈妈躺下，并且采取把臀部抬高的体位。

只要发生破水，不管孕妈妈是否到预产期，有没有子宫收缩，都必须立即赶往医院就诊。即使在赶往医院的途中，也需要尽量采取臀部抬高的躺卧姿势。

小试纸，大鉴别

很多时候，孕妈妈并不知道是胎膜早破，常常会误以为是小便沾湿了内裤。因此，尽快判定胎膜早破意义重大。孕妈妈可以将一种特定的化学试纸放入阴道里，如果流在阴道里的羊水使橘黄色的试纸变成深绿色，那么基本就可以判定是羊水流出了。如果对这个结果还感觉不放心，拿到医院请专业人士将阴道流出的液体放在显微镜下观察，就可以见到羊水中的小脂肪块和胎毛，这时就可以判定是胎膜早破。

预防胎膜早破的4个生活细节

胎膜早破常常会导致早产、围生儿死亡、宫内及产后感染率升高，因此，日常生活中就要多留意一些生活细节，于举手投足之中加以预防，防患于未然。

1. 定期做产前检查，4~6个月每月检查一次；7~9个月每半月检查1次；9个月以上每周检查1次。若有特殊情况，应随时去检查。

2. 孕中、晚期应避免剧烈运动，无论是生活还是工作，都不宜过于劳累，每天保持心情愉快，适当到户外散散步、聊聊天，放松心情。

3. 不宜长时间走路或跑步，走路特别是上下楼梯时要当心以免摔倒，切勿提重物以及长时间路途颠簸。

4. 孕晚期减少性生活，怀孕最后1个月严格禁止性生活，以免刺激子宫造成羊水早破。

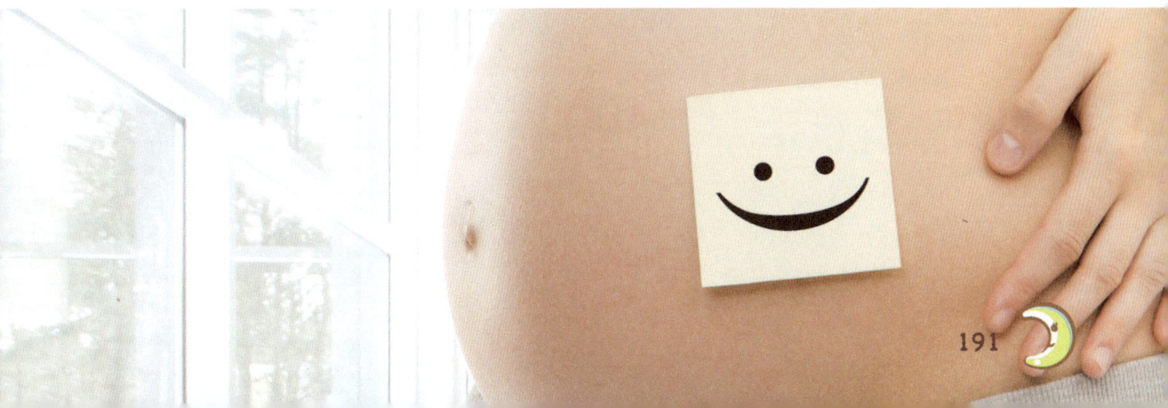

不同孕期的羊水状况一览表

不同孕期	孕早期	孕中期	孕晚期
羊水的来源	主要来源于母体的血液流经胎膜渗入到羊膜腔的液体	胎宝宝通过排尿生产羊水，还通过吞咽羊水，使羊水量保持动态平衡	除了胎尿的排泄以及羊水的吞咽之外，又新增了胎肺吸收羊水这一运转途径
羊水的量	一般来说，羊水的量会随着怀孕周数的变化而变化，在20周时，平均羊水的量是500毫升；到了28周左右，会增加到700毫升；在32～36周时最多，为1000～1500毫升；其后又逐渐减少。因此，临床上以300～2000毫升为正常范围，超过或低于这个范围，则称为“羊水过多”或“羊水过少”，这两种状况都需要特别注意		
羊水的成分	98%是水，另有少量矿物质、有机物和脱落的胎儿细胞。它随着胎宝宝的成长不断变化，孕早期和孕中期时的羊水是清澈透明的，到了孕晚期，则逐渐变成碱性的、白色稍浑浊液体，其中不乏小片的混悬物质		
羊水的作用	1. 羊水是胎宝宝的防震装置，能缓冲腹部外来压力或冲击，使胎宝宝不直接受到损伤 2. 保持羊膜腔内恒温，使胎宝宝的代谢活动在正常稳定的环境下进行 3. 可缓冲和平衡外界压力，减少突如其来的外界力量对胎宝宝的直接影响，避免子宫壁和胎儿对脐带直接压迫而导致胎宝宝缺氧 4. 羊水中含有部分抑菌物质，可保护胎宝宝免受感染 5. 防止胎动所致的不适，保护母体 6. 可调节胎儿体液平衡。当体内水分过多时，可以通过排尿的方式排入羊水中；当缺水时，可吞咽羊水加以补偿 7. 羊水对胎盘有挤压作用，可防止胎盘早剥 8. 破水后，羊水对产道有一定的润滑作用，使胎宝宝更易娩出 9. 羊水中胎儿脱落的细胞及代谢产物，可用于进行宫内胎儿出生缺陷的产前诊断（染色体病、代谢病），通过羊水内的一些物质检查，了解胎宝宝成熟尤其是肺成熟的情况，为医疗性早产儿做好出生前的准备		

想顺利分娩，要做哪些准备

决定分娩顺利进行的5要素

1. 孕妈妈的身体状况。孕妈妈身体健康，无异常。

2. 胎宝宝的情况。分娩的顺利与否也取决于胎宝宝大小、胎位及有无畸形。

3. 产道的状况。产道是顺产时胎宝宝娩出的必经之路，由骨产道与软产道两部分构成。其中骨盆构成了骨产道，子宫口、阴道、外阴构成了软产道。这二者努力扩张才能使胎宝宝顺利通过。其中最重要的是骨盆无异常，因为有时无法预测软产道是否会影响胎宝宝顺利娩出，这在分娩过程中医生会妥善处理的。

4. 产力情况。产力是指将胎宝宝及其附属物从子宫内逼出的力量，包括子宫收缩力、腹肌及膈肌收缩力和肛提肌收缩力。这取决于孕妈妈的努力和平时的锻炼。

5. 精神因素。分娩时刻即将来临，孕妈妈在喜悦和期盼之余，难免会有恐惧和担忧，再加上宫缩可能会让孕妈妈无法很好地休息，不思饮食等，这些都会导致宫缩无力，产程延长。因此，孕妈妈本人和准爸爸等周围的亲人都应坚定自然分娩的信心，以轻松愉快的心情看待分娩。

促进分娩的4种措施

1. 促进分娩的坐姿。从孕 32 周以后，孕妈妈应尽量少斜靠着坐沙发，可以利用硬餐椅，将椅子反转，跨坐在上面，这样的姿势利于骨盆扩大和韧带关节的打开。

2. 背部保持直立，让胎位更正。孕中期开始，孕妈妈坐着时要保持后背直立，尽量坐硬凳子，如果是沙发，也要在背后放一个舒适的靠垫，保持背部直立。之所以这样做，是为了有一个好的胎位，便于胎宝宝入盆。

3. 孕期要保证睡眠时间。孕妈妈最好晚上 10 点以前就上床睡觉。37 周以后就是足月儿，随时可能生产。早点睡觉可以保证有足够的产力，随时应对分娩。

4. 把握入院最佳时机。有规律的宫缩为每 6 ~ 7 分钟一次，这样即使是急产，也需要 2 ~ 3 小时才能生。

小贴士

规律宫缩是入院的重要指标。见红（少量的、粉色或者咖啡色出血）不是临产的指标，因为有见红后几天才生的，也有不见红就生的。

两种需马上住院的情况：①破水，主要有感染的危险；②阴道出血，不同于见红，血色鲜红，血量和月经差不多，原因可能是胎盘低置。

一种特殊情况：有些人宫缩的表现不是肚子疼，而是腰疼，也要引起注意。准爸爸可以将手掌平放在产妇腰下，减轻疼痛。

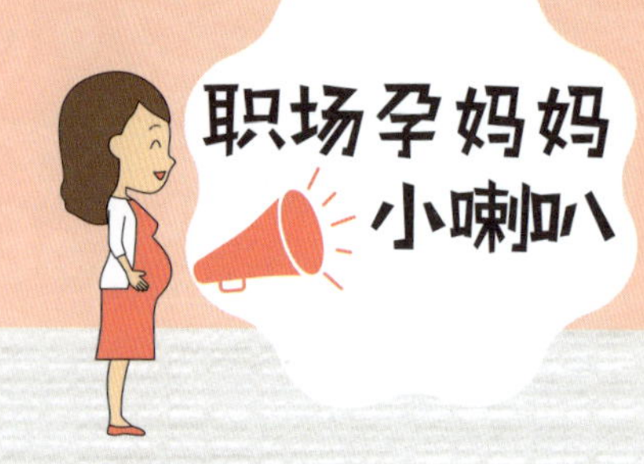

可以停止工作了

对于一直坚持上班的孕妈妈来说，这个月月末就要考虑休息了。对于要等到临产才可以休假的孕妈妈来说，要注意工作强度，若感觉累，就提前休假。

不要过度劳累

怀孕晚期，孕妈妈一定不要过度劳累，这时候就不要再加班了，一定要保证充足的睡眠和休息，以随时等待那个期待已久的时刻。

避免长时间外出

对孕 9 月的孕妈妈来说，长时间逛街、长途旅行或远足郊游，都是不明智的。

避免去拥挤的公共场所

在这个时期，公共场所并不是绝对不能去，但最好不要去那种拥挤嘈杂的地方，因为这些场所存在着许多对胎宝宝不利的因素，孕妈妈应尽量少去。

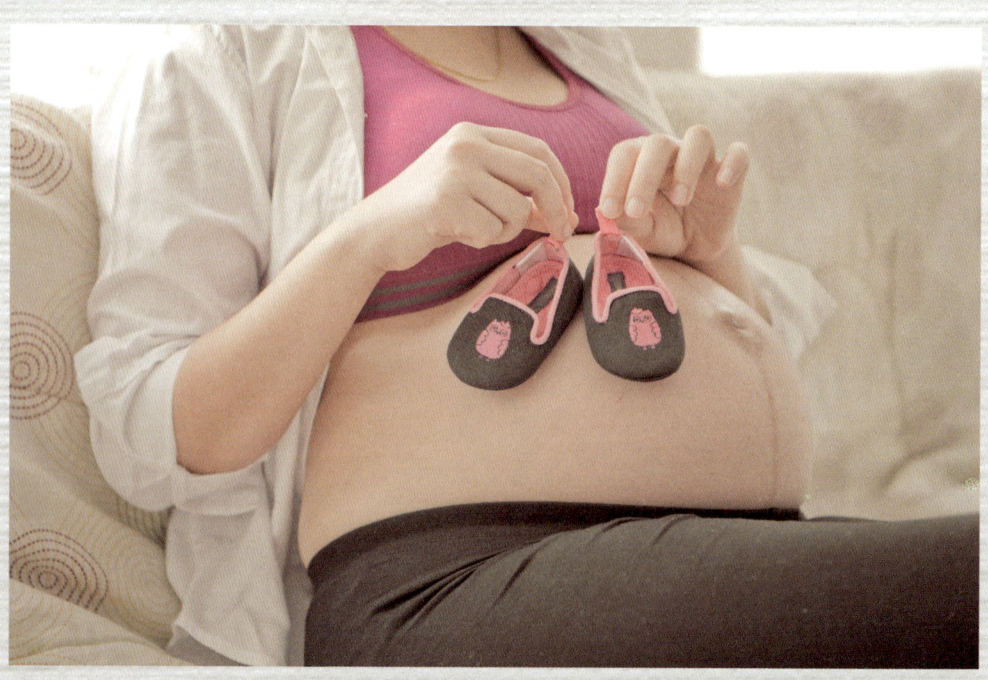

孕 9 月孕妈妈营养饮食

孕 9 月营养饮食方案

孕9月饮食要点

孕妈妈胀大的子宫容易使胃、肺与心脏受到压迫，因此，不要一次进食太多，最好采取少食多餐的方式，多摄取易消化且营养成分高的食物。

为保证营养全面，最好什么都吃，但要限制钠的摄入，增加铁、钙与维生素K、维生素 B_1 的摄入，为分娩做好准备。

孕妈妈要注意调整食量，确保胎宝宝以恰当的体重出生。

孕9月关键营养素：膳食纤维

孕晚期，逐渐增大的胎宝宝给孕妈妈造成了很大的影响，孕妈妈很容易出现便秘，继而可能导致痔疮的产生。所以，为了预防和调理便秘，孕妈妈应该多摄取膳食纤维，以促进肠道的蠕动，防止便秘的产生或改善便秘症状。

全麦面包、芹菜、胡萝卜、白薯、土豆、豆芽、菜花等食物中都含有丰富的膳食纤维，孕妈妈可选择食用。此外，孕妈妈要养成每日定时排便的习惯，还应该适当进行户外运动，这些都有助于预防和调理便秘。

孕9月重点营养素

孕晚期，胎宝宝的生长速度达到最高峰，大脑发育加快，对营养的需求量增加；同时，孕妈妈的基础代谢也增加至最高峰。

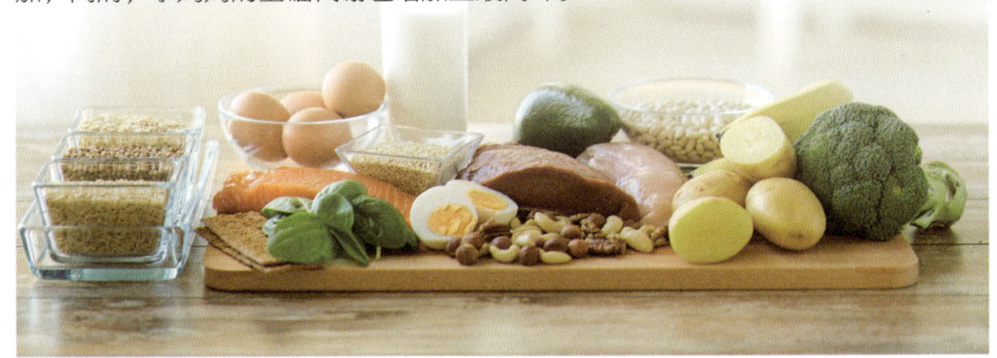

优质蛋白质

孕晚期的孕妈妈，每天的蛋白质需求量增加到了85克。蛋白质分为植物蛋白和动物蛋白，富含动物蛋白质的有牛奶、鸡蛋、牛肉、猪肉、羊肉、鸭肉、鱼等。植物蛋白质含量最多的是大豆，其次是麦和米、花生、核桃仁、葵花子、西瓜子。海产品的蛋白质含量更为丰富，孕妈妈也可以多吃一些。

维生素K

如果孕妈妈缺乏维生素K，将会造成新生儿出生时或满月前后出现颅内出血。因此，孕妈妈要多食用动物肝脏、绿叶蔬菜等食物。

维生素B_1

如果孕妈妈维生素B_1补充不足，容易出现呕吐、倦怠、体乏等现象，还有可能影响分娩时的子宫收缩，使产程延长，分娩困难。富含维生素B_1的食物有红豆、鸡蛋、坚果、干酵母、内脏等。

维生素A、维生素D和维生素C

为了利于钙和铁的吸收，还要注意补充维生素A、维生素D和维生素C。

碳水化合物

每天保证摄入主食（如谷物）400克左右，能为孕妈妈提供足够的碳水化合物。

脂肪

保证每天摄入总脂肪量60克左右。孕9月时，胎宝宝大脑中某些部分还没有成熟，因此，孕妈妈需要适量补充脂肪，尤其是植物油。

孕9月每日营养食谱举例

餐次	用餐时间	食谱参考
早餐	7:00 ~ 8:00	紫薯粥，煮鸡蛋，香菇油菜
加餐	10:00	牛奶，坚果适量，橙子
午餐	12:00 ~ 12:30	米饭，香菜牛肉末，凉拌金针菇，熘肝片，红小豆鲤鱼汤
加餐	15:00	酸奶，强化营养饼干，莲子羹
晚餐	18:00 ~ 18:30	扬州炒饭，清炒油麦菜，木耳海参虾仁汤
加餐	21:00	杏仁露，奶酪面包，香蕉

好孕美食推荐

熘肝片

补充维生素 K

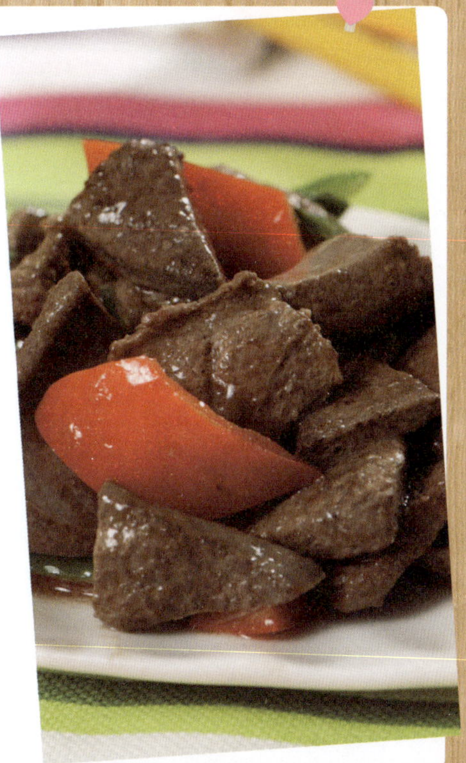

材料 猪肝250克，青、红椒各80克。

调料 料酒、酱油、水淀粉、葱末、姜丝、蒜末、醋、胡椒粉、盐、植物油各适量。

做法

1. 青、红椒洗净，去蒂及子，切片；猪肝洗净，切片，用盐、料酒、部分水淀粉拌匀上浆待用。
2. 料酒、酱油、醋、盐、胡椒粉、水淀粉加入适量清水调成调味汁。
3. 炒锅置火上，倒油烧热，放入猪肝与青、红椒炒散，盛出。
4. 锅底留油，倒入葱末、姜丝、蒜末爆香，然后将猪肝与青、红椒一起倒入锅内，烹入调好的调味汁，炒熟即可。

红小豆鲤鱼汤

开胃健脾

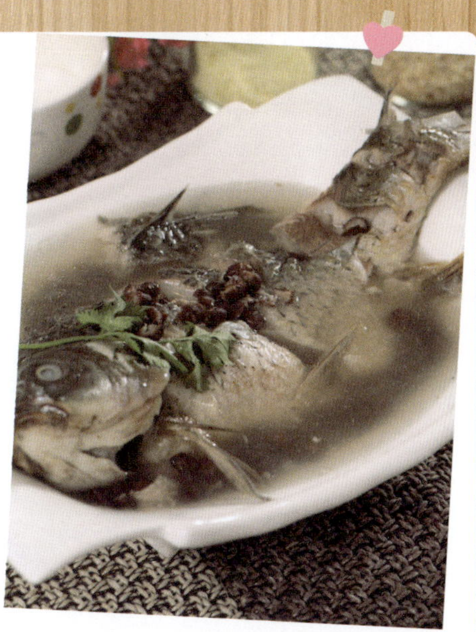

材料 鲤鱼1尾（约500克），红小豆50克，陈皮10克，草果1个。

调料 姜片、香菜、盐各适量。

做法

1. 先将鲤鱼宰杀，去鳞、腮及内脏，洗净；红小豆洗净，浸泡3小时。
2. 将鲤鱼放入锅中，加入适量水，烧开后，加入红小豆及陈皮、草果、姜片，继续熬煮至豆熟时，加入盐调味，再放入香菜即可。

孕9月聚焦：了解早产

在妊娠28~37周发生的分娩称为“早产”。相应地，在此期间出生的体重1000~2499克、身体各器官尚未完全发育成熟的新生儿，则称为“早产儿”。

为什么会出现早产

1. 异常状况

子宫畸形、宫颈内口松弛、子宫肌瘤、胎盘功能不全、前置胎盘或胎盘早期剥离、羊水的量过多或过少、胎位不正、胎膜早破、子宫颈无力支撑胎宝宝和胎盘的重量等异常状况可导致早产，需要尽早检查和治疗。

2. 疲劳和压力

孕妈妈长时间站立、提重物或长途旅行时身体疲劳，会有早产的危险。睡眠不足和心理压力过重也可能会导致早产。

3. 妊娠并发症

患有高血压、心脏病、肾脏病、糖尿病、肺结核、肺炎、病毒性肝炎、急性肾炎或肾盂肾炎、急性阑尾炎、病毒性肺炎、风疹等急性疾病的孕妈妈，妊娠晚期早产的危险比较大；严重贫血的孕妈妈，由于组织缺氧，子宫、胎盘供氧不足，也可发生早产；孕妈妈营养不良，特别是蛋白质不足以及维生素E、叶酸缺乏，也会导致早产。

4. 感染

主要是胎膜早破、下生殖道感染。孕妈妈感染流行性感冒病毒或宠物的寄生虫，通过宫颈或胎盘传染给胎宝宝，会导致胎膜早破或子宫收缩。这时候早产的危险性高。

5. 子宫膨胀过度

多胎或巨大儿，会导致孕妈妈肚子过大，羊膜无法承受压力而破水。妊娠末期要注意安全，以免羊膜破裂。

6. 生活习惯

妊娠晚期频繁的性生活，易引起胎膜早破，是导致早产的常见原因。早产与孕妈妈吸烟和过度饮酒也密切相关。

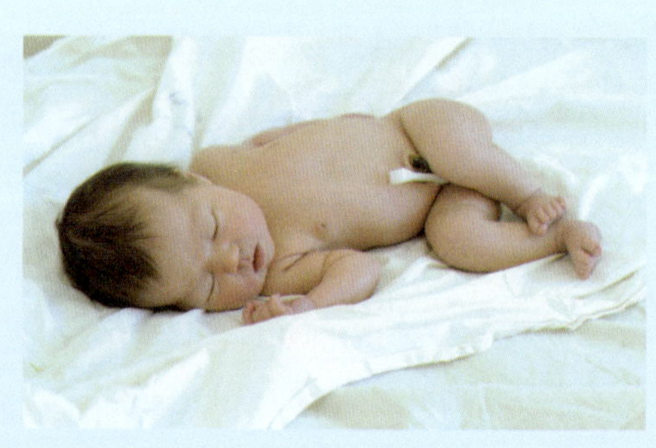

专家问答

Q 羊水过多、过少都不正常吗?

A 胎宝宝是漂浮在羊水中的，羊水不仅能保护胎宝宝，而且羊水的量和颜色还能反映胎盘及胎宝宝在子宫内的状况。孕晚期，羊水主要来源于胎宝宝排出的尿液，胎宝宝排出尿液后再吞入并进入胃肠道，当胃肠道发育异常或神经管发育畸形时可出现羊水过多，前者大多要在出生后才能明确诊断，而后者经 B 超就能发现，但有一部分羊水过多的胎宝宝的发育也是正常的。孕晚期羊水过少，多是胎盘功能减退引起的。此外，泌尿系统发育异常也会导致羊水过少，但较少见，有时候 B 超检查能发现。B 超测定羊水量有两种方法，第一是测定最大的羊水池，应在 3～8 厘米；第二是测定羊水指数，正常范围在 8～18 厘米，当羊水指数小于 5 厘米时，为羊水过少，应尽快终止妊娠。

Q 胎盘分级有什么意义?

A 孕晚期（孕 28 周）开始，B 超报告单上会出现胎盘分级，这个时候的胎盘级别多数是 0～Ⅰ级，到 36 周左右胎盘级别可以是Ⅰ～Ⅱ级，到 40 周左右胎盘级别可以是Ⅱ～Ⅲ级，一般来说胎盘Ⅱ级以上提示胎宝宝成熟了。

分娩时期表

满 28 ～ 36 周	满 37 周	满 42 周
早产	足月产	过期产
满 28 周至36 周 6 天	满 37 周至41 周 6 天	满 42 周

孕妈妈早产的相关诱发因素一览表

年龄	若孕妈妈不满 20 岁，则子宫尚未成熟；若超过 40 岁，子宫老化。这两种情况发生早产的危险性比较大
体重	孕前体重过轻；怀孕时体重超过 80 千克
不良病史	曾患肾盂肾炎，曾有不良的产科病史，曾发生过早产、早发阵痛、妊娠早期或中期流产，或曾有“子宫颈功能不全”的现象
怀孕间隔	怀孕间隔太密（一般是指产后半年内再孕）

提前了解早产 5 大征兆

周期性腹部发紧和腹痛

早产只不过是生产时间早，其他与正常分娩一样。妊娠8个月以后腹部频繁出现紧绷感，像石头或球一样硬硬的，有反复而规则的疼痛时就是早产的征兆。要先安定下来，然后联络医生。

疲劳和压力

阴道出血对孕妈妈来说是一个危险的信号，不管是在什么时候发生，也不管出血量是多是少。为避免感染，此时一定不要清洗阴道，只需垫上护垫尽快到医院。

破水

阴道流出清澈透明的水样液体，可能是破水。大部分孕妈妈在羊水破裂后开始阵痛，这时要垫上护垫立即去医院。就算医院很近也要坐车去，用躺着的姿势抬高臀部，尽量不要活动腹部。

痛经似的疼痛

感觉子宫口正在打开或腹部的膨胀感与平时不同可能是早产，要在疼痛时尽快去医院。

胎动异常

如果孕妈妈感到突然胎动减少，或长时间感觉不到胎动，或激烈动作后突然感受不到胎动，或随着严重腹部疼痛胎动减少时，要立即去医院。

该如何应对早产

1. 一旦发现早产征兆，先放松心情（如深呼吸、听音乐）、卧床观察与休息（最好左侧卧）、补充水分，或给医生打电话咨询。

2. 若使用以上方法经过半小时都无法改善的话，应立刻到附近设有“新生儿重症监护病房”的医院就诊（若早产儿出生后再转院，会错过急救黄金时间），以便及早提供最完善的检查、确定治疗方案及进行必要的处理，平安渡过危机。

3. 若有见红及破水现象，应立刻就医。

预防早产的办法

与足月儿不同，早产儿的生命质量总是会受到不同程度的威胁，所以需要很好的护理和比较高的医疗技术支持。从这个意义上来说，预防早产是非常重要的，孕妈妈可以科学调整自己的生活方式，以预防早产。

重视产前检查

有早产危险者，如妊娠合并高血压或糖尿病、怀双胞胎等孕妈妈，要到可以接受早产儿治疗的综合医院去做产前检查。另外，如果产前检查时，医生建议你休息，一定要听从医生的建议。

避免刺激子宫

要预防便秘和腹泻，以避免子宫收缩而导致早产。此外，妊娠晚期不要穿束腹或紧身的衣服，尤其是8个月以后不要用束腹带，因为使用束腹带会妨碍血液循环，使身体变凉，导致子宫收缩。

呵护身体，控制体重

孕妈妈一定要细心呵护好身体，这也是关爱胎宝宝的一种方式，例如，要保持身体暖和，即使在炎热的夏天待在空调房间里也要穿长袖和袜子，在房间里走动或在厨房干活时，要穿合脚的保暖鞋子，尽量不穿拖鞋；下楼梯或走凹凸不平的道路时，要注意防摔、防滑，雨雪天气避免外出；不要异常扭动身体，不要突然改变体位或做危险动作；合理控制体重，避免体重过度增加导致妊娠期高血压疾病，从而使胎盘的机能退化引发早产。

不过度劳累

怀孕晚期孕妈妈一定不要过度劳累，要保证充足的睡眠和休息。要等到待产才能休假的职场孕妈妈，要注意工作强度，若感觉累，就提前休假。另外，此时也不可长时间逛街、长途旅行或远足郊游。

避免性生活

有早产征兆的孕妈妈最好在妊娠晚期避开性生活，以免引发早产。

孕妈妈爱运动

一般意义上，我们所说的预产期是按照怀孕 40 周加以计算的。实际上，预产期只是对宝宝大概出生时间的一种推算，并不是一成不变的具体日期。通常宝宝会在 40 周出生，但是也会提前或错后 2 周，这都是正常的。因此，孕妈妈的分娩准备要有一定的机动性。

要知道，很多孕妈妈都是初产，并没有什么分娩经验可以直接拿来借鉴。这就要求孕妈妈提前了解与分娩相关的知识与技巧，以轻松应对即将到来的临产。例如，分娩时肌肉会不自觉地无效紧张，无形中会导致产程延长。那么，如何消除这种紧张呢？

1. 调节分娩心理

随着产期的临近，孕妈妈的内心越发忐忑不安，想象分娩时的疼痛，担心分娩的种种不顺利，忧虑胎宝宝是否正常等。有的孕妈妈甚至对自己的身体过分敏感，以至于将一些胎宝宝的蠕动、不规律的宫缩引起的轻微腹痛等正常现象误认为是临产的征兆而过分紧张。其实，这完全没有必要，孕妈妈要坚信，分娩是一个正常、自然的过程，坚信自己能够成功完成这个光荣而神圣的使命。

呼吸法	动作要领	作用
浅呼吸	仰卧平躺，嘴唇放松，微张口，进行轻而浅的吸气、呼气，二者之间要间隔相等。开始练习时做 15 秒钟，习惯后持续练习 30 秒钟	缓解腹部紧张，减轻疼痛
深呼吸	仰卧屈膝，由鼻平静吸气，待吸满空气后由口慢慢吐出	有镇静效果，能使紧张的肌肉完全放松
短促呼吸	仰卧平躺，双手紧握，用尽力量连续做几次短促呼吸	集中腹部的力量使胎宝宝的头慢慢娩出

2. 呼吸法

在消除了产前心理紧张因素后，孕妈妈不妨放舒缓的轻音乐缓解紧张情绪，还可以采取呼吸法来促进分娩，帮助消除分娩时的紧张情绪，缓解分娩时肌肉的过度紧张。

3. 侧卧位放松法

孕妈妈侧卧位，上侧手臂在前，下侧手臂伸向后方，上侧腿屈膝向前，下侧腿轻度屈起。不管哪一侧在下，只要感觉舒服即可，也可以经常改变方向。为了减少下背部的紧张感，孕妈妈在练习时，可以在膝下放一个软垫或叠好的毛毯。该法可使孕妈妈身体的肌肉和关节放松。

4. 肘、膝松弛法

孕妈妈肘关节和膝关节用力弯曲，然后伸直并放松。该运动法可以松弛全身肌肉，稳定情绪，消除肌肉僵硬，防止热量消耗。可在孕晚期每天练习半小时，能收到良好的效果。

小贴士

临产前准爸爸的 4 个任务

- 别经常让妻子独自在家

孕晚期随时都有分娩的可能，准爸爸要尽可能多抽时间在家陪伴妻子，并仔细监测胎宝宝的胎心、胎动，若发现异常，应及时陪妻子去就诊。

- 陪伴妻子做散步运动

这时候孕妈妈的腹部如西瓜般大小，不适更明显，准爸爸要妥善安排好妻子的日常生活，陪她到户外散散步，呼吸一下大自然中的清新空气，也有利于调适心情。

- 给妻子做做按摩

孕 9 月的孕妈妈身体负担更重了，腰、背、手、脚都会有不同程度的酸胀、疼痛感，准爸爸需要一如既往地通过按摩帮助孕妈妈缓解酸痛。如帮妻子按摩背部、腰部及腹部两侧。准爸爸适时适度地出手按摩，不仅能缓解妻子身体的不适，而且能增进夫妻感情。

- 和妻子一起准备分娩物品

提前着手准备生产用品，包括妈妈用品和宝宝用品，这个过程中，准爸爸和孕妈妈会沉浸在即将与宝宝见面的幸福之中。

孕 9 月胎教

孕妈妈呼吸新鲜的空气，可以让胎宝宝的脑细胞发生活性化反应，从而使脑部变得更加发达，感性能力也将得到明显提升。为了能够经常呼吸到新鲜的空气，孕妈妈要多到空气新鲜的地方散步，这既可以为胎宝宝补充氧气，也是一种很好的胎教方式。

每周散步 3～5 次

一天当中散步的最佳时间为上午 10 点到下午 2 点，这段时间孕妈妈的状态比较稳定。孕妈妈也可以根据自己的身体情况进行适当调节，但要避开强烈的紫外线。每天散步 30 分钟就可以起到良好的效果，一般来说每周最好散步 3 ~ 5 次。

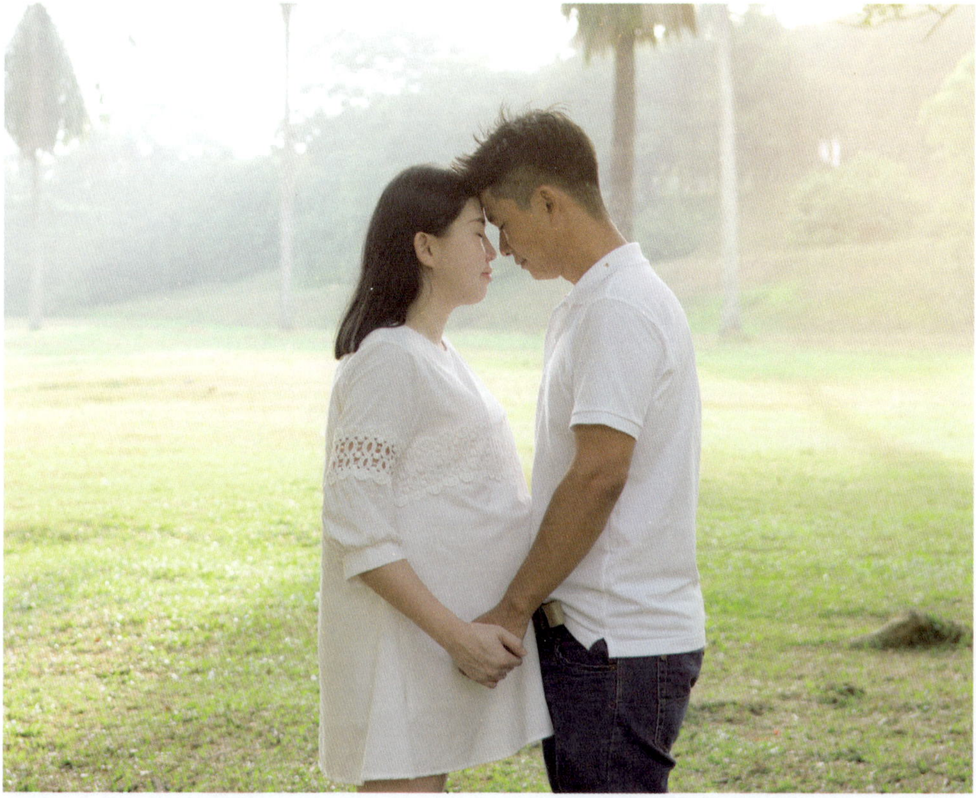

腹部抽痛时要立即停止散步

孕妈妈在感到疲倦时很容易产生腹部抽痛的感觉，所以如果有了比较明显的疲劳感就要及时停止散步，可以休息片刻再继续走。如果出现冒冷汗或者眩晕的情况，应立刻前往医院接受检查。

散步时要确认自己的身体状态

散步前要先确认自己的身体状态良好，不存在任何问题。最好穿上较为舒适的鞋，开口宽敞、低面、弹性好的鞋子是最佳的选择。除此之外，孕妈妈还应该穿上袜子，这样能更好地保护足部。

在出发前应先准备好大麦茶和矿物质饮料，以备散步时饮用，预防身体出现脱水症状。空腹散步会加速身体疲劳，所以最好在散步前 1 小时摄入适量的食物。

散步的地点

孕妈妈容易出现关节松弛、肌肉抽筋等现象，为了避免受伤，最好选择一些地面平坦的场所散步。注意不要走上坡路，否则会给腹部造成很大压力，相比之下在平坦的草地上散步是最佳的选择。

掌握正确的呼吸法

掌握正确的呼吸法可以让孕妈妈吸入更多的新鲜空气。在用鼻子吸入长长的一口气之后稍做停顿，然后随着“呼”的一声把气息从口中排出。发生阵痛时也需要使用到与此类似的呼吸方法，所以此时就可以提前练习。

正确的走路姿势

孕妈妈散步应保持抬头挺胸、注视前方的姿势。步伐没必要迈得太大，要给双脚留出一定的自由活动空间。不要低头走路，否则会给颈部和肩膀带来很大的负担。

小贴士

孕妈妈的正确散步姿势

- 孕妈妈由于腹部前凸、重心不稳又影响视线，容易摔倒，故在行走时要背直、抬头、紧收臀部，脚跟先着地，步步踩实，保持全身平衡，稳健行走。
- 不要用脚尖走路。可能时扶着扶手或栏杆行走，切忌急行，也不要向前突出腹部。
- 孕妇托带能帮孕妈妈托起笨重的腹部，使孕妈妈行走起来轻松一些。
- 回家时，如需要上楼梯，按照先脚尖、后脚跟的顺序，将一只脚置于台阶上，同时挺直腰部，将重心前移，用后脚向前推进。

第9个月
怀孕日记

生理和心理上的变化	我身体上的改变		第9个月 孕妈妈的开心照片 及胎宝宝的B超照片
	我情绪上的改变		
	我对宝宝的感觉		
	关于宝宝的梦		
	我想象中宝宝的模样		
	我最快乐的事		
产前检查	检查结果		
	我的反应		
	丈夫的反应		
	我遇到的困惑和得到的解答		
琐碎的事与心情	我最严重的问题		
	我在吃的食物		
	我最爱吃的食物		
	当宝宝在踢我时，我的感觉		
	我最关心的事		
	我应该关心的事		
	一想到分娩的疼痛，我的感觉		
	宝宝，妈妈想对你说		
	本月感想		

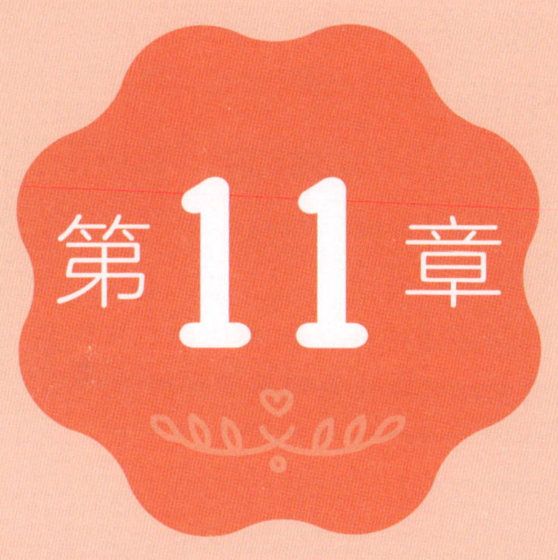

第11章

孕10月

(37～40周)

痛并幸福着

在第10个月，我还需要继续生长，以便能够更加独立地适应子宫外面的生活。现在我还要依赖妈妈给我输送源源不断的营养，让我长出更多的肌肉和脂肪，变得足够强壮。然后我就要离开温暖舒适的“小房子”，开启新的生命历程，尽管我是那么的依依不舍，但一想到焦灼等待中的爸爸和妈妈，我就有一种“破壳而出”的冲动。

——胎宝宝寄语

10个月胎宝宝生长发育逐周看

10个月
胎宝宝自述

“

爸爸妈妈，我等不及了！

十月怀胎，瓜熟蒂落。在这接近预产期的日子里，我还要继续成长，力争在离开妈妈的“小房子”后能够独立存活。在这个月里，我的皮下脂肪还会进一步增厚，这是为出生后能够适应外界的“低温”（相对于妈妈子宫的温度而言）而做的准备。我的肺已经具备了呼吸功能，但还没有启用。在这最后的一个月，我会加紧练习，并做呼吸功能的调适，随时待命，一旦出生就立即启用自己独立的肺循环。但如果我和妈妈有任何不适宜继续妊娠的疾病或征兆，在进入第38周的首日，医生就可能用人工方式启动分娩。

”

第37周 我足月了

恭喜我吧！本周我已经完全入盆，到这周末，我就可以算是足月的宝宝了——这意味着我现在已经发育完全，为子宫外的生活做好了准备。

第38周 临近出生，加紧练习

我已经胖起来了，昔日妈妈那宽敞明亮的“小房子”对于现在的我来说已经不够用了，所以有时我会像个小球一样整个蜷缩起来，头朝下，做出准备出生的姿势。

这时候，妈妈会因为我的入盆而感觉我活动的次数及强度不如以前明显。殊不知，我丝毫也没有闲着，我要在这最后的几周里，抓紧时间练习吸吮、呼吸、眨眼、踏步、转头、握拳、手指交叉紧握等动作。本周我的器官已经完全发育成熟，并各就其位，我的肺部和大脑已经足以发挥功能了，但是它们将在我的整个童年时期继续发育。

第39周 我安静了许多

我已经准备好来到这个世界上了！我的脂肪层正在加厚，这会帮助我在出

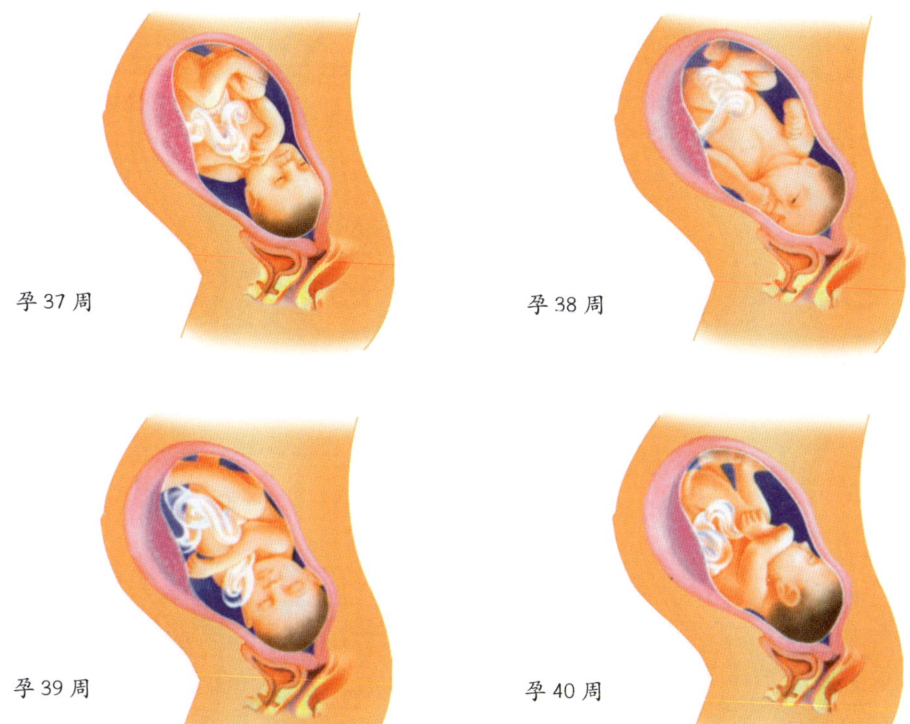

生后控制体温。

这一周我的外层皮肤正在脱落，取而代之的是下面的新皮肤。我的活动越来越少了，安静了许多，不过妈妈不要担心，这主要是因为我的头部已经固定在骨盆中了。

第40周 我随时都会来"报到"

本周，我的身长约 50 厘米，顶臀长 36 厘米，体重约 3400 克，和新生宝宝已经没有什么区别了。我身体上的皱纹已消失，皮肤呈现淡红色，肉乎乎的，可爱极了。随着时间一天天过去，我还会不停地长大，我的指甲和头发也会继续生长。我的头颅骨还没有连接在一起，在分娩时它会被挤压，从而变形或被拉长，以便顺利地通过产道。妈妈如若不信，在我出生后的一年或更长时间内，都可以在我的头上摸到这些柔软的部位——囟门。

我的绝大多数器官都发育完成，只有肺还没有最后"定型"，要等到我出生后几小时之内才能建立起正常的呼吸模式。现在，一切准备就绪了，我随时都会出来"报到"，爸爸妈妈，你们做好准备了吗？

孕 10 月的孕妈妈

第37周 身体更加沉重，胃口似乎好起来

这一周，孕妈妈的肚子会越来越大，感觉身体更加沉重，动作也越发笨拙，子宫底的高度为 32~35 厘米。孕妈妈会觉得突出的腹部逐渐下坠，这是因为胎宝宝的先露部分开始下降至孕妈妈的骨盆，即通常所说的“入盆”，是在为分娩做准备。因胎宝宝位置的降低，孕妈妈胸部下方和上腹部变得轻松起来，对胃的压迫变小了，胃口也跟着好了起来，但是行动却日益困难，同时不规则宫缩频率增加，小便次数也在增加。

第38周 仍感觉不适，对分娩有焦虑

尽管大部分孕妈妈的体重在这周不再增加了，但还是会觉得不舒服。平时要注意小心活动，避免长期站立等。

孕妈妈现在既盼望快点与小宝宝见面，又害怕分娩的疼痛，担心自己是不是真的能够挨过分娩的阵痛。为此，可能会出现紧张、烦躁、焦虑等负面情绪，这都是正常现象，相信有准备的孕妈妈应该很快就可以调整过来。

孕妈妈要适当活动，充分休息，还要密切关注自己的身体变化，一旦出现临产征兆，就要入院待产。

第39周 为了宝宝，我要吃好睡好

虽然这时候胎宝宝安静了许多，但是孕妈妈不舒服的状况会更加明显，几乎所有的孕妈妈现在都会感到心情极度紧张，或是对分娩感到焦虑，或是对分娩的种种期待。但是你能做的唯有吃好睡好，放松心情。此外，尤其要注意观察是否有临产迹象。

第40周

日夜守候，只为那一刻

正所谓“万事俱备，只欠东风”。到了本周，一切都已准备妥当，孕妈妈要做的就是静静地守候，等待那激动人心的时刻。这期间，你仍然可以对你的小宝宝施以最本能的爱抚或对他喃喃细语，因为对于他来说，你就是整个宇宙的中心，你将给他一个最好的生命之初，让他拥有健康、快乐的未来。

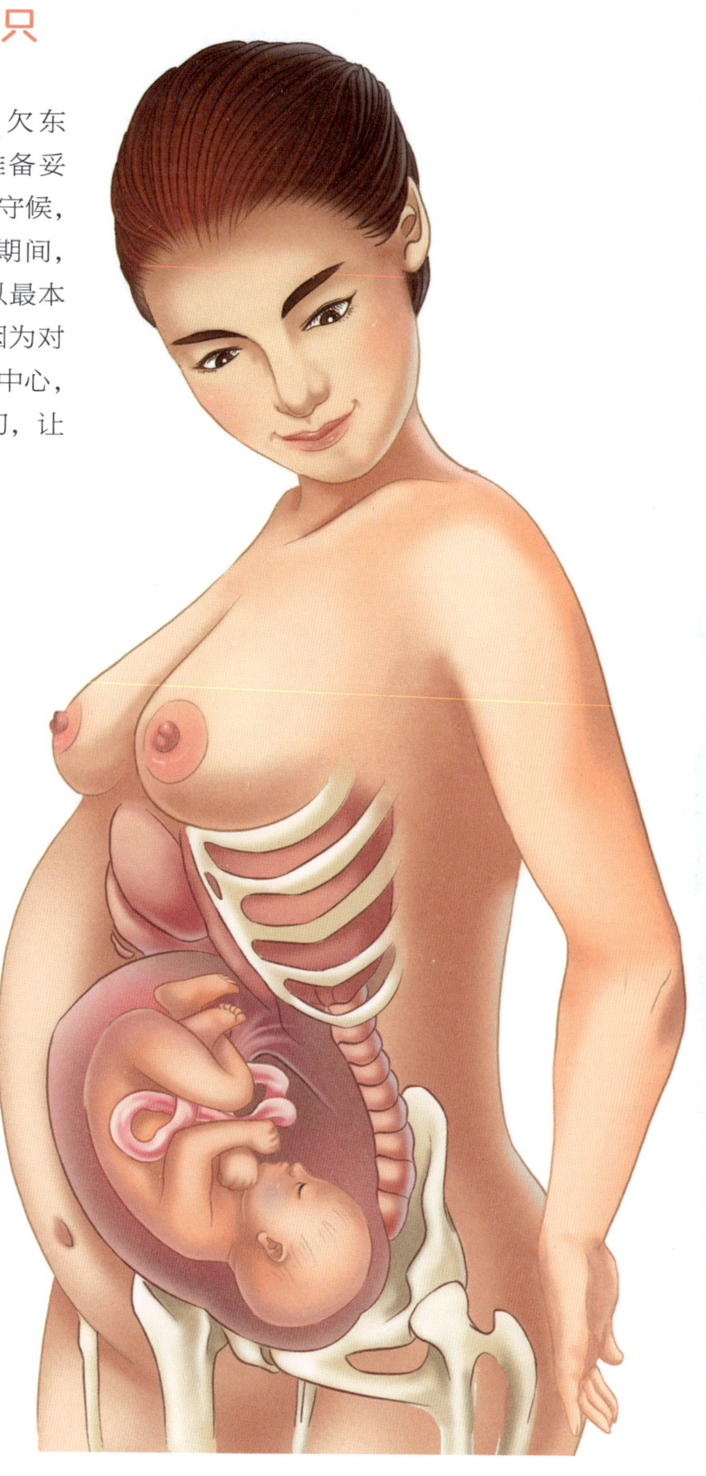

孕妈妈的变化

乳腺扩张明显，溢出更多的乳汁。
腹部紧绷、发硬。
子宫底的高度在32～35厘米。
胎宝宝入盆，宫底下移。
羊水浑浊，呈乳白色。
子宫颈和阴道变软，和骨盆关节、韧带一起做好了分娩的准备。

胎宝宝的变化

眼睛：活动协调，视力增加。
头发：长2～3厘米。
指甲：超过指尖。
脚：足底布满纹理。
大脑：发育完善。
皮肤：褶皱消失，肤色呈淡红色。
形体：皮下脂肪增多，身体胖胖的。
胎脂：布满全身。
胎头：开始或已经进入孕妈妈的骨盆入口或骨盆中。

孕妈妈关心的问题

产前准备事项自检备忘录

在产前的这最后几周里，你会有很多事情要做：把尚未完成的工作做个交接；到医院登记；提前熟悉一下产房；制订分娩计划，并与医生讨论；确定知道什么时候通知医生，什么时候该到医院。下面是分娩所需物品一览表，如果你还是担心自己会忘了什么，可以将这张表放在方便够到的地方，随时把想到的物品添加进去。

分娩需要准备的物品一览表

妈妈用品	新生宝宝用品
洗漱用品：盥洗用具1套及梳子、浴帽，棉质毛巾3条（分别用于擦脸、身体和下身），小方巾2条（擦洗乳房），小脸盆2个	喂哺用品：大、小奶瓶各1个，奶瓶消毒器、吸奶器、奶瓶清洁剂各1个，奶瓶刷1个，配方奶粉1袋或1桶，奶粉用量分格器1个（决定母乳喂养者可不必准备）
衣物：前开襟的内、外衣各2套，棉质内裤4条，棉拖鞋1双，厚棉袜2双，哺乳文胸2件，乳垫、便于哺乳的前扣式睡衣、生理裤，收腹带1条，纸巾、卫生纸及卫生巾若干，产后卫生棉或医用纱布若干，帽子或头巾任选其一	婴儿护肤用品：吸鼻器、爽身粉、护臀霜、婴儿湿巾、纸尿裤2包或棉质内裤若干条
吃喝用品：餐具（茶杯、汤匙、饭盒等），矿泉水（带吸管），松软食品（如巧克力或饼干等，以备饿了吃），参茶、果汁、红糖等	出院服装：宝宝和尚套、脚套各1套，内衣、袜子、帽子等，软毯或者抱被1条（根据季节准备）
住院证件：户口簿、身份证（夫妻双方）、社会保障卡或生育保险卡、病历及有关产前检查的资料、准生证、住院押金	婴儿玩具：床头玩具（这个一定要有，新生宝宝锻炼视力很重要）、摇铃1套（锻炼听力，最好还能带磨牙胶的），黑白图片（锻炼宝宝视力发育）
其他准备事项：照相机或摄像机（记录好宝宝的第一个瞬间）、保险单、手机、入院登记单、分娩计划（一份或几份）	

产前焦虑的原因与应对办法

据相关资料显示，有 98％的孕妈妈在妊娠晚期会有不同程度的焦虑心理，或是对分娩的恐惧，或是对小宝宝健康状况的担忧，抑或是对产后身体恢复或职业生涯的担心，如此种种，不一而足。

面对产前焦虑，有些孕妈妈善于自我调适，就会使焦虑减轻，但也有些孕妈妈不善于调节，则越来越焦虑。那么，为什么这期间孕妈妈会很焦虑呢？归结起来，主要是以下几个原因。

原因

对分娩的错误认识

城市里的女性大多是初产妈妈，缺乏生产的直接体验，从影视作品中耳濡目染了许多其他产妇生产的痛苦经历，心中不免焦虑。

对小宝宝的担忧

第一，怕生下不健康的宝宝；第二，对胎宝宝性别有顾虑；第三，孕妈妈自身患有妊娠期高血压疾病、妊娠合并心脏病等产前并发症，怕影响胎宝宝。

对自身的担忧

孕晚期各种不适症状加重，如出现皮肤瘙痒、水肿、便秘等，这使得孕妈妈心情烦躁，易焦虑。再加上预产期临近，行动不便的孕妈妈整日闭门在家，注意力很容易集中到种种消极因素上，加重焦虑。另外，就是孕妈妈担心小宝宝出生后，自己的职业会因此受到影响或家庭经济压力加大，故产生焦虑。

应对办法

正确认识其危害性

孕妈妈的心理状态会直接影响分娩过程和胎宝宝的健康状况。孕妈妈产前焦虑易造成产程延长、新生宝宝窒息、围生期并发症等不良后果。焦虑会使孕妈妈肾上腺素分泌增加，导致代谢性酸中毒，引起胎宝宝宫内缺氧。焦虑还可引起自主神经紊乱，导致生产时宫缩无力而造成难产。

学习分娩知识，增进了解

孕妈妈要主动学习有关分娩的知识，纠正对生产的错误认识，增加对自身的了解，增强生育的自信心。要知道，你知道得越多就越不担心。

多跟不怕分娩的孕妈妈交流

孕妈妈可以和一些不怕分娩的孕妈妈多交流，讨教一些经验，并在临产前做一些有利健康的活动，如编织、看书、绘画、唱歌、散步等。

家庭成员的细心呵护

家人的关心和体贴尤其重要。家人可以陪伴着孕妈妈，给予孕妈妈鼓励与支持，以帮助她消除产前焦虑症。

正确认识分娩疼痛

这时候孕妈妈开始感到害怕——害怕分娩时的疼痛。那么，分娩的疼到底有多疼呢？我们该如何面对这种疼痛呢？这种疼痛能否避免呢？为此，我们需要对分娩疼痛有一个正确的认识。

生孩子为什么会疼

试想一下，要把一个西瓜般大小的宝宝通过原来只有菜豆大小的子宫颈口移出来需要多大力量的推挤和拉扯。肌肉收缩和组织伸展都会通过各种接收压力和疼痛的神经末梢感受器——一种能使身体感受到疼痛的刺激来通知身体，这样子宫才会努力地完成伟大的分娩任务。

分娩疼痛的特点

女人必然要经历分娩的痛苦。生命的蜕变就如同美丽的蝴蝶一样，必然要经历破茧的阵痛。不过，与其他疼痛不同，分娩疼痛具有下列特点。

- 不持续，有时间间隔，且间隔时间比痛的时间长。
- 阵痛有规律，可以预测多久会有下一次以及痛的程度。
- 阵痛逐渐加剧，可以试着适应与调整。
- 阵痛一定会结束。

分娩的疼痛因人而异

分娩时有的产妇会大呼小叫，大喊其痛；而有的产妇却能够默默忍受，一声不吭。之所以出现这些截然不同的情况，主要取决于以下两方面因素。

1. 对分娩过程缺乏科学的了解

怀孕晚期，女性体内雌激素水平增高，孕激素相对减少，敏感性增加，加上子宫内局部压力增加，促使子宫产生强有力的宫缩，因而产生阵痛。很多初产妇对分娩的这些知识不了解，因此，对阵痛比较紧张。

2. 恐惧心理和疼痛敏感因素所致

有些产妇只凭道听途说，便认为分娩非常疼痛，因而对分娩异常恐惧，其实这也是因为对分娩过程缺乏了解造成的。还有些产妇平时就对疼痛很敏感，又轻信一些经产妇添油加醋的形容，便想象着分娩时如何疼痛，这样势必造成巨大的心理压力，从而加剧分娩时的疼痛。

一种幸福的疼痛

相信很多孕妈妈对分娩疼痛都有或多或少的了解，不过有一点是肯定的：分娩疼痛绝对是可以忍受的，人类几千年繁衍不息的进化史就足以证明这一点。

其实，分娩的疼痛是一种幸福的疼痛，当看到小生命呱呱坠地的一刹那，一切的疼痛都不算什么了。这正如一首诗所写：值得用疼痛来纪念的，只有生命。

没有妈妈的疼痛，就没有聪明健康宝宝的降生

原因 1：妈妈子宫的收缩力(疼痛)是宝宝自然娩出的原动力

打一个比方，假如妈妈的子宫是一个口袋，胎宝宝在妈妈子宫里生活就如同被装在一个口袋里，而扎紧袋口的绳子，就是妈妈的子宫颈口。子宫颈口和长长的阴道，由坚硬的结缔组织和肌肉组成，平时这些器官都紧紧地关闭着，以防止胎宝宝从口袋里滑脱出来。随着临产，这些坚硬的结缔组织和肌肉在雌激素的作用下开始变松、变柔软，以利于分娩时宝宝从此顺利通过。

原因 2：只有通过妈妈的产道，宝宝才能获得新生

妈妈的产道并不是光滑平直的，而是一个上宽下窄、略微上翘的弯行“隧道”。在这个隧道中还设有几道关卡。宝宝要想顺利通过，必须要做一系列的动作，如下降、俯屈、内旋转等。然而这一系列动作的完成，完全依赖于妈妈的子宫收缩力和产道产生的反作用力的合力。因此，从这个意义上来说，只有分娩时妈妈的疼痛，才能使可爱的宝宝顺利降生，所以说妈妈的疼是必需的。

原因3：只有经过产道挤压，宝宝出生后才能迅速建立正常呼吸

子宫的收缩及产道的挤压作用，使胎宝宝呼吸道内的羊水和黏液排挤出来，能降低新生儿窒息及新生儿肺炎的发生率。随着宝宝的一声长啼，肺泡张开，从此便开始了独立的呼吸运动，宝宝也顺利完成了从“水中生活”到“陆地生活”的过渡。

原因4：有利于宝宝的智力及感官运动等的开发

胎宝宝在产道内受到触、味、痛觉及本位感的锻炼，刺激了脑活素的释放，促进大脑及前庭功能发育，有利于宝宝的智力、性格及感官运动等的开发。这是剖宫分娩所不能达到的。

原因5：有利于产后恢复

分娩阵痛使子宫下段变薄，上段变厚，宫口扩张，产后子宫收缩力更强，有利于恶露的排出，也有利于子宫复原。

原因6：新生儿具有更强的免疫力

在自然分娩过程中免疫球蛋白G（lgG）可由母体传给胎宝宝，故新生儿具有更强的免疫力。

如何应对分娩疼痛

每个人对疼痛的具体感受及耐受性不尽相同，你可能只是隐隐作痛，而别人却已经痛不欲生了。一般来说，准备得越充分，掌握的信息越丰富，就越不容易感到害怕，分娩过程也就越不痛。下面介绍一些应对疼痛的方法。

放松心情

恐惧会导致肌肉紧张，进而引起疼痛，疼痛造成更大的恐惧，恐惧又引起更加强烈的紧张，紧张又造成疼痛加剧，如此形成恶性循环。所以，产妇要学会和身体合作而不是对抗。

要做到这一点，首先要放松心情。因为恐惧和不安会使你的身体产生过多的应激激素，这些激素会抵掉身体产生的另一种用来促进产程和减轻不适的激素。这样一来，疼痛程度就会增加，产程也会拖得更久。

所以，分娩时要尽量使自己处于放松状态，以使宫颈柔软扩张，有利于分娩。

分娩前消除恐惧

直面恐惧。对于分娩，你最担心什么？是怕疼呢，还是以前有过不好的体验？是担心剖宫产，还是惧怕会阴侧切术？是担心生到一半受不了，还是怕宝宝会有什么问题？最好把担心的事情写在纸上，并在旁边注明避免这种恐惧的方法。如果有些事你无力改变，那就想办法让自己不要担心，因为再多的担心也于事无补。

多了解分娩信息：你知道得越多，就越不感到害怕。尽管每一位妈妈分娩的具体情况都不尽相同，分娩的经验也因人而异，但是大致上还是有一个共同的过程。倘若你提前了解分娩的过程、你会有的感觉，以及为什么会有这些感觉，到时候你就比较有自信，自然不会被轻易吓着了。

选择导乐：分娩时如果能有一位专业的导乐师陪护在身边，相信你的担心会减少很多。她可以在分娩过程中为你解释各种感觉，提供一些处理阵痛的建议，同时在需要做决定时，协助你了解情况以及参与决策过程，她会帮助你进行心理上的一系列调适。

多跟不怕分娩的亲友相处：不良情绪是会传染的，恐惧自然也不例外。千万别让那些被吓破胆的亲友进产房陪你，应该让那些坦然面对分娩的亲友进产房鼓励你。

避免回想后怕的经验：记住，别把过去可怕的经验带进产房。分娩会引起先前难产等不愉快的回忆，这可能会让你不由自主地全身紧张起来。因此，在分娩之前，你一定要妥善处理好过去重大创伤所引起的附加后果，必要时可以求助于医生或导乐师。

学习减轻分娩痛的辅助动作

孕妈妈可以练习以下生产的准备动作，为顺利分娩打下良好基础。

1. 膝盖跪地，慢慢旋转腰部，或试着用力。这样可以使胎宝宝容易下降，缓解对背部的压迫，减轻腰痛。

2. 坐在矮的小椅子上，张开双腿，试着用力，请准爸爸协助支撑住双腿。注意全身放松，不要紧张，否则会加强阵痛，胎宝宝也会不易下降。

3. 保持轻松的心情，将手放在椅子或台面上，腰部做画圆般旋转，这个动作可以缓解分娩过程中难忍的阵痛。

4. 采取跪着或站立的姿势，并靠在协助者的身上往前倾，这样可以减轻分娩疼痛。

5. 在阵痛间隔想要躺下来时，将膝部放在枕头上面，可以防止脚部抽筋。另外，在背部下面也可以放个枕头，这样可能会更加舒服。

6. 双膝跪地，头部、胸部慢慢贴在地板上，抬高臀部。这个动作可以使分娩速度减慢，防止会阴由于没有充分伸展而裂伤。

7. 在阵痛间隔，可以靠在椅垫上放松地稍微歇息一会儿。或将两手、两膝张开，与肩同宽，贴在地板上，采用自己觉得轻松的姿势。不过，要避免靠向后面坐着的姿势，这种姿势会使重量落在尾骨上，限制了骨盆扩展，导致分娩不顺利。

自然分娩与剖宫产

随着现代分娩科技的进步，很多 80 后孕妈妈因为惧怕分娩痛就轻率地选择剖宫产的方式进行分娩，这是非常不明智的一种做法。现代手术的确越来越安全，并且也确实挽救了不少母子的性命。但是，对于大多数年轻孕妈妈来说，自然分娩是人类繁衍的自然生理过程，是目前人类生育最合适、最安全的方式。

自然分娩与剖宫产对孕妈妈和胎宝宝的不同影响

分娩方式	对孕妈妈的影响	对胎宝宝的影响
自然分娩	经历过分娩阵痛的孕妈妈更能体会到为人母的崇高和伟大，无形中与宝宝建立起了超越一切的深厚情感，同时也给了宝宝人生中第一次锻炼机会。 创伤小，安全系数高，出血少，产后复原快，也比较节约开支	随着子宫有节律性地收缩，胎宝宝的胸廓受到有节律的压迫，肺部迅速产生一种肺泡表面活性物质，有利于肺部扩张，建立自主呼吸。 分娩时经产道挤压，新生儿湿肺发生率降低。自然分娩的宝宝运动协调性高，神经、感官系统发育较好。 分娩时受压，血液循环速度减慢，有利于血液充盈，兴奋呼吸中枢，建立正常的呼吸节奏
剖宫产	手术出血多，易感染，术中极有可能伤及脏器，创伤面大，产妇易患羊水栓塞，也给日后再孕带来了难度，增加瘢痕妊娠、瘢痕处胎盘植入的风险。有可能出现子宫破裂，危及孕妈妈的生命。 产后出现并发症的可能性是自然分娩的十多倍，疼痛和恢复时间也较长。术后须禁食，影响母乳喂养。 从经济角度讲，剖宫产费用昂贵，是自然生产的 2～3 倍	未经产道挤压，新生儿湿肺的发生率高于自然分娩儿。 剖宫产儿发生运动不协调的概率高，且容易出现感觉综合失调问题，如精神不易集中、多动等，在情商和免疫功能方面，也较自然分娩儿要差。 术中风险大，可能会造成新生儿软组织损伤

小贴士

自然分娩的注意事项

- 初产妇会阴口较紧或者需要进行手术助产时，可能要进行会阴切开术，帮助胎宝宝娩出。
- 若产妇无法承受分娩引致的疼痛，产科和麻醉科医生则会按照个别情况为产妇进行镇痛，如硬膜外麻醉镇痛术等。

什么样的情况下需要选择剖宫产

1. 自然分娩产程无法继续

初产妇的宫颈扩张时间平均比经产妇长，若产程中发生宫颈扩张迟缓或停滞、胎头下降受阻、阴道分娩发生困难，必须实施剖宫产手术。

2. 前一胎剖宫产

一般来说，前一胎剖宫产后，会增加近1%的子宫破裂机会。若是直式的子宫剖开方式，则子宫破裂的概率会增加4倍左右，因此，多在进入产程之前安排好手术时间。而前一胎采用子宫下段横切口手术者，医生会根据子宫瘢痕愈合情况、是否存在再次剖宫产的指征等，和家属商讨手术方式。

3. 胎儿窘迫

导致胎儿窘迫的因素有：胎盘功能不良、吸入胎便或产妇本身患有高血压、糖尿病、子痫前期等并发症。发生胎儿窘迫，胎宝宝就会因宫内缺氧而处于危险境地，严重者有可能胎死腹中。大部分胎儿窘迫可通过胎心监护仪监测到胎心异常，或在超声波下显示胎宝宝血流异常，若经过医师紧急处理后仍未改善，则应该施行剖宫产迅速将胎宝宝取出，以防发生生命危险。

4. 头盆不相称

产妇如果有骨盆结构上的异常，或胎头相对于骨盆来说太大，使得胎宝宝无法顺利通过产道，那么就应该选择剖宫产的方式进行分娩。

5. 胎位不正

初产妇在足月时胎位不正、臀位或横位，多以剖宫产为宜。

6. 发生胎盘异常

胎盘异常如前置胎盘、胎盘早剥等，胎盘位置太低，挡住了子宫颈的开口，前置胎盘或胎盘过早与子宫壁剥离而造成大出血或胎儿窘迫等，都是选择剖宫产的原因。

7. 骨盆狭窄或罹患不适宜自然生产的疾病

产妇骨盆狭窄，或患重度先兆子痫、心脏病及其他严重疾病无法进行阴道分娩，如子宫肌瘤、卵巢肿瘤、子宫有瘢痕等，经医生评估无法进行阴道生产者，也需要选择剖宫产。

8. 早产

发生早产的胎宝宝通常小于36周，体重小于2.3千克，由于身体发育尚不成熟，还比较虚弱，可能无法承受自然分娩的压力，此时需要施行剖宫产手术。

小贴士

剖宫产注意事项

- 手术前8~12小时禁食。手术后麻醉药药劲过后至随后数天会感到伤口疼痛。
- 产妇将被麻醉，医生会在下腹部及子宫下段作横切口，取出胎宝宝。
- 术后24小时要及早下地走动，以促进术后恢复，防止肠粘连及并发血栓性疾病，也有利于排气。
- 术后要严格避孕，两年内避免再次妊娠。

导乐分娩——帮助孕妈妈顺利生产

导乐的定义

导乐是希腊词Doula的音译，是指一位有生育经验的女性，在产前、产时、产后的这段时间，陪伴产妇并且给予产妇持续的生理上和心理上以及教育方面的支持和帮助，使其顺利完成分娩过程。导乐所给予的支持是产妇身边关系亲密的人无法替代的。

导乐师科学指导分娩

确切地说，导乐师的工作就是以亲切的语言、目光、表情去安慰、鼓励产妇，并给予产妇有关活动、饮食、休息、屏气等方面的科学的指导，以达到减轻疼痛、顺利分娩的目的。

导乐分娩一般分为产前、产时、产后三个阶段。

产前深谈

从入院待产开始，专业的导乐师就开始了其对产妇“一对一”全程、全方位的服务。通过和产妇及家属交谈，了解产妇的身心状况（特别是其最迫切的心理需求）和对分娩的认知，以及家庭成员的心理反应和态度。此外，还要向产妇及其家属介绍分娩的相关知识和医院的情况，消除产妇对分娩的恐惧心理，并随时观察产妇出现的各种情况，及时通知医生。

产时全程陪护

第一产程

潜伏期：出现规律宫缩后，产妇及家人和导乐师被单独安排在一个安静的房间，这时候产妇精力还比较充沛，导乐师就可以抓住这一时机与产妇建立相互信任，并给予产妇必要的指导。

活跃期：随着宫缩的不断增强，产妇的疼痛感和恐惧也在升级，产妇会变得异常脆弱，这时导乐师就要帮助产妇经常改变体位或给予腹部按摩，使产妇相对舒适，并随时告知产妇产程的进展及胎宝宝的情况，帮助产妇树立信心。

第二产程

指导产妇与医护人员配合，在产妇身边及时给予肯定和鼓励，使她们增强信心；在宫缩间隙尽可能地满足产妇的一切生理需求，如喂水、进食、擦汗、宽衣等，并从细节上帮助产妇正确地配合分娩，如教她何时用力，呼吸的技巧，帮助产妇树立信心，顺利分娩。

第三产程

导乐师向产妇及家属表示衷心的祝贺，与产妇一起分享分娩成功的喜悦，并指导产妇进行早接触、早吸吮等母乳喂养常识与技巧。

产后细叮咛

分娩结束后，导乐师应陪同产妇一起回到病房，协助护理新生儿，要及时叮嘱产妇排尿，以防止产后出血等并发症。

孕 10 月孕妈妈营养饮食

孕 10 月营养饮食方案

孕10月饮食要点

孕 10 月，孕妈妈的饮食要丰富多样，每天保证食用两种以上的蔬菜，要食用体积小、营养价值高的食物，如动物性食品等，尽量减少营养价值低、体积大的食物，如土豆、红薯等，保证营养全面均衡。而且，为储备分娩时消耗的能量，孕妈妈应该多吃富含蛋白质、糖类等高能量食品，同时也要合理管理体重。

孕10月关键营养素：维生素B_1

在这最后一个月里，孕妈妈应补充各类维生素和足够的铁、钙等微量元素，尤其是维生素 B_1。维生素 B_1 又称硫胺素，是一种水溶性维生素，它的主要作用就是参与碳水化合物的代谢，从而保证人体热量的正常供应。如果维生素 B_1 不足，易引起孕妈妈呕吐、倦怠、体乏，还可导致分娩时子宫收缩，使产程延长，分娩困难。所以，为了避免产程延长，分娩困难，孕妈妈应适量补充维生素 B_1。

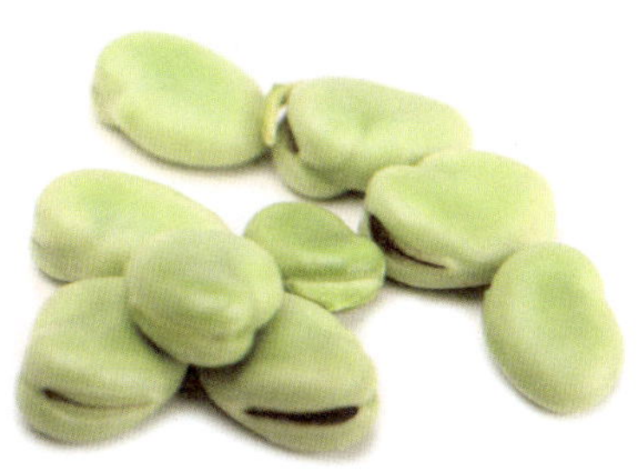

在谷类中，大米、面粉含维生素 B_1 较多；在蔬菜中，豌豆、蚕豆、毛豆等的维生素 B_1 含量较多；此外，猪肉、猪肝、猪心及蛋类等食物含维生素 B_1 也较多。这些食物，孕妈妈可适当选择食用。

孕10月重点营养素

蛋白质

建议孕妈妈每天摄入优质蛋白质 85 克，为将来给宝宝哺乳做准备。

脂肪和糖类

本月可适当多食脂肪和糖类含量高的食物，为分娩储备能量，应保证每天主食或谷类 300 ~ 400 克，总脂肪量 60 克左右。孕妈妈可以多喝粥或面汤，还应注意粗细搭配，避免出现便秘。

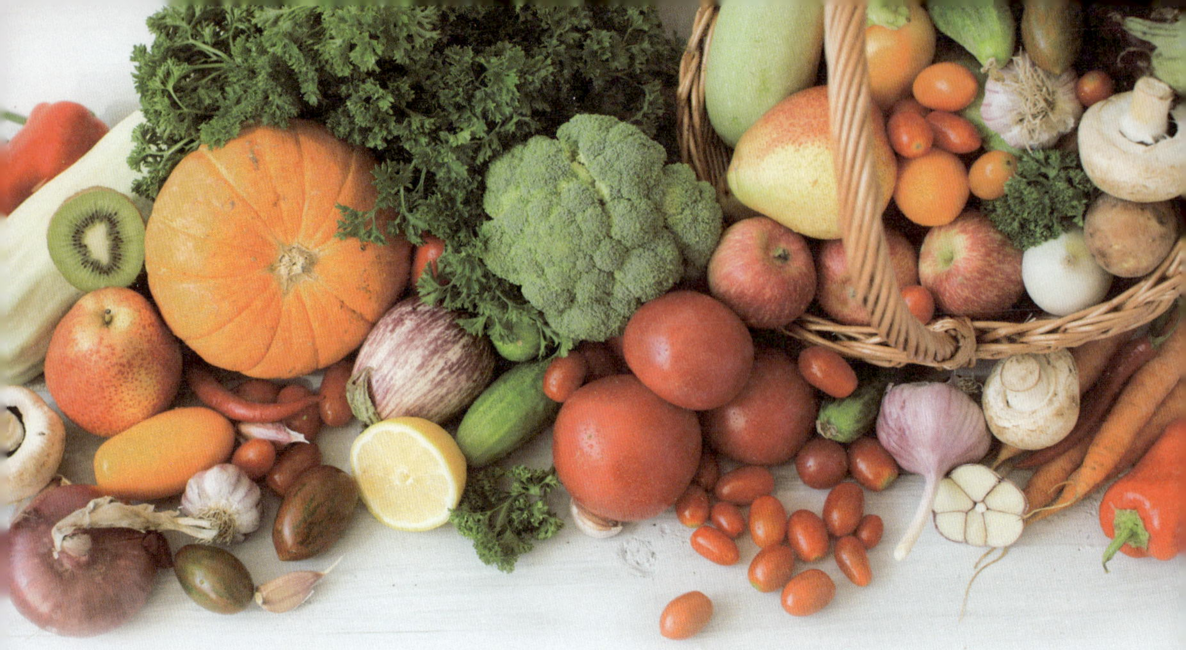

分娩当天的饮食

孕妈妈分娩要消耗极大的体力，一般整个分娩过程要经历 12 ~ 15 个小时，分娩时子宫每分钟要收缩 3 ~ 5 次。这一过程消耗的能量相当于跑完 1 万米或走完 200 多级楼梯所需要的能量，可见分娩过程中体力消耗之大。

待产期间适当进食

待产期间孕妈妈要适当进食，以补充体力，可以多吃一些富有营养、易于消化且清淡的食物，例如挂面、馄饨、鸡汤、鱼汤等。也可以随身携带一些高能量的小零食，如巧克力等，以便随时补充分娩时消耗的体力。

第一产程：半流质食物

第一产程并不需要产妇用力，但是耗时会较长，所以孕妈妈可以借机尽可能多地补充些能量，以便有足够的精力顺利度过第二产程。孕妈妈可以多吃稀软、清淡、易消化的半流质食物，如蛋糕、面条、汤、粥、面包等，因为这些食物多以碳水化合物为主，在胃中停留时间比蛋白质和脂肪短，易于消化，不会在宫缩紧张时引起产妇的恶心、呕吐等不适。

第二产程：流质食物

在即将进入第二产程时，随着宫缩加强，疼痛加剧，体能消耗增加，这时候多数产妇不愿进食，可尽量在宫缩间歇适当喝点果汁或菜汤、红糖水、藕粉等流质食物，以补充体力，增加产力。

巧克力是很多营养学家和医生力荐的“助产大力士”，孕妈妈不妨准备一些，以备分娩时增加能量，补充体力。

孕 10 月每日营养食谱举例

餐次	用餐时间	食谱参考
早餐	7:00 ~ 8:00	银耳羹，煮鸡蛋，清炒南瓜，奶酪蛋糕
加餐	10:00	牛奶，坚果适量，水果沙拉
午餐	12:00 ~ 12:30	紫薯粥，鸡蛋炒黄花菜，尖椒炒肉丝，肉末茄子，馒头
加餐	15:00	酸奶，苹果，坚果
晚餐	18:00 ~ 18:30	素什锦，木耳炒鸡蛋，萝卜丝鲫鱼汤，香菇鸡粥
加餐	21:00	红枣红豆汤，坚果，香蕉

小贴士

助产大力士——巧克力

巧克力含有丰富的营养，每 100 克巧克力就含碳水化合物 55 ~ 66 克，脂肪 28 ~ 30 克，蛋白质约 15 克，还含有矿物质、钙、B 族维生素等，且巧克力能够快速补充热量，难怪巧克力被众多营养学家推崇为“助产大力士”。

孕妈妈在临产前或分娩时适当地吃些巧克力，有下列好处。

- 巧克力能在很短时间内被人体消化吸收和利用，产生大量的热能，供人体消耗。
- 巧克力体积小，而且香甜可口，吃起来也方便。产妇只要在产程中吃一两块巧克力，就能在分娩过程中产生热量。

好孕美食推荐

萝卜丝鲫鱼汤

健脾开胃

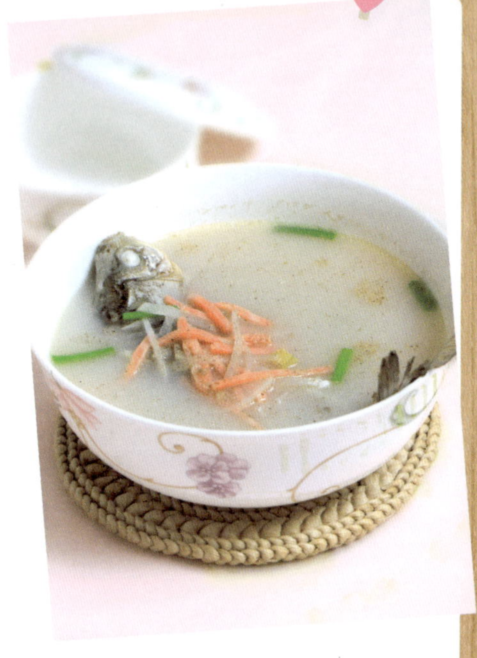

材料 鲫鱼 1 条（约 250 克），白萝卜 250 克，火腿丝 10 克。

调料 枸杞子、姜丝、葱段、盐、料酒、植物油各适量。

做法

1. 鲫鱼去鳞，除鳃和内脏，洗净，抹上料酒，腌渍 10 分钟；白萝卜洗净，切丝。
2. 锅内倒油烧热，放鲫鱼煎至两面稍黄，加枸杞子、姜丝和适量清水大火烧沸，转小火煮 20 分钟，放入萝卜丝、火腿丝，先用大火煮，再转小火煮至汤成奶白色，用盐调味，加入葱段即可。

鸡蛋炒黄花菜

安胎

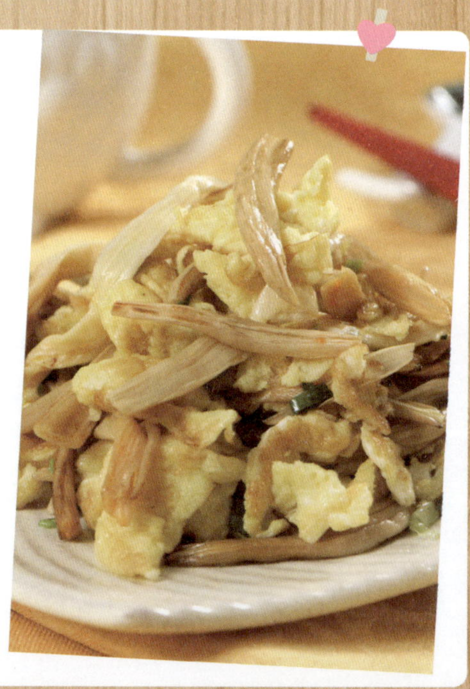

材料 鸡蛋 3 个，干黄花菜 20 克。

调料 植物油、白糖、料酒、高汤、盐各适量。

做法

1. 鸡蛋打入碗中，加料酒、盐搅匀；干黄花菜洗净，泡发，切段，焯透，捞出沥水。
2. 锅内倒油烧热，倒入鸡蛋，炒熟，放入黄花菜、白糖、高汤烧开片刻即可。

孕 10 月聚焦：迎接预产期

认识顺产

分娩时间

顺产就意味着在生产没有难度的时期分娩，即足月产。

胎位

顺产的胎宝宝胎位应该是头部向下的姿势。相反，头部在上，脚在下叫臀位，临产时胎宝宝还没转成头位，在分娩时臀脚容易出来但头难出来，会给胎宝宝造成危险，所以多采用剖宫产。

顺产的条件

顺产的可能与否主要取决于胎头大小和孕妈妈骨盆大小，也与产道的形状和分娩时阵痛的强度有关。产妇的骨盆较小或胎宝宝体重较大都会对顺产有影响，另外，胎儿臀位、横位，胎儿畸形，多胞胎，妈妈高龄初产或宝宝为巨大儿会增加难产的风险。

小贴士

顺产须做的生活调养

1. 均衡营养，避免进食太多造成巨大儿

专家指出，怀孕期间，孕妈妈的体重增加宜控制在 8 ~ 15 千克，平均增加 12.5 千克。胎宝宝太大是导致难产的最主要原因。所以，整个孕期只要能均衡营养，保障胎宝宝发育所需的养分就够了。

2. 定时做产前检查

除了按照产检表进行例行的常规检查外，孕妈妈还要认真听从医生的建议，在接近预产期的时候，做内诊检查，尽管这些检查会让孕妈妈感觉有些不舒服，但若医生觉得有必要，还是要欣然接受。

3. 加强锻炼，增强体力

运动的形式与强度因人而异，不可勉强。孕妈妈可以根据自身的具体情况以及胎宝宝的发育状况，选择适合自身的锻炼方式，例如，可以做做本书中所提到的孕妇体操、瑜伽或按摩等，但一定要注意运动的时间和强度，如果出现肚子坠痛或异常症状就要立即停止。

4. 提前掌握分娩过程

接近生产，孕妈妈可以和丈夫一起了解生产全过程，还可以练习呼吸法进行放松，对分娩时控制心情、促进顺产有帮助。

顺产所需时间为12～15小时

分娩需要的理想时间为12～15小时。分娩时间过长，孕妈妈的体力下降，胎宝宝活动减弱的危险性高。分娩时间太短，子宫口瞬间打开，急产可能会给母婴带来损伤。但所谓的理想时间仅为理论上的，具体还要受胎宝宝的头部大小、子宫口打开的时间、阵痛的强弱、宫缩剂或无痛分娩的应用等因素影响。

顺产分娩三产程

顺产第一产程：开口期

开口期是指从规律宫缩开始到子宫口开全所经历的时间，这是第一产程。一般来说，此产程所需时间最长，初产妇往往要经历12～14小时的阵痛，经产妇也需要6～8小时。

顺产第二产程：分娩期

分娩期是指宫口开全至胎宝宝娩出所经历的时间，这是第二产程。一般不超过2小时，初产妇要持续1～2小时，经产妇可在1小时之内完成。

顺产第三产程：娩出期

第三产程为胎盘娩出，一般需10分钟，最多不会超过半小时。

提前了解临产迹象

胎动减少

因为孕妈妈子宫中的剩余空间减少了，所以胎宝宝变得相对安静了。若孕妈妈因胎动大大减少而感到担心，可以和医生谈谈。

轻微腹泻

此时孕妈妈可能会有轻微的腹泻现象，这是胎宝宝在清理他的肠胃，避免给分娩造成障碍。

见红

孕妈妈可能会有见红现象，一种混有血液的阴道分泌物被排出，这多在上厕所时于内裤上发现。这是因为孕期在子宫颈中阻挡黏液和血的栓塞被排出，使子宫颈张开以备胎宝宝通过。若出血量较多，须咨询医生。

破水

一旦发生这种情况，请第一时间通知医生，因为胎宝宝在破水后的24～48小时出生较好，否则，没有羊水的保护，胎宝宝有感染病菌的危险。

子宫收缩

这是鉴别是否临产的确切标志，这个过程可能会持续几周，孕妈妈可以在家休息待产。此时的宫缩为假宫缩，多没有规律，间隔时间长短不一，常在夜间发生，白天好转。孕妈妈常常会因此感到腰酸和腹胀，也有人会觉得肚子发硬。

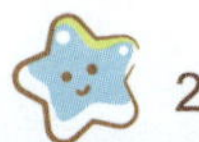

真假临产的辨识

真临产先兆	假临产先兆
宫缩有规律，每隔5分钟子宫收缩一次	宫缩无规律，收缩时间不恒定，有时每20～30分钟一次，有时每3～10分钟就收缩一次，然后突然停止
宫缩逐渐增强，往往以子宫一阵痉挛似的剧痛开始，痛感蔓延到腿部、背部和腹部，没有大便，却有强烈的便意	子宫收缩的强度不随时间而增加
行走或休息时，也无法缓解宫缩带来的阵痛	站立活动后多发阵痛，改变体位或休息后好转
宫缩伴有见红，分泌物量多，且呈现褐色或血色	不伴有黏液增多或见红
宫颈内口逐渐扩张	宫颈内口没有明显改变

临产须知

3种该去医院的情形

出现“5-1-1”宫缩原则

所谓“5-1-1”原则是指宫缩每间隔5分钟1次，每次持续1分钟，而且持续1小时以上。对于大部分初产妇来说，如果达到“5-1-1”的宫缩时，就意味着你该去医院了。

破水

破水就是包裹胎宝宝的胎膜破裂了，阴道突然流出如尿液一样多且带有腥味的水，无法控制。破水多在子宫口开到能通过胎宝宝头的大小时发生，也可发生在胎宝宝娩出的一刹那，有的是临产启动的最先征兆。一旦破水，无论是否有宫缩或其他临产先兆，都要立即住院。在去往医院的途中，应平卧，最好垫上干净的卫生巾，以避免被感染。

有时会出现假破水的现象，这时流出的羊水量比较少且很快就停止了，不要误以为是白带增多，要及时去医院做检查，不可大意。

见红

见红是临近分娩的先兆，一般情况下，见红后不久就会开始真正的宫缩——有规律且能促使胎宝宝娩出的宫缩，这时离分娩不远了，该去医院了。

到预产期怎么办

一些孕妈妈到预产期时迟迟没有临产先兆，过3～4天应到医院进行超声检查，了解羊水量，做胎心监护了解胎儿安危，若正常，可再等待到41周，若仍无临产征兆，可入院进行引产，诱发宫缩。过早或过晚入院都是不好的。

对于患有妊娠并发症或有其他异常的孕妈妈，要听从医生关于何时去医院的明确指示并遵照执行。

入院清单

入院时需要携带的物品有：医疗证、身份证、《母子健康手册》、洗漱用品、拖鞋、换洗衣物、睡衣或开襟式睡袍、毛巾4条、腰巾1条、腹带1条、产后垫巾2包、产妇卫生巾2包、薄绵纸1盒、纱布、手帕、药棉2包、筷子、饭盒、哺乳期专用内衣、零用钱和手机。

临产前丈夫的爱妻行动

1. 布置房间

在妻子临产前，丈夫应该将房间清扫好，保证房间的采光和通风情况良好，并尽量把房间布置得温馨、舒适，让孕妈妈能够在一个清洁、安全、舒服的环境里愉快地度过等待生产的日子。

2. 拆洗被褥和衣服

这时候，妻子行动已经很不方便了，丈夫应主动承担起家务，将家中的衣物、被褥、床单、枕巾、枕头拆洗干净，并在阳光下暴晒消毒以备用。

3. 准备食物

可以去超市购置挂面或龙须面、小米、大米、红枣、面粉、红糖，这些是产妇必备食物。还要准备鲜鸡蛋、植物油、虾皮、黄花菜、木耳、花生米、黑米、芝麻、海带、核桃仁等食物。

4. 购置洗涤用品、化妆品等

洗涤用品，如肥皂、洗衣粉、洗洁精、去污粉等，这些是产后居家必备。另外，还要为妻子准备好必要的化妆品，以便分娩后和宝贝合影时看起来更漂亮。

小贴士

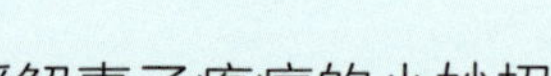

缓解妻子疼痛的小妙招

- 妙招一：多鼓励、多安慰，用话语为妻子树立顺产的信心。不善于表达的准爸爸可以用行动来表示对妻子的支持和关爱。
- 妙招二：为妻子按摩。在整个生产过程中，通过对妻子背部、腰部、腹部等部位的按摩，可以使妻子的疼痛得到缓解。
- 妙招三：制造轻松的氛围。在阵痛间歇，可以和妻子一起设想即将诞生的小宝宝的模样，还可以开开玩笑等，缓解妻子的紧张心情。

孕妈妈爱运动

产前运动锻炼

盆底肌和骨盆是决定分娩是否顺利的关键部位，对这两个部位进行训练，能够帮助孕妈妈顺利分娩。

盆底肌训练

1. 缓慢收缩。吸气，然后再呼气，在此过程中紧闭肛门，就像正在制止排便。同时紧闭尿道口，感觉像憋尿。活动阴道周围的肌肉，一松一紧，一张一弛。想象电梯正在上升，一楼、二楼、三楼……当你感觉到达顶层时，屏气，保持尿道口、阴道口、肛门同时紧缩，坚持数分钟，然后缓慢放松，千万不要一下子松懈下来。放松臀部和大腿，将注意力集中在尿道口，而不是肛门处。缓慢收缩动作可以锻炼肌肉的耐力。

2. 迅速收缩。如果你已经感觉到盆底肌在渐渐强壮起来，继续重复以上的锻炼，可以加快收缩的速度。迅速收缩动作可以加强对盆底肌的控制能力。

3. 缩肛。缩肛运动可以锻炼肛门括约肌，动作要领是有规律地往上提收肛门，然后放松，一提一松就是缩肛运动。

4. 让脐部紧贴脊背。这个动作可以锻炼深横肌，应该结合盆底锻炼操，这样才能让所有的肌肉都活动起来。站着或坐着的时候都可做这节操。一只手放在腹部，另一只手放在乳房下方，用腹部吸气，想象一只气球慢慢充气的过程。然后呼气，同时紧吸脐部。也可以在吸气时挺起乳房，呼气时握紧乳房。慢慢吸气，缓缓放气，再吸气，再呼气，保持盆底松弛。

5. 松弛骨盆底部。再次想象你正在电梯里，从一楼到地下室，试着松弛下颌骨，感觉下巴自然下垂，嘴巴自然张开，然后轻轻收缩所有肌肉，电梯回升，结束锻炼。

骨盆训练

1. 平躺式。躺在瑜伽垫上，双膝弯曲，双脚放平。将一只手放在背后部的空隙里，另一只手搭在髋骨上。将背部压向瑜伽垫，这时应感到髋骨向后移动，臀部略微向上倾斜，保持5秒钟后慢慢放松。

2. 站立式。身体站直，双臂垂放在身体两侧。双腿略微弯曲，让骨盆倾斜，在做的时候把气呼出来。当你的背下部呈曲线时，臀部将会向下降落。肩膀保持不动，移动骨盆，保持5秒钟，然后放松身体并直立。

3. 半蹲式。抓住牢固的东西，将左脚置于右脚前。左膝稍向外伸，将身体降低，保持臀部收紧，背部挺直站起来，换另一条腿做一遍。

4. 全蹲式。保持背部伸张和挺直。双腿分开并蹲低一些尽量使脚跟触及地面，让脚跟与脚趾平均分担重量。

5. 扭动式。仰卧在床上，两腿与床呈 45°，双膝并拢，带动大腿和小腿左右摆动。摆动时两膝好像在画一个椭圆形，要缓慢而有节奏地运动。双肩和脚底要紧贴床面。左腿伸直，右腿保持原状，右腿的膝盖慢慢向左倾倒。右腿膝盖从侧面恢复原位后，再向右侧倾倒，两腿交替进行。

双人拉手瑜伽操

1. 准爸爸和孕妈妈背靠着背，盘腿坐在地上，双手相握举过头顶。

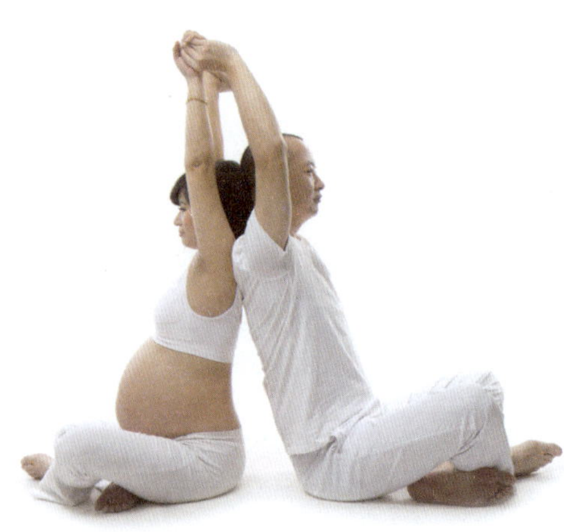

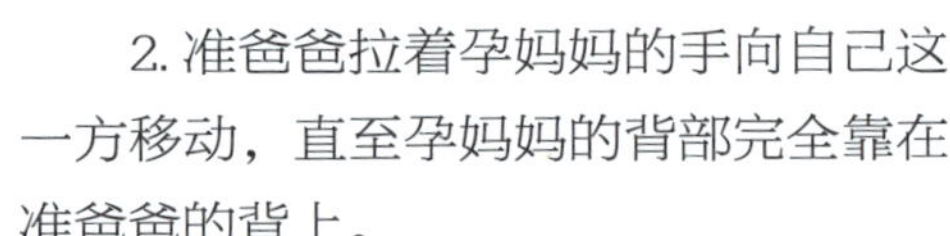

2. 准爸爸拉着孕妈妈的手向自己这一方移动，直至孕妈妈的背部完全靠在准爸爸的背上。

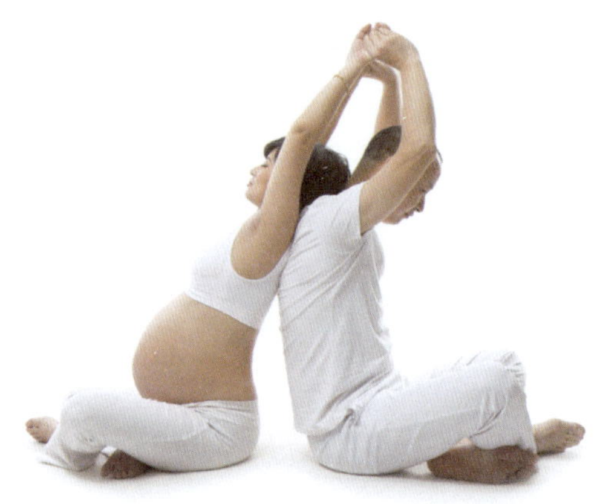

3. 准爸爸带动孕妈妈的双手向下压，直至孕妈妈的双臂展成一条直线，保持姿势 2 ~ 3 秒，做一次深呼吸。

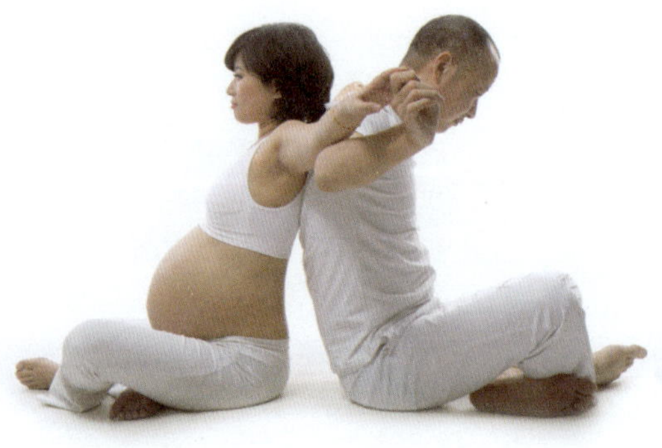

4. 准爸爸继续慢慢向下压，直至双手放在地上，这时孕妈妈可完全放松地靠在准爸爸的背上。重复上述动作 5 ~ 10 次即可。

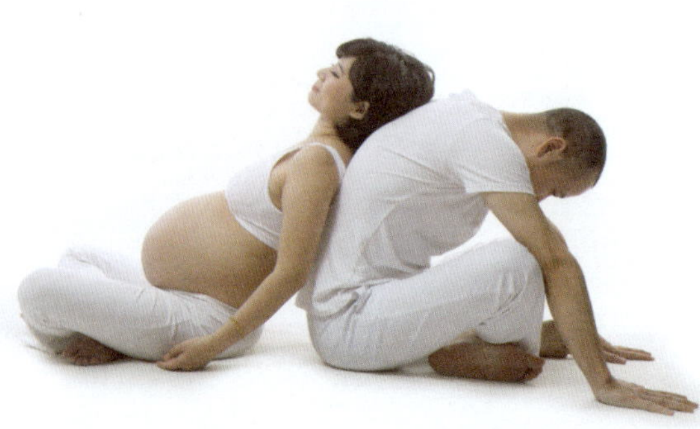

孕 10 月胎教

情绪胎教

到了妊娠 10 月，孕妈妈的身体会越来越沉重，心情可能会有些急躁，期盼孩子早日降生，尤其是临到预产期，孕妈妈会变得急不可待。这种心情可以理解，但是并不可取。要知道，妈妈着急，也会影响胎宝宝在最后一段时间里的情绪。孕妈妈应该好好珍惜最后几天的怀孕时光，让自己平静下来。

美育胎教

准爸爸可以带孕妈妈一起去美术馆欣赏画作，对美术毫无兴趣的准爸爸和孕妈妈也可以一起看一看漂亮宝宝的照片，或者一起到风景优美的地方散步，这些都是孕妈妈进行美育胎教的绝佳素材。

抚摸胎教

这个月胎宝宝进入最后的冲刺阶段，随时都有可能出来和爸爸妈妈见面。经历了长达 9 个多月的漫漫孕程，准爸妈一定等着急了吧？别着急，现在要做的就是静静守候。如果实在静不下心来，可以和胎宝宝“交流”一番，你可以在宝宝活跃时用手轻轻抚摸或拍打，以对其形成触觉上的良性刺激，促进胎宝宝感觉神经和大脑的发育。当然，你也可以边抚摸边说话，加深和胎宝宝之间的感情。

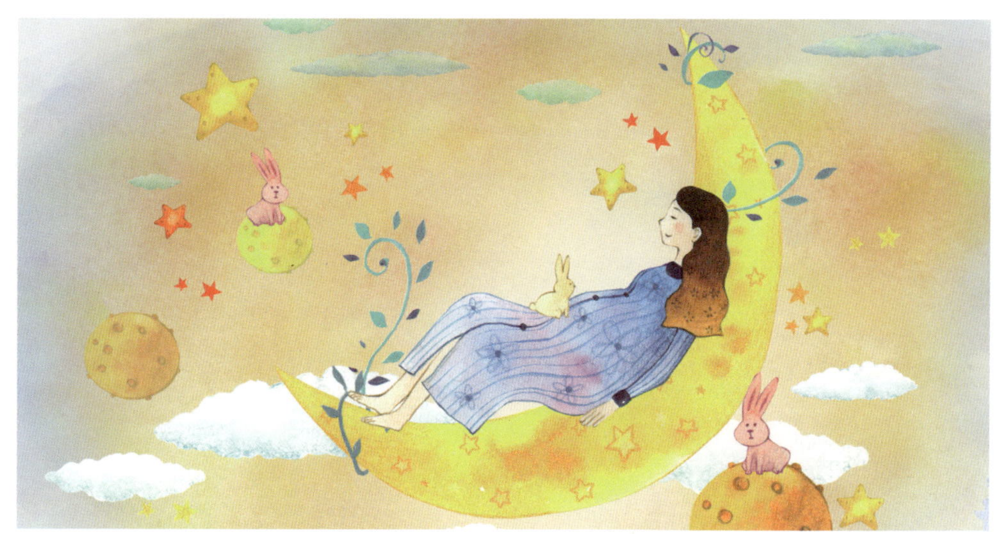

宝宝出生点滴记录表

宝宝出生资料备忘

姓名	
性别	
出生时间	
出生地点	
星座	
体重	
身长	
接生人	
宝宝出生经过描述	
在产房听到宝宝第一声嘹亮的啼哭时，我的感受	
第一次抱宝宝时我的心情和感受	
生完孩子，丈夫对我说的第一句话是	
在宝宝刚出生的那几天，我和丈夫以及其他家人的表现	

第12章

分娩

(预产期前后2周)翘首期盼的感动场面

激动人心的时刻终于到来了，经过这么久的等待，我即将要和妈妈见面了，妈妈一定很憧憬，但又很担心，因为分娩的过程可能是妈妈从没有经历过的，而且也是很辛苦的。其实我想说，妈妈，别担心，只要我们齐心协力，并积极地配合医生，我们就一定能安然见面，然后幸福地生活在一起。你要相信自己，相信我。让我们一起加油！

——胎宝宝寄语

进入临产状态

分娩前不可忽视的几大问题

宝宝就要出生了，这不但对孕妈妈来说是重大时刻，对家里其他的人来说，也是一件重要的事情，他们会为此做许多精心的准备，以有利于妈妈的分娩和宝宝的喂养。但是，总有一些情况容易忽视，比如以下的这些问题。

1. 应该什么时候给医生打电话？什么时候去医院？

2. 是先打电话问医生，还是直接去医院？如果在夜间或节假日，如何和医生联系？

3. 从家到医院的路途，是否总是能畅通无阻？在上下班交通高峰期间，从你家到医院大约需要多长时间？

4. 寻找一条备用路，以便道路堵塞时有另外一条路可供选择，使孕妈妈尽快到达医院。

5. 准备乘什么交通工具去医院，是私家车、出租车，还是朋友的车？

6. 住院用品准备好了吗？如换洗衣物、洗漱用品、休闲食品及个人卫生用品、婴儿用品等。是否放在一个包里，可以随时拿走？

7. 谁负责陪护分娩？如果他临时去不了，谁可以替补？

8. 孕妈妈工作的事情是否安排好了？是否把预产期和休假计划告诉了相关领导？如果孕妈妈自己是老板，公司的工作安排好了吗？

9. 分娩后谁帮助照顾宝宝？一旦发生特殊情况，如何联系医生？

这 9 大问题很重要，孕妈妈只有先解决了它们，才能做到分娩时不手忙脚乱。

临产前做好准备工作

临产是一个很重要的过程，产妇要及时做好准备，否则到时就会手忙脚乱或出现差错，给分娩带来不必要的麻烦。

临产前的准备工作有以下几点。

1. 做好思想准备。临产前要做好充分的思想准备，要打消各种消极念头，忘记一切烦恼，不要害怕或担心，要开开心心地迎接分娩的到来和宝宝的诞生。

2. 做好身体清洁工作。临产时，应搞好全身卫生，特别是要保持外阴清洁。每天可用温开水反复清洗外阴、大腿内侧和下腹部，早晚各一次。若产妇患有阴道炎，阴道分泌物较多，检验报告阴道有真菌、滴虫或清洁度在“++”以上，就必须找医生治疗。

3. 要吃饱喝足。生产时，产妇子宫和腹肌的收缩运动都需要大量的热量，

而热量来源于食物。此外，分娩时用力会导致出汗、消耗体液，需要供给足够的水分。所以，产妇临产前一定要吃饱喝足。一般来说，产妇在临产前宜食肉类、面食类、红糖、鸡蛋、西瓜、蜜桃等。

牢记 7 大临产信号

当孕妈妈出现以下情况时，说明产期已近，分娩随时都可能发生，孕妈妈要及时做好准备。

宫底下降

胎头入盆，子宫开始下降，减轻了对膈的压迫，孕妈妈的呼吸困难有所改善，胃的压迫感消失。

2

胎动减少

此时胎位已相对固定，因此，胎动减少。若每小时少于3次，持续2~3小时无胎动，应马上就医。

3

大、小便次数增多

胎头下降会压迫膀胱和直肠，使得小便后仍有尿意，大便后也不觉舒畅。

4

腹坠腰酸

胎头下降使骨盆压力倍增，会感觉腹坠腰酸的症状越来越明显。

见红

从阴道排出含有血液的黏液白带，称为见红。一般见红后不要急于去医院，有时见红后仍要等数天才会出现有规律的宫缩。

6

体重增加停止

有时还会出现体重变轻的情况，这标志着胎宝宝已发育成熟。

辨别真假宫缩

从孕 28 周开始，假宫缩会经常出现。如果孕妈妈较长时间用同一个姿势站立或坐着，会感到腹部一阵阵变硬，这就是假宫缩。其特点是发生的时间无规律，程度时强时弱。临产前，由于子宫下段受胎头下降所致的牵拉刺激，假宫缩会越来越频繁。

分娩三产程

第一产程

第一产程开始时，子宫每隔 10 分钟左右收缩一次，收缩时间也较短。后来，子宫会收缩得越来越频繁，每隔 1～2 分钟就要收缩一次，每次持续 1 分钟左右。宫缩越强烈，间歇越短，宫口开得越快，产妇就越感到疼痛。当子宫收缩时，产妇会感到子宫发紧、发硬，下腹或腰部疼痛，并有下坠感。

有些产妇非常害怕分娩，精神也很紧张，临产后宫缩引起的正常疼痛，对她们来说是巨大的痛苦，会导致她们不休息，不吃东西，大喊大叫，结果消耗了大量体力，没有足够的力量来娩出胎宝宝，进而引发难产。所以，临产的孕妈妈一定要保持充足的精力和良好的心态。

这期间，助产人员会为产妇测量血压、听胎心、观察宫缩情况、了解宫口是否开全及进行胎心监护，以及时处理突发情况。

第二产程

这时，产妇要躺在产床上，助产士会帮助分娩。由于产妇的用力直接关系到胎宝宝娩出的快慢、胎宝宝是否缺氧以及产妇会阴部损伤的轻重，因此，这时的产妇要在助产士的指导下合理用力。

这段时间，宫缩痛明显减轻，宫缩的力量更强。当出现宫缩时，产妇的双脚要蹬在产床上，双手紧握床边的扶手，深吸一口气后屏住，像解大便一样向下用力，并向肛门屏气，持续的时间越长越好。如果宫缩还没消失，就换口气继续。这时，子宫收缩越来越紧，每次间隔为 1～2 分钟，持续 1 分钟，胎宝宝下降很快，迅速从宫颈口进入产道，又顺着产道达到阴道口露头，直到全身娩出。

在宫缩停止的间歇，产妇要全身放松，抓紧时间休息，切忌大喊大叫或哭闹折腾。当宫缩再次出现时，再重复前面的动作。

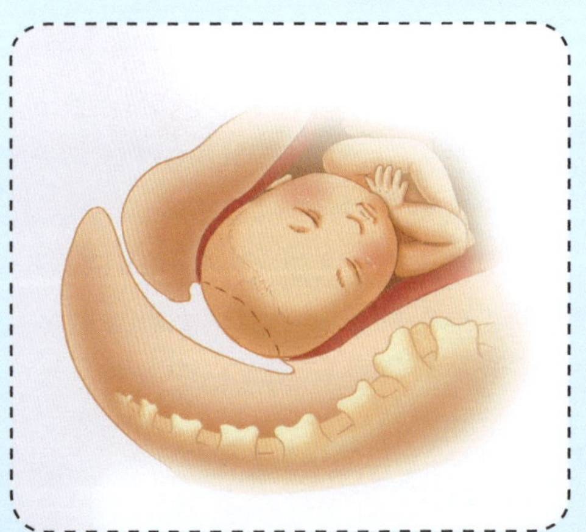

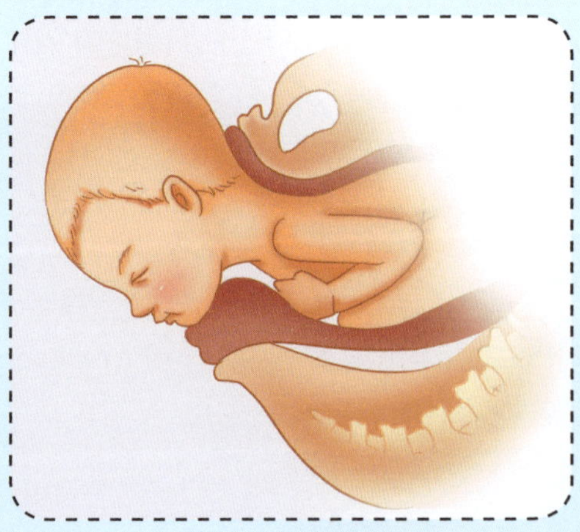

当胎头即将娩出时，助产士会提醒产妇不要再用力了。这时，产妇可以松开扶手，宫缩时张口哈气，宫缩间歇时，稍向肛门方向屏气。这时，助产士会保护胎头缓缓娩出，并保护产妇的会阴部位，防止严重撕裂。当胎宝宝娩出时，产妇不要扭动，应保持正确的体位。

在第二产程初产妇一般需要 1～2 小时，经产妇则只需半个小时或几分钟。

第三产程

胎宝宝娩出后，产妇会立刻觉得腹内空空，如释重负。子宫继续收缩，5～30 分钟后，胎盘及包绕胎宝宝的胎膜和子宫发生分离，并随着子宫的收缩而排出体外。若超过 30 分钟胎盘仍未排出，则应该听从医生的安排，由医生帮助娩出。胎盘娩出代表着整个产程全部结束。

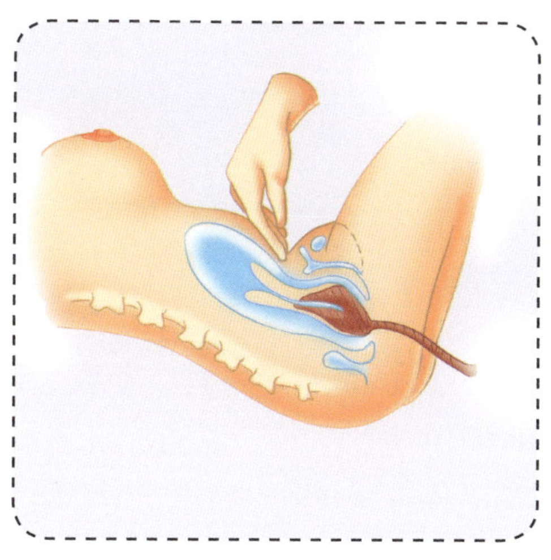

识别早产、急产和过期产

早产是指在孕 28～36 周之间的分娩。由于过早分娩，胎宝宝各器官发育不成熟，故早产宝宝的体重较轻，体外生活能力较弱，调节体温、抵抗感染的能力也很差，死亡率高。

急产是指子宫收缩的节律性正常，但收缩力过强过频，宫颈口在很短时间内迅速扩张，分娩在短时间内结束，总产程不足 3 小时。急产易导致产妇会阴、阴道甚至子宫裂伤等，也可使胎宝宝发生窘迫、窒息或者死亡等。所以，有急产史的产妇应提前住院待产，密切观察宫缩情况，以免发生意外。

过期产是指达到或超过预产期 2 周的分娩。此时若胎盘功能正常，则可能产出巨大儿。由于胎宝宝发育过于成熟，对缺氧的耐受性差，故分娩时可能发生难产或胎宝宝窒息等情况。另外，若胎盘衰老，血流量就会减少，这会导致胎宝宝缺氧、营养不良等，并使其发育不良，免疫力差，死亡率高。因此，产妇超过预产期一周可住院，行引产术。

几种常用的辅助分娩方法

引产

引产是指因母体或胎宝宝方面的原因，须用人工方法诱发子宫收缩而结束妊娠。它一般分为中期妊娠引产和晚期妊娠引产。

怀孕中期引产是由于优生或计划生育的需要而终止妊娠，多采用依沙吖啶引产，必须到医院，由专业医生进行手术，因为如果处理不当，就会发生出血、感染等并发症。晚期妊娠引产是怀孕28周后，因为母体有一些并发症或者胎宝宝存在问题而采取措施引起子宫收缩，结束分娩。晚期妊娠引产的方法很多，如人工破膜、滴催产素或前列腺素引产等，也必须在医院里由专业医生来进行操作，否则会威胁到母婴的安全。

会阴切开术

会阴是指阴道到肛门之间长2~3厘米的软组织。在分娩过程中，为了避免相对较紧的阴道口影响胎宝宝的顺利娩出，需要做会阴切开术，以扩大婴儿出生的通道，帮助分娩。

据调查显示，目前在自然分娩的产妇中，会阴切开术的概率变得越来越高，已高达86%。这是由于随着当前生活水平的提高，孕妈妈在怀孕时营养增强，劳动强度相对降低，使胎宝宝发育良好，个头普遍较大，体重比以前增加，给分娩带来困难。若片面强调实施会阴保护，就容易造成阴道撕裂，甚至可能会危及胎宝宝的生命。做会阴切开术可以使胎宝宝顺利娩出，因此，许多经阴道分娩的产妇可能需做此手术。

产钳术

在分娩的第二产程中，因产妇或胎宝宝的某些情况须迅速结束分娩时，采用产钳的两叶夹住胎头的两侧，牵出胎宝宝的助产方法，叫产钳术。

根据胎宝宝头部在盆腔内位置的高低，分为高位、中位、低位和出口产钳术。中、高位产钳术因对母婴的危害较大，目前已不采用；而低位和出口产钳术能用吸引器的也大多被胎头吸引器所代替。另外，胎头吸引术因阻力较大而失败时也可用产钳术。

胎头吸引术是采用一种特制的胎头吸引器置于胎头上，形成负压后吸住胎头，配合宫缩，通过牵引而协助胎头娩出的手术。

胎头吸引术

胎头吸引术的优点很多，用于胎儿宫内窘迫，可尽快结束分娩。胎儿大、产妇筋疲力尽时，可帮助胎儿下降。相对产钳而言，对产妇软产道的损伤较小，对胎宝宝造成产伤的概率也较小。而且，胎头吸引术操作简单、易于掌握。

阴道助产手术和剖宫产术一样，都是处理难产的手术方法，在助产时，根据胎宝宝头在骨盆的高低位置不同，会采用不同的方法。即剖宫产术不能替代产钳术和胎头吸引术，阴道助产术也不能替代剖宫产，否则对母婴都可造成损伤。

了解剖宫产

剖宫产指征和注意事项

剖宫产就是不经过产道分娩，而是医生剖开孕妈妈的腹部和子宫，直接把胎宝宝取出的分娩方式。实施剖宫产，必须具备一定的医学指征。

1. 提前预知了自然分娩会对胎宝宝或产妇带来危险，如产妇骨盆狭窄、胎宝宝过大、胎宝宝臀位等情况，自然分娩的话会让胎宝宝或产妇有危险，此时适合进行剖宫产。

2. 在自然分娩过程中发生了异常，必须紧急取出胎宝宝。

3. 孕妈妈在某一孕期出现异常情况，必须经剖宫产取出胎宝宝。

4. 胎盘早剥；脐带脱垂；因妊娠并发症危及胎宝宝和孕妈妈生命，如子宫破裂。

剖宫产注意事项

1. 签手术同意书。进行剖宫产前，医生会告诉产妇应注意的事项，也会向其亲属交代手术的相关问题，让亲属在手术协议书上签字。

2. 出现临产先兆，立即去医院。若孕妈妈预知要行剖宫产，当阵痛发生后，应立即去医院。否则一旦胎宝宝进入产道，就很难再行剖宫产了。

3. 术前禁食。一般来说，在术前8～12小时就应禁食。如果第二天早晨行剖宫产，就不要吃早餐了。如果午后行剖宫产，午餐就不要吃了。

剖宫产的程序

1. 按照医生的说明签手术同意书

行剖宫产前，医生会对手术进行说明，若有不明白和不放心的地方，要咨询医生，之后在同意书上签字。通常签字者应该是产妇本人或丈夫。

2. 采血、做心电图

为了确保手术的顺利，手术前应对产妇进行全身性的检查。采血可以检查产妇的肝功能、血型及是否贫血等；做心电图可以检查产妇是否有妊娠合并心脏疾病。

3. 进行麻醉

剖宫产前，医生会对产妇采取硬膜外麻醉，偶尔应用全身麻醉。

4. 打点滴

打点滴是剖宫产前必需的程序，可防止产妇血压突然降低而发生意外。

5. 在尿道中插入导尿管

为了防止手术中膀胱的损伤故须插入导尿管导尿。

6. 开始手术

剖宫产术中，产妇应密切配合医生，根据医生的要求调整身体状态，以便顺利完成手术，使宝宝平安出生。

剖宫产后的注意事项

1

注意休息

由于手术创伤及麻醉药物的作用，产妇术后会极度疲劳，此时要注意休息，不要和他人过多交谈。

2

术后早活动

通常术后 24 小时，拔尿管之后，即可下床走动，这样能促进肠蠕动，防止肠粘连，并利于恶露的排出。

3

不要立即进食

术后 6 小时内应禁食，6 小时后可慢慢进一些免糖奶的半流食，排气后即可正常饮食。

4

注意观察恶露情况

术后血性恶露自阴道排出，量与月经量差不多。若阴道流血过多，应及时通知医生。

5

预防感染

由于手术创伤及体力消耗，产妇术后体质虚弱，免疫力较差，因此，要注意卫生，避免感染或受凉。

6

克服刀口痛，母乳喂养

剖宫产后鼓励尽早喂母乳，让宝宝趴在妈妈的怀中早接触、早开奶、早吸吮。

采取去枕平卧位

手术后 6 小时内麻醉尚未消失，可先取去枕平卧位，麻醉消失后，可活动，宜采取侧卧位，使身体和床成 20°~30° 角，这个姿势可以减轻对切口的震动和牵拉痛。

8

注意避孕

如新妈妈还准备生宝宝，最好等 2 年以上。一旦意外怀孕，人工流产对身体危害极大。因此，剖宫产的新妈妈要注意避孕。

继续做盆底肌锻炼

不少剖宫产产妇因为胎宝宝未经过产道，认为骨盆底肌肉和韧带不会松弛，就不继续做骨盆底肌肉和韧带的锻炼了，这其实是一种错误的认识。剖宫产后，新妈妈仍须锻炼。

产前锻炼

产前练习呼吸技巧的方法

在分娩过程中，呼吸运动是最常用的减痛方法，因此，产妇产前要多练习呼吸运动，尤其是要掌握内在技巧。

深呼吸

当产妇深吸气时，肺的最下部充满空气，肋廓下部会向外和向上扩张，接着再缓慢而深沉地将气呼出，这就会产生一种镇静的效果。深呼吸最适合在子宫收缩的开始和结束时做。

浅呼吸

浅呼吸时，肺部的上部充气，胸部的上部和肩胛会上升和扩大。呼吸时应丰满而短促，嘴唇微微开启，通过喉部把气吸入。浅呼吸约 10 次之后就应作 1 次深呼吸了，之后再做 10 次。只有当子宫收缩达到高点时，才可采用浅呼吸。

浅表呼吸

简单来说，喘气其实就是浅表呼吸，类似于狗的喘气。分娩时，产妇要做多次的喘气，其中一次是在子宫颈全张开之前，在过渡到停止往下施加腹压期间进行的。在痛苦的子宫收缩期用喘气也很有效。为了防止换气过度，可喘息 10 ~ 15 次，再屏住呼吸默数 5 下。

如何进行骨盆底肌肉的锻炼

骨盆底肌肉可支撑并保护子宫内的胎宝宝，但女性怀孕后，这些肌肉会变得柔软而有弹性，再加上胎宝宝变重，孕妈妈就会感到沉重、不舒服，到了孕晚期，甚至可能会发生漏尿的情况；而在产后，由于骨盆底肌肉比较松弛，就导致新妈妈的体形受到影响。所以，为了防止出现这些问题，孕妈妈应进行骨盆底肌肉的锻炼。

锻炼骨盆底肌肉的方法为：仰卧位，头部垫高，双手平放在身体两侧，双膝弯曲，脚底平放于床面，像要控制排尿一样，用力收紧骨盆底肌肉，保持片刻后放松，再重复收紧放松。每次应重复做 10 遍，而每日至少做 3 次。

如何做拉梅兹生产运动

拉梅兹生产运动法是保证顺利生产的有效方法。孕妈妈通过产前运动，可以让肌肉更有弹性（尤其是生产时需用力的部位），从而增强产力，保证顺产。而且，运动也有利于身体健康。所以，孕妈妈应每天做这些运动。

盘腿运动：可以增加骨盆底的灵活性以及肌肉的韧性。孕妈妈坐在地上或床上，背部倚靠墙壁，两腿盘腿，每日练习多次。

压膝运动：增加骨盆底的灵活性，以及肌肉的韧性。孕妈妈两脚底合在一起，将两脚后跟尽量靠近会阴，双手置于膝盖上，慢慢下压，再轻放，反复练习 5 下，每天 3 次。

收紧臀部运动：使肌肉有力，减轻腰酸背痛。孕妈妈躺卧，吸气时收紧臀部肌肉，使腰部有略微抬高的感觉，吐气时放松，反复练习 5 下，每天 3 次。

变化式：更有效地减轻腰酸背痛。孕妈妈跪在地上，双手扶地，两膝与肩同宽，吸气时抬头，腹部朝地压，使背下沉；呼气时，收缩臀部，低头看肚子，将背及腰拱起、放松。反复练习 5 下，每天 3 次。

腿部运动：加强腹部肌肉，增加大腿及背部肌肉的韧性。孕妈妈取仰卧位，手放于身体两侧，做深呼吸，吸气慢慢抬腿（保持腿伸直）至 90° ，呼气将腿放下，放松。另外，还可将腿向侧面运动，两腿交替。反复练习 5 下，每天 3 次。

做好出院准备

顺产的新妈妈一般须住院 3 ~ 5 天，剖宫产的新妈妈则须 3 ~ 7 天。新妈妈应尽量把回家前的事准备好，不了解的要询问医护人员，也要做好迎接困难的心理准备。具体准备事项如下。

1. 详细咨询医护人员育儿的问题，如怎么抱宝宝，怎么给宝宝洗澡，怎么给宝宝哺乳，怎么给宝宝穿衣服等。

2. 让家人准备好出院时妈妈及宝宝的衣物，同时还可在家中布置好卧室和床（包括宝宝的）。因为出院前及回家途中可能要哺乳，所以要准备系扣的服装，衣服要宽大，以便于新妈妈使用。新妈妈的上衣及宝宝的衣物最好选择纯棉舒适的面料，以免刺激宝宝的皮肤。还要准备一双平底鞋，这样抱宝宝比较稳当。

3. 提前准备好宝宝的包被，最好也选择纯棉的面料。此外，宝宝的生活必需品也要提前准备好，如纸尿裤、衣裤鞋袜等。

4. 新妈妈须经过医生检查，身体恢复正常才可出院。可向医生了解一下出院后身体恢复的时间，如恶露大概需多久才会干净；侧切伤口什么时候能愈合等，且越详细越好。

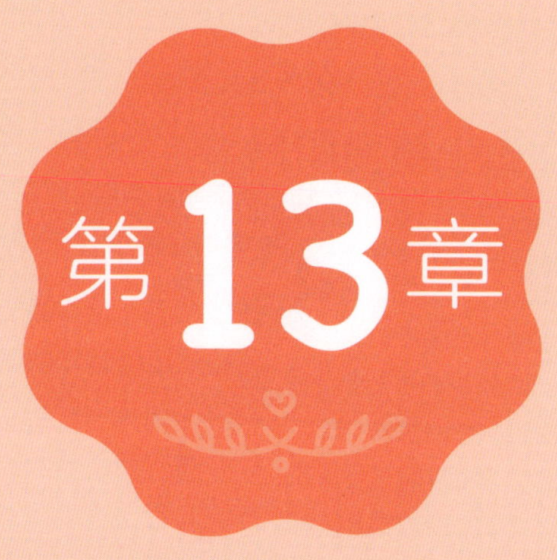

第13章

产后护理

做回漂亮妈妈

感受着耀眼的阳光，呼吸着新鲜的空气，我终于来到了这个世界上。为了我，妈妈好几个月吃不好饭、睡不好觉，这些是我出生后才发现的。此刻，妈妈是如此的憔悴、虚弱，谢谢妈妈对我的付出！

——胎宝宝寄语

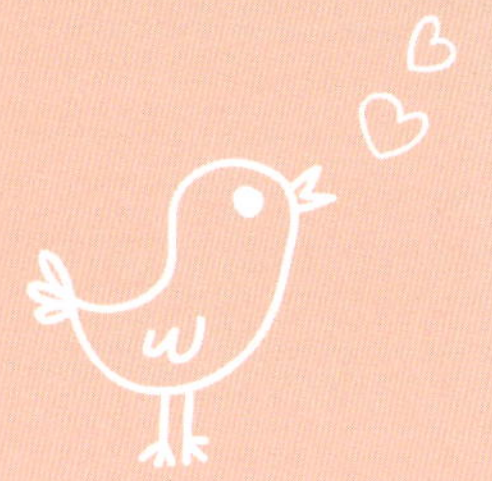

产后护理

安全度过产后的 3 个重要阶段

第1阶段：产后24小时

做盆底肌运动

动作：可在床上或在排尿时做。排尿时收缩而暂停排尿，然后放松使尿液排出，重复多次。在床上时则模拟该过程。

功效：有利于盆底肌功能的恢复，避免或减轻尿失禁、盆底器官脱垂。

腹式深呼吸法

动作：仰躺在床上，把手放在腹部，由鼻子慢慢吸气时，能够感觉腹部上升起来；由嘴巴慢慢吐气时，缩紧腹部肌肉。刚开始只要做 2～3 次，以免发生换气过度而导致晕眩、昏倒、刺痛感或视物模糊等。

功效：减轻背痛、静脉曲张、腿抽筋、水肿等症状。

第2阶段：生产3天以后

可向医生询问腹直肌的情况，还可通过下面的方式来检查。慢慢躺下，微微抬起头，伸出手在肚脐下摸摸看有无柔软的团状，这种团状便表示腹直肌有分离现象。

腹直肌是位于腹前壁正中线两旁的长条肌肉，孕妈妈怀孕期间，增大的子宫会把腹直肌拉长，腹直肌被拉开后会离腹中线越来越远，这就是腹直肌分离。

每个新妈妈产后腹直肌的恢复程度不同，如有分离的现象，可以做下面的运动来矫正。

步骤 1：仰躺在床上，吸气，两手在腹部交叉，用手指把两边腹部肌肉聚拢，一面吐气，一面慢慢抬起头来。然后吸气，与此同时把头慢慢放下。重复 3～4 次，一天做 2 次。

步骤 2：平躺在床上，后腰向床板下压，同时吸气，然后吐气放松，刚开始重复 3～4 次，逐渐增加到 12 次，再增加到 24 次。

第3阶段：产后检查之后

经医生同意后，可恢复运动，适度运动，如散步等。

卧式锻炼：坐在床沿上，双手握住床沿，做上身后倾，双腿并拢绷直向上抬起的运动。

双腿立式锻炼：仰躺在床上，双腿并拢伸直，双臂自然放松于身体两侧，然后抬起双腿与床面垂直。

产后护理 7 大要点

按摩子宫

方法：找到子宫的位置（肚脐下有一个硬块，即子宫），当子宫变软时，用手掌稍稍施力于子宫位置做环形按摩。子宫硬起来时，表示收缩良好；子宫收缩疼痛厉害时，就暂时停止，可采用俯卧姿势来减轻疼痛。

观察是否有恶露

恶露是指子宫排出的分泌物，产后1~3天，量多、颜色较红，以后颜色变淡，量也逐渐减少，10天后呈淡黄色，一般在4~6周会完全消失；剖宫产的新妈妈产后8周内可能会有少量阴道出血。

小便

由于会阴伤口痛及生产时膀胱和尿道受到损伤和压迫，不少新妈妈会有解小便解不干净的感觉。所以，新妈妈最好在产后2小时开始解小便。如果小便不通畅，最好通知医护人员及时处理，防止发生产后尿潴留。

大便

不少新妈妈可能会出现便秘，故在产褥期应正常进食三餐，适当多饮汤水，每日5~6次，要多食富含膳食纤维的蔬果，适当下床活动，并养成每日排便的好习惯。

母乳喂养

母乳中含有的各种营养物质最适合新生儿的消化吸收，是新生儿的首选理想食物。世界卫生组织建议产后6个月内的宝宝应进行纯母乳喂养。出生后最初几天的婴儿频繁吸吮，有利于早下奶。宝宝吃得早、吸得频、吸得时间长，则乳汁下得早、下得多。一般生产后3天，乳汁可大量分泌，新妈妈要耐心等待。

活动

新妈妈第一次下床，可能会因为直立性低血压、贫血或空腹低血糖而头晕，最好在家属和护理人员的协助下进行。下床的动作要缓慢，最好先坐在床边上，感觉没有头晕时再下床。剖宫产的新妈妈在手术后24小时宜下床活动，以促进肠蠕动，预防血栓性疾病。

调整好情绪

不少新妈妈在给宝宝喂奶、换纸尿裤、宝宝哭啼时容易产生挫败感，如再缺乏家人和医护人员的安慰和帮助，容易紧张，感到孤立无援，再加上严重睡眠不足，会影响新妈妈的情绪。严重的会在产褥期出现抑郁症。所以，新妈妈调整好情绪非常关键。

小贴士

新妈妈必要时可通过喝蜂蜜水、吃香蕉来促进肠道蠕动。此外，也可在肛门处使用开塞露来缓解便秘。

42 天健康坐月子

生完宝宝后，新妈妈的身体会有疲惫乏力、浑身疼痛、精神不振等产后虚弱的表现，这是正常的生理反应。在正常的生产过程中，胎宝宝以及胎盘娩出以后，子宫就会慢慢恢复，胎盘剥离的创面完全愈合需要 6 ~ 8 周的时间，因此，产后必须坐月子才能恢复健康。

产后 6 周巧保健

生产当日

重点关注事项：即使没有食欲，也需要进食

产后 24 小时内出血不应超过 500 毫升，否则为产后出血，应及时告诉医生。孕妈妈在分娩过程中消耗了大量体力，非常饿，产后容易发冷，打寒战，所以就算没有食欲也要吃一点。如果不方便直坐用餐，可以躺着或斜靠着进食。

过来人的经验之谈

- 非常累的情况下，需要充分睡觉。
- 体力急剧下降，容易发冷，最好将室温调高一点，盖上被子，保持安定。
- 吃容易消化的食物。
- 最好在分娩后 4 ~ 6 小时排尿。这样有利于受宝宝通过产道时压迫的膀胱恢复。
- 用热水弄湿毛巾，以 2 小时为间隔清洁外阴。可以使用坐浴盆或让家属帮忙清洁，清洁后垫上护垫。
- 产后 0.5 ~ 1 小时给新生儿喂奶。鼓励按需哺乳。
- 回到病房后，即使有产后痛，也应在 24 小时内用正确的姿势走路，这样能帮助子宫收缩。

产后第2天

重点关注事项：分泌初乳给宝宝喂奶

新妈妈的状态比第一天好，但还有阵痛，尤其在哺乳时，经产妇的恶露更明显，红色恶露的量更多。新妈妈可以一个人去卫生间，但会阴部还会感觉疼痛，所以还是避免过度活动比较好。开始分泌乳汁时乳房变大、变硬，伴随疼痛。这时候要清洁乳头，让宝宝多吃初乳。产后前三天让宝宝频繁吸吮，不限制地吸吮，可以防止下奶时的乳胀和淤块。

过来人的经验之谈

- 定期排尿才能更快清除体内垃圾。
- 新妈妈最好能自己处理恶露。
- 乳头擦干净，用湿热毛巾热敷后温柔地按摩能有效促进乳汁分泌。
- 做产褥期体操来放松肌肉，能促进血液循环，也能促进恶露的排出。
- 新妈妈就算没有食欲也要食用高营养餐，每日可安排4~6餐，夜间喂奶辛苦，鼓励睡前加餐，每一餐都不要错过规定的时间。

产后第3天

重点关注事项：分泌乳汁，用按摩来缓解淤块

正式开始分泌乳汁了，会出现乳房痛，这时候不能停止授乳，最好能坚持用温热毛巾来缓解淤块。在这一天，新妈妈子宫内开始重新生成黏膜，产后痛减少，会阴痛也减轻。脉搏和呼吸恢复正常，活动也更加自然了。自然分娩的新妈妈出院时最好适当地穿衣服，注意身体保暖，回家后立即休息。但需要注意勤换护垫和清洁外阴。

过来人的经验之谈

- 出院时，最好穿上长袖衣服，不要将手腕、脚腕等露出来。
- 剖宫产的新妈妈这时候会排气，排气前可吃免糖奶的半流食，如粥、面条等，排气后可进正常餐。
- 用热毛巾擦洗身体，预防汗液流失过多造成的不适，不能盆浴，可淋浴。
- 即使母乳分泌不多，也要每天授乳8次以上，以利于下奶。
- 正常就餐，多食富含维生素的蔬菜、水果等食物，适当多喝汤水，能预防产后便秘和痔疮。
- 多走动，以帮助产后恢复。

产后第4天

重点关注事项：维持适当室温

室温如果太低，新生儿的能量只能用在维持体温上，所以成长会缓慢。母乳的分泌量增加，食欲也会增加，为了授乳要注意营养的摄取。随着食物摄取量的增加，应该开始排便了，如过了4天也没有排便就要联络医院，向医生咨询。恶露的颜色渐渐变为褐色，量也减少，有酸味，所以要勤换护垫，清洁外阴。

过来人的经验之谈

- 即使活动自如也不要长时间抱着孩子。
- 会阴缝合部位还没有完全恢复，排便时最好不要太用力。
- 易出冷汗，被弄湿的衣服要快点换下来，在室内也要穿袜子，注意保暖。
- 最好不要长时间开门，使冷风进屋，根据温度计和湿度计来调节适当的温度和湿度。
- 哺乳时让宝宝先充分吸吮一侧乳房，再换到另一侧乳房充分吸吮。下次从另一侧开始吸吮。

产后第5天

重点关注事项：多吃富含蛋白质的食物

为了促进乳汁分泌，新妈妈最好多吃富含蛋白质的食物，尽量让母乳满足新生儿的发育需要。此外，最好保持乳头的清洁，可做乳房按摩。

子宫恢复到拳头大小，小便量开始恢复，褐色恶露的分泌明显减少。在这一时期，可能会出现产后抑郁症。

过来人的经验之谈

- 注意恶露的颜色和量，每天需要清洗外阴2次以上。
- 坚持按需哺乳，可做乳房按摩。
- 多和亲友交谈，能预防产后抑郁症。

产后第6天

重点关注事项：给新生儿恰当的授乳量

这一时期母乳的分泌量开始增多，新妈妈和新生儿也开始熟悉母乳喂奶。宝宝每天小便约6次，喂奶间隔宝宝睡眠安静即说明乳汁是充足的。

分娩时出血容易导致贫血，产后5周左右贫血症状逐渐消失，在此之前要服用怀孕时服用的补铁剂。在感到轻微的贫血症状时要躺着或蹲着，让头部尽可能往下。冲洗时，有感染和会阴部开线的危险，所以不要在浴室待10分钟以上。慢慢做产褥期体操，不要累着，多休息。

过来人的经验之谈

- 身体变好，也不能开始做家务，注意不要把手放在冷水里。
- 洗头发时不要弯腰，最好躺着让家人帮忙洗。
- 产后可以继续服用怀孕期间吃剩下的补铁剂，预防缺铁性贫血。继续喝牛奶，补钙。
- 睡饱觉。睡眠如不足容易延迟产后恢复。
- 通过阅读育儿书籍或请教有经验的长辈来熟悉照顾宝宝的方法。

产后第7天

重点关注事项：社区医生要来家访了

社区医生来家访母婴，可向她咨询问题。

自然分娩的新妈妈这时候差不多进入了恢复阶段。逐渐消肿，妊娠纹变浅，恶露的分泌量也减少，但还没有完全恢复，最好保持情绪稳定，保持足够的睡眠。有时需要在半夜喂奶，所以白天最好能和宝宝同步休息。

过来人的经验之谈

- 开始做换纸尿裤等简单护理。不要长时间抱孩子，不要过分劳累。
- 这时要开始积极地做产褥期体操了。
- 鼓励夜间喂奶，有利于产奶。
- 剖宫产的新妈妈可以出院了。
- 宫颈内口已闭合，可以坐浴了。

产后第2周

重点关注事项：吃保养餐或补药

母乳喂奶容易缺乏营养，所以要吃高营养餐。充分摄取蛋白质、矿物质丰富的食物和帮助乳汁分泌的鱼肉、鸡肉、鸡蛋等动物性食物。从生产当日开始就应多吃海带菜汤、芋头汤、骨头汤等，特别是海带菜汤要坚持吃到第4周。

这时孕妈妈的身体会更加舒服，可以运动自如了。皮肤会很干燥，乳头也会干燥，要多注意保湿。冲洗后可在乳头上涂抹乳汁。

过来人的经验之谈

- 洗澡后在妊娠纹和乳头处抹乳液或保湿水，可以防止干燥。
- 可以正式做产褥期体操了。产褥期体操能帮助产后恢复，预防产后肥胖。
- 新妈妈的房间最好一直铺着被褥，随时可以休息。
- 如乳汁分泌较少，就先确认是否是睡眠不足，睡眠不足容易导致乳汁减少。另外，宝宝的吸吮姿势、吸吮时间和次数都会影响乳汁分泌，可电话咨询生产医院的相关医生。
- 会阴愈合，恶露排出量减少，可用护垫代替卫生棉。
- 慢慢增加坐着的时间，开始在家附近散步。
- 不要长时间站着，感到疲劳就躺下休息。
- 通过毛孔排出的分泌物增多，只需抹基础护肤品即可。
- 了解新生儿的睡眠规律，按照新生儿的生活规律，与新生儿同步睡觉才能得到充分的休息。

产后第3周

重点关注事项：可以做简单的运动了

新妈妈恶露减少了，身体也舒服不少，可以进行适当的活动，但小心不要累着。可以照看宝宝或换纸尿裤了，但给宝宝洗澡等消耗体力的事情还是要在家人的协助下完成。

过来人的经验之谈

- 剖宫产容易得子宫内膜炎，要非常注意会阴部的清洁。
- 虽然身体有所恢复，但还是要禁止长时间弯曲身体。

产后第4周

重点关注事项：产后腰痛

若不是纯母乳喂养就可能会来产后初次月经了。怀孕时，因为胎宝宝使重心前移会出现腰痛，分娩时经历的痛苦和照看宝宝的疲劳，会使腰痛延续，新妈妈要注意保护好自己的腰。现在还不适合减肥，可以坚持做简单的热身运动或产褥期体操，不要为了下奶过多地摄入营养，导致营养过剩，体重增加。

过来人的经验之谈

- 使用清扫机、洗衣机的家务可以开始做了，但不要承担全部的家务活。
- 社区医生要来做第二次家访了。
- 增加运动量，但要适度。
- 如果恢复顺利，产褥期就可以淋浴，但因为有感染的危险，尽量避开大众浴池。
- 恶露一般来说应该干净了，若仍未净则应就医。

产后第5周

重点关注事项：可做简单的家务

身体恢复到孕前，可以回归到怀孕前的生活。可以正式做简单的家务和购物，但大部分时间是在照顾宝宝。

过来人的经验之谈

- 就算没有到接受检查的日期，只要身体感到异常就要去医院。
- 用按摩和面膜来管理干燥、无弹性的皮肤。
- 开始饮食调节和做产后体操。

产后第6周

重点关注事项：如恢复得较快，可以进行夫妻性生活

恶露完全消失，产后复查子宫恢复正常。身体状态与孕前一样，可以稳定地过夫妻生活。就算没有月经也可能怀孕，所以要避孕。但会阴部切开或分娩中过度撕开的部位要注意防破裂和感染，否则会有严重的疼痛感。

积极照看宝宝，多带宝宝去公园。

过来人的经验之谈

- 骑自行车等简单的运动可以解除压力。
- 可以进行短途旅行了。
- 每天带宝宝出去呼吸新鲜的空气。

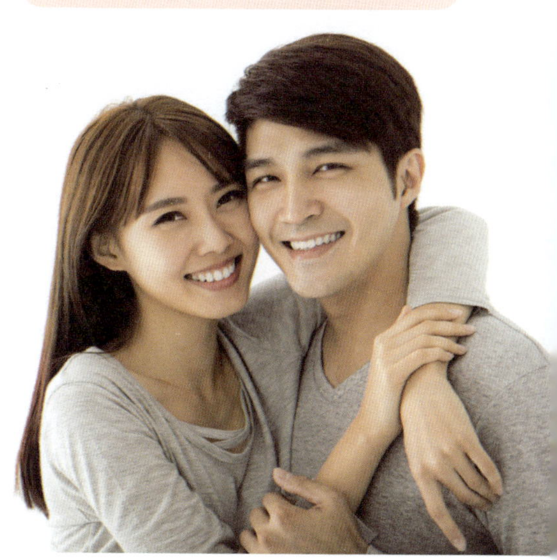

预防及治疗产后疾病

产褥热

发热或发冷持续两天以上。

原因分析：分娩时，胎宝宝从产道出生，阴道或外阴部留下伤口，胎膜或胎盘脱落时在子宫壁留下大大小小的创面，细菌进入这些创面而出现炎症导致发热。

解决之道：持续高热时在医生的指导下服用抗生素、消炎剂或解热剂等。严重时要住院治疗。

护理要点：外阴部保持清洁。发热时补充养分，充分休息，增加对疾病的免疫力。因为出汗较多，要充分摄取水分，可以继续哺乳。

乳腺炎

乳房红肿、变硬，体温持续在38℃以上，全身酸痛。严重时腋下的淋巴结肿大，乳头流脓。

原因分析：内衣或衣服太紧、乳腺管堵塞、乳头皲裂、出现乳房淤块、疲劳、免疫力下降时会出现乳腺炎。

解决之道：一整天持续发热就要接受检查，服用抗生素和解热剂。

护理要点：授乳前后用热的毛巾按摩乳房。让宝宝充分有效地吸吮发炎的乳房，排空乳汁，并配合使用抗生素，有利于炎症的消退。用热水冲洗或用热水袋敷乳房可以减轻疼痛。

尿失禁

打喷嚏或大笑、拿重物、做简单运动时身体用力会禁不住流出小便。

原因分析：生产导致尿道括约肌松弛。自然分娩的初产妇比经产妇更容易出现这种现象。肛门或尿道周围的括约肌原本就弱或胎宝宝太大、难产时也会出现尿失禁。

解决之道：一定要接受治疗。

护理要点：做骨盆体操。用憋尿的方式让阴道收缩 3 秒钟，再放松。一次 10 遍，每天 5 次。要领是保持腿和臀部肌肉不动。从每天 50 遍到每天 400 遍，坚持 3 个月就会有效。

膀胱炎

有的新妈妈产后排尿感觉迟钝，尿道肿胀，不容易排尿或出现尿频、尿急、尿痛感。一般过 2 周就好，但如果症状长时间持续或小便颜色呈白色或黄色的浑浊液体，可能是膀胱炎，需要接受检查和治疗。

原因分析：分娩时，膀胱在胎宝宝的头部和骨盆之间受到严重压迫，伤口增多而小便积在膀胱内无法排出。这时候，细菌特别是大肠菌繁殖，导致膀胱炎的出现。

护理要点：注意外阴部的清洁，感到有尿意时不要忍着。用热毛巾敷着小肚子，趴着会好一点。多喝水，勤排尿，让身体里的细菌随着小便一起流出。

谨防产后抑郁症

为什么会得产后抑郁症

受激素和环境变化的影响。孕期女性的激素分泌会持续增加，但产后48小时内随着胎盘娩出，激素会急剧减少，激素变化会扰乱大脑神经传达系统，导致抑郁症出现。

育儿产生的压力和睡眠不足容易导致抑郁。刚经历生产的产妇身体尚未恢复，加上宝宝每隔2小时就要吃奶，使新妈妈睡眠不足。如新妈妈因乳汁少而感觉愧疚或休息时间较少，都容易产生抑郁情绪。

克服产后抑郁的方法

1 冷静地观察自己

新妈妈回想一天中郁闷的时间是多久，从什么时候开始的。如果几乎整天都郁闷，而且这种日子持续一周以上，就属于很难独自克服的状况。要将自己的状况告诉丈夫，寻求解决方法。

2 坦诚地告诉亲近的人实情

将自己的心情坦诚地告诉亲人是克服抑郁症的首要阶段。

3 每天吃一点巧克力或糖果

吃点甜食，心情会变好。多准备点零食，心情低落时就吃一点。

4 到户外转换心情

将孩子托付给亲友，自己一个人外出，或是跟朋友一起看电影、吃饭，让心情愉快。

5 为了自己和宝宝最好接受治疗

如果症状得不到缓解，并有更加严重的趋势，应及时咨询心理科专家，必要时应接受治疗。新妈妈可能会感到不好意思或觉得没那么严重，但抑郁症治疗不仅是为了自己，也是为了宝宝以后的健康成长。

重视产后营养

产后饮食原则

精——量不宜过多

产后过量饮食只会让新妈妈体重增加，因此，要控制好量。如果是母乳喂养，奶水很多，食量可比孕期稍增，最多增加1/5 的量；如果奶量正好够宝宝吃，食量可与孕期相等；如果没有奶水或是不准备母乳喂养，食量和非孕期持平即可。

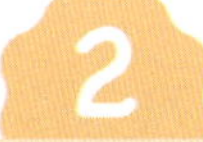

杂——食物品种多样化

产后进食品种应多样。进食的品种越丰富，营养就越平衡和全面。

稀——水分多一点

乳汁分泌是新妈妈产后水的需要量增加的原因之一。此外，出汗较多，体表的水分挥发也大于平时，体内容易缺水。所以，新妈妈可多喝汤、牛奶、粥等。

软——食物以细软为主

新妈妈的饭要煮得软一点，少吃油炸、坚硬的食物，不少新妈妈因产后体力透支，会有牙齿松动的情况，过硬的食物对牙齿不好，也不利于消化。

用高蛋白食物增强体力

对新妈妈身体健康有利的高蛋白食物有鲤鱼、黑鱼、黑豆、藕等。裙带菜和海带可以退热，净化血液，促进乳汁的分泌。特别是含碘、钙、矿物质多的食物，能帮助子宫收缩，还会使骨骼和牙齿坚实。鲤鱼和黑鱼能促进肾脏的机能，也有利于消肿。

避开冷硬食物

冷、硬、坚韧、油腻的食物不利于身体的健康，会使产后的恢复变得缓慢。特别是冷食，会使身体变凉，妨碍血液循环和消化，对生理机能的恢复也不好。

多补充铁，预防贫血

分娩时，有500 毫升左右的出血，为了补充血液，要充分吸收铁质。铁的不足容易引起产后贫血，也会对喝母乳的宝宝的发育有影响。因此，新妈妈可以多食谷类、动物肝脏、鸡蛋、禽畜肉、鱼等富含铁的食物。

有利于产后保养的食物

整个产褥期：海带汤或裙带菜汤

多喝海带汤或裙带菜汤，对子宫收缩和止血比较好，能帮助安定神经。这两种汤中碘的含量比较高，能解瘀血，补充母体的甲状腺激素。同时，其无机物质和维生素也很丰富，热量低，也不会造成肥胖。

产后：骨头汤

骨头汤中蛋白质和钙含量丰富，能促进乳汁分泌。下奶后就可以开始喝，喝汤的同时也要吃肉，坚持 2 个月左右，效果显著。

产后第 2 周：鲤鱼

鲤鱼中富含蛋白质和易消化的脂肪、维生素 B_1、钙等，能促进乳汁分泌，预防贫血，帮助排除淤积在体内的瘀血。鲤鱼加大米、大蒜和生姜熬煮，对产后的虚弱症状及消化障碍、关节痛、发热、冷症有很好的食疗功效。

产后第 3 周：老南瓜

老南瓜易消化，有消肿、养胃、安神、助眠等功效，也可缓解胸闷、口渴等症状，若产后过 3 周左右排尿还是有异常或腿没有消肿，吃南瓜就会有作用，也能预防产后肥胖，新妈妈可适量食用。

此外，还有其他一些有利于产后保养的食物，如下表所示。

食物	功效
小米粥	营养丰富
面汤	可以用挂面、细面条或薄面片下汤，再加番茄、鸡蛋，很有营养
牛奶	蛋白质含量高，容易被人体吸收利用，能帮助新妈妈恢复，促进乳汁分泌
鸡蛋	含有脂肪和铁，有强身作用，还可促进乳汁分泌，帮助宝宝成长
醪糟	辛温，可驱寒助热、增加心率、扩张毛细血管、促进子宫收缩
红糖	含钙、铁、胡萝卜素、核黄素及微量元素等，可补益气血、健脾去寒
肉汤	刺激食欲，促进乳汁分泌。可以多喝牛肉汤、排骨汤和鸡汤等
鲫鱼	和中补虚，渗湿利水，温中顺气，有消肿、利水、通乳的功效

不同产妇的不同饮食要点

阴道分娩新妈妈饮食

选择阴道分娩的新妈妈要多喝水，在分娩的当天进食要清淡，多食容易消化的食物，来保证足够的热量和水分摄取，并帮助产后恢复。

剖宫产新妈妈饮食

选择剖宫产的新妈妈，在通气后（一般在术后 6 小时以后）即可进食些清淡、易消化的免糖免奶半流质饮食，如米粥、蛋汤、面汤、萝卜汤。到第二天，可进食如藕粉汤、稀粥、煮得较烂的面条等半流质的食物，但注意不能吃甜食及牛奶等，以免引起肠胀气，并可开始下地活动。一般手术第三日，可进食普通的清淡、易消化的产妇食物。

新妈妈饮食四忌

产后忌滋补过量

分娩后新妈妈要重视产后的饮食滋补，但要控制好度。营养过剩会使奶水中脂肪含量增多，容易导致宝宝肥胖，还会影响宝宝的消化功能。

产后忌马上节食

产后马上节食容易损伤身体。母乳喂养的新妈妈产奶会消耗大量能量和营养物质，这些能量和营养物质一部分来自每日的摄入，一部分来自妊娠 9 个月体内储存的脂肪。因此，每日饮食应适量，合理搭配膳食，不应马上节食。

产后忌喝高脂肪的浓汤

喝高脂肪的浓汤容易影响食欲和体形。而且高脂肪也会增加乳汁中的脂肪含量，容易引起宝宝腹泻。

产后忌吃辛辣温燥食物

辛辣温燥食物能助内热，使新妈妈上火，出现口舌生疮、大便秘结或痔疮等症状。因此，新妈妈饮食宜清淡。

产后巧妙恢复窈窕身材

许多新妈妈刚生下宝宝就开始节食塑身，这其实是很不科学的。即使再想恢复昔日的身材，也不能用节食的方法。不过，本节的消肿、瘦腰和塑臀的方法，简单有效，对身体也没有副作用，新妈妈倒是不妨一试。

产后腰背部自助减肥法

1. 俯卧于床上，按摩者将两手掌同时置于后背正中线两侧，用手掌缓慢用力，由内向外横推，自背至腰部反复推 5 ~ 10 分钟。按摩者用手在背部至腰部肌肉丰厚处提捏，反复操作 2 ~ 3 分钟，以局部发热肿胀为宜。

2. 俯卧，按摩者将两掌根一起放在其两侧肺俞（第三胸椎棘突旁开 1.5 寸处），用力向下推摩至腰骶，反复 5 次，以脊柱及两侧皮肤发热发红为宜。将两拇指置于两侧肝俞（第九胸椎棘突旁开 1.5 寸处）、胃俞（第十二胸椎棘突旁开 1.5 寸处）、膀胱俞（第二骶椎棘突旁开 1.5 寸处）上，用力点揉半分钟，以被按摩者感觉局部有酸胀感为宜。

3. 俯卧，按摩者将右手拇指放在大椎穴（第七颈椎棘突下凹陷处）。由轻渐重用力点按 1 分钟后，改为按揉，顺时针揉 100 次，逆时针揉 100 次，以被按摩者感到有气向下行为佳。

4. 俯卧，按摩者将两手掌放在腰背部，有节奏地拍击腰部，上下反复 3 ~ 5 分钟，以被按摩者感觉腰背皮肤灼热为宜。

5. 仰卧，按摩者两手掌分别置于其内踝尖上。由下往上推摩下肢内侧到大腿部，反复 3 ~ 5 分钟。同时沿经络点按三阴交穴（内踝尖上 3 寸，胫骨内侧缘后方凹陷处）、阴陵泉穴（小腿内侧胫骨内侧髁下凹陷处）、血海穴（股骨内上髁上缘，股内侧肌中间，髌骨内上缘 2 寸处），以被按摩者下肢内侧有酸胀感、皮肤发热为宜。按摩者将被按摩者双腿平直抬起与身体成直角，放手，被按摩者慢慢放下双腿，反复 10 次。

产后塑臀操

腿部运动

具体做法： 身体平躺，双手放平。双足配合呼吸轮流向上举起 30°，吸气时脚上举，吐气时脚放下。

注意事项： 新妈妈在做该运动时，注意膝盖与脚尖均放平，不可弯曲，刚开始时速度宜放慢，再根据身体情况加速。

转臀运动

具体做法： 身体平躺，双脚合并，屈膝。肘平放在地上，双膝向左下压地板，再向右下压地板。

注意事项： 下压双膝时，脚尖应尽量定住不动，这样功效较佳。

爬行运动

具体做法： 双手撑起上半身，双腿屈膝，趴于地上，类似擦地状。

注意事项： 新妈妈做此运动时，可用护膝，以免膝部受伤。

臀部按摩

具体做法： 站立时，将手置于臀部，由上往下或由下往上推臀部。由上往下推有助于活化局部细胞，可增进肌肉弹性；由下往上推，能美化臀部曲线。适宜双向进行。

腿部运动

具体做法： 双手抱左膝，将左膝靠向腹部，再换右膝。再以手抱双膝，同时靠向腹部。

注意事项： 两腿可以交替做，也可以同时做，能美化臀部并收缩小腹。

瑜伽帮你秀出小蛮腰

梨式

1. 平直仰卧，腿并拢，手放在体侧，掌心向下。（见图 1）
2. 吸气，屈膝抬腿，大腿与身体垂直。（见图 2）
3. 呼气，将双腿向前摆至双脚伸过头后，臀部、下背会自然离地，如身体柔软，脚趾会碰到地面。保持 10 ~ 15 分钟，缓慢规律地呼吸。（见图 3）
4. 恢复时，膝部弯曲，感觉脊椎一节一节地展开卷曲的身体，直到臀部再次贴回地面。（见图 4）

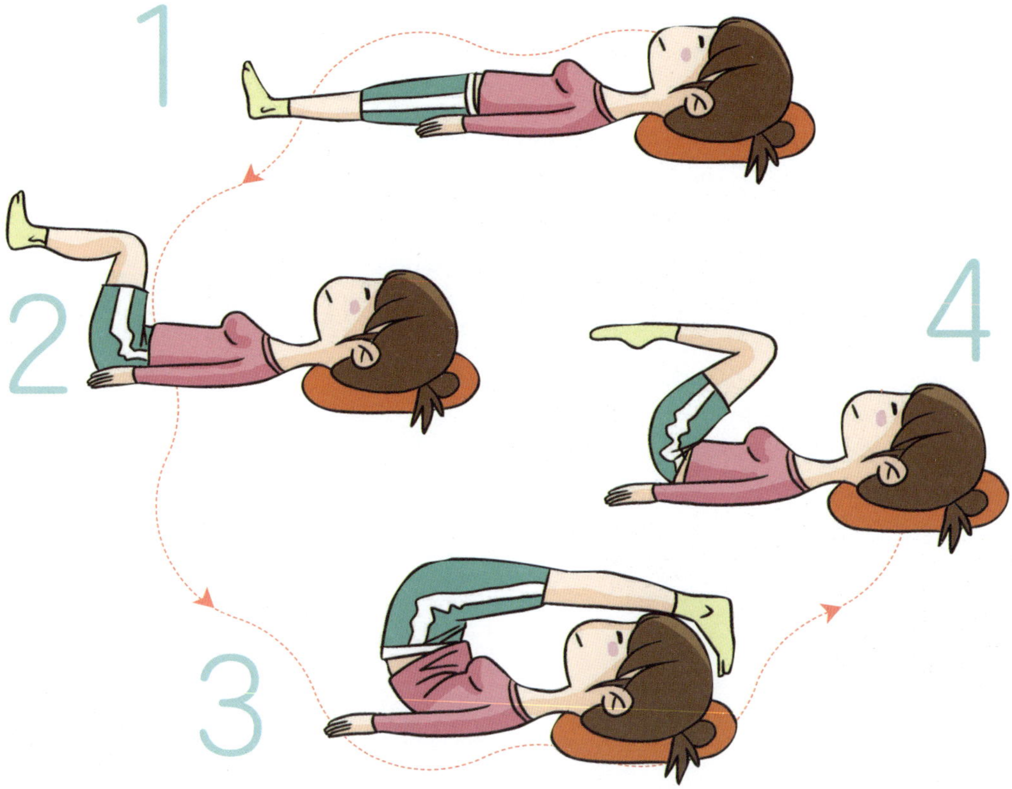

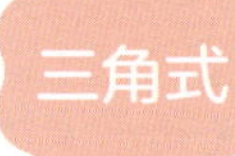

三角式

1. 站立，双腿分开，稍宽于肩。

2. 右脚向右侧转 90° ，左脚向左侧转一点，脚跟成一条直线，双臂两侧平身，与地平行。

3. 呼气，向右侧弯腰，过程中保持双臂与身体成 90° ，侧弯时避免腰部以上身体同时向前倾；右手放在小腿前侧，双臂成直线，扭头向上看。保持 20 秒，舒适呼吸。

4. 吸气，慢慢回到开始的姿势，左边做同样步骤。

站式

1. 双腿分开，稍宽于肩，右脚内旋，双臂侧平举。

2. 呼气，右脚向右转 90° ，左脚稍向右转 15° ~30° 。屈右膝，直至大腿与地面平行，小腿垂直于地面，大腿、头部向右转，眼睛注视右手指尖，保持 30 秒。

3. 吸气，伸直右腿，恢复起始姿势，向左侧重复以上动作。

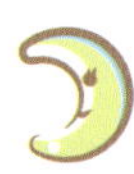

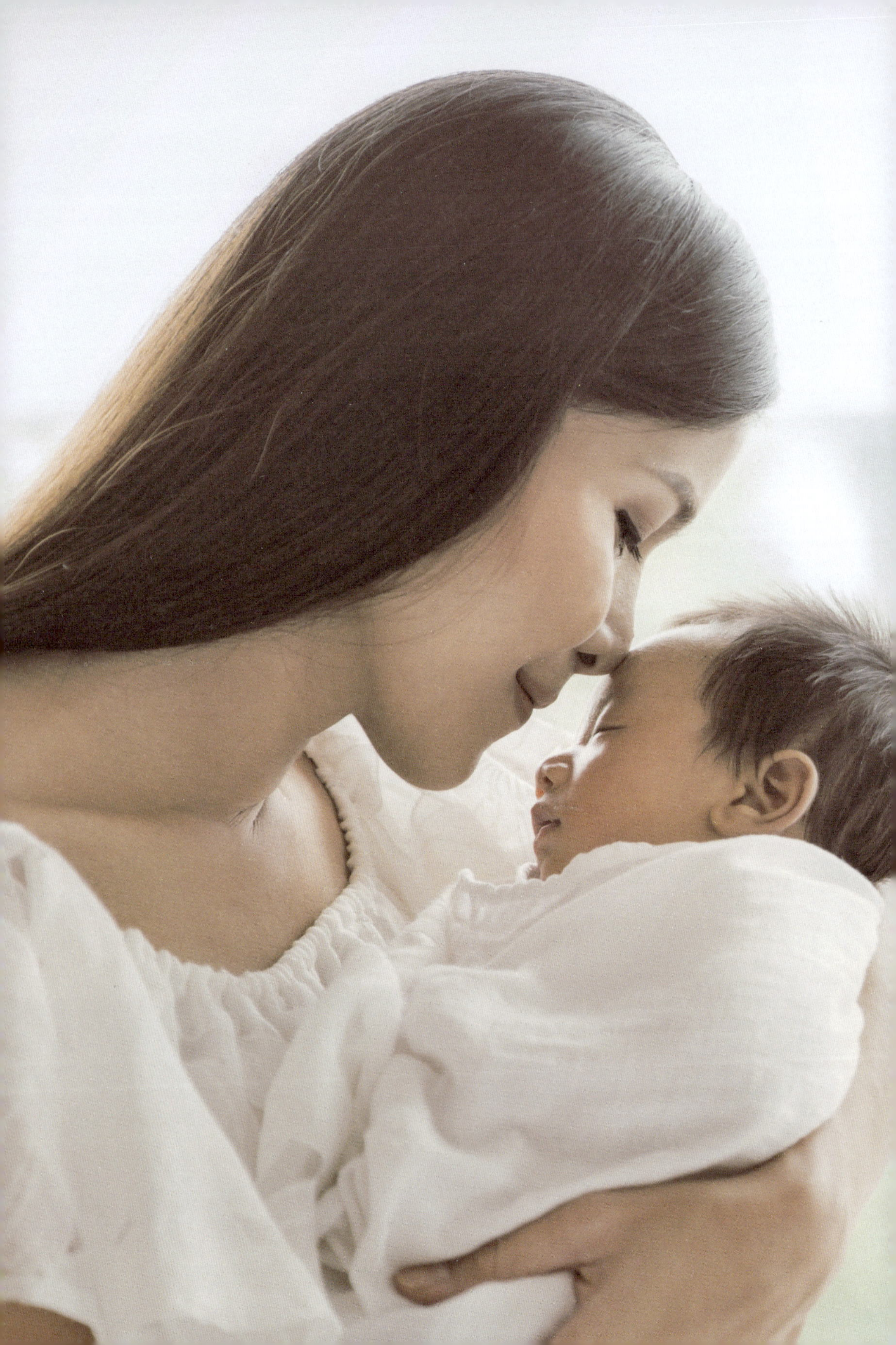

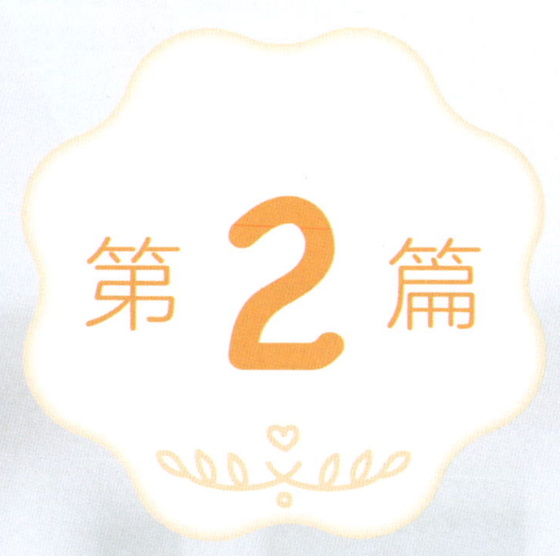

育儿篇

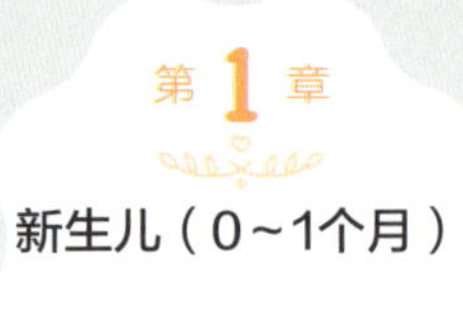

第1章

新生儿（0~1个月）

第2章

婴儿期（1个月~1岁）

第3章

幼儿期（1~3岁）

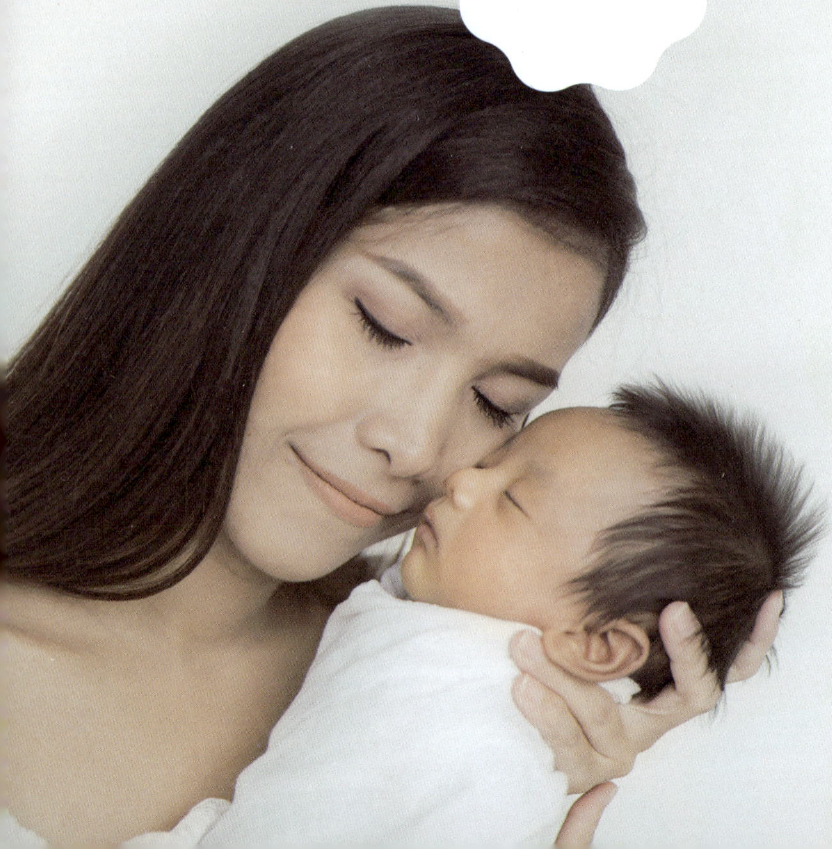

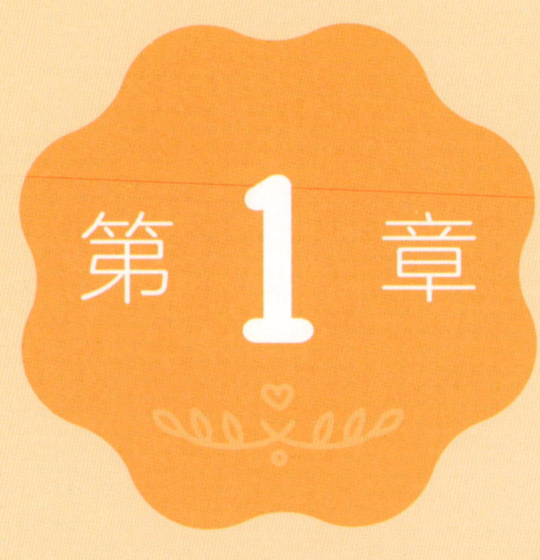

第1章 新生儿

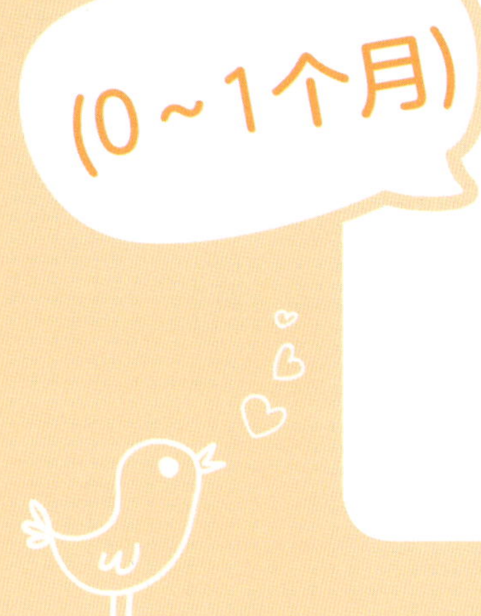

从现在开始，我就要开启美妙的人生了，这段时期对我来说很重要。由于我还小，所以需要爸爸妈妈的悉心照顾，比如洗澡、穿衣、睡觉等。你们放心，我会努力做一个乖宝宝的。

——小宝宝寄语

了解新生儿

正常新生儿的身体特征

在医学上，将宝宝出生后的头 4 周称为新生儿期。在这段时间，宝宝会发生许多生理性的变化，不用担心，这都是正常表现。

身高、体重

刚出生的新生儿平均身高是：男孩约 50 厘米，女孩约 49 厘米。平均体重是：男孩约 3200 克，女孩约 3100 克。但有一半左右的新生儿都没有达到这些数值，所以不用过于担心。

另外，若出生时的体重未满 2500 克，则为低出生体重儿。这种情况应咨询医生，在医生的指导下合理哺育。

头围、胸围

新生儿的头围平均约为 33 厘米，胸围平均约为 32 厘米，呈现头围大于胸围的独有特征。其头部与身体的比例是 1∶3。

前囟门、后囟门

在头顶部略前方有一凹陷部位，称之为前囟门。这是包住头部的 4 块头骨尚未完全接合所形成的间隙。在头部后方的间隙，称之为后囟门。

后囟门在新生儿出生后不久（6～8 周时）就会自行闭合，但前囟门则要到 1～1.5 岁才能闭合。

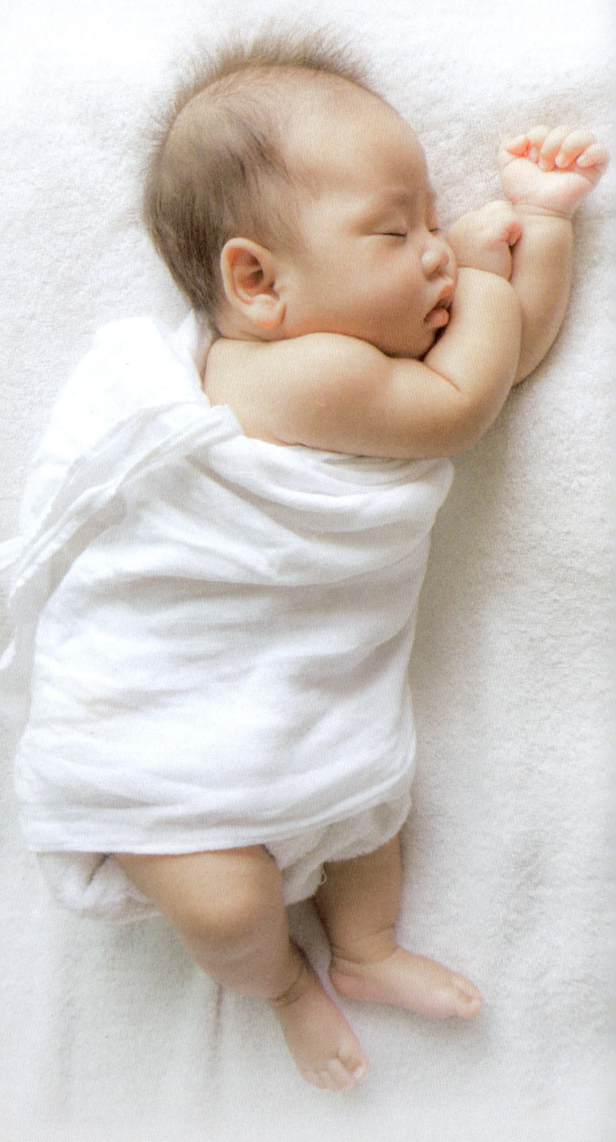

头部的肿块

分娩时，胎宝宝的头部由于受到产道压迫、胎头吸引等情况，会造成胎头水肿，宝宝出生后，也不用对它做任何处理，一般在产后 2～3 天即会消失。

另一种类似胎头水肿的软性肿块，称之为胎头血肿。小的血肿会在 1 个月左右消失，大的血肿则约 3 个月才会消失，不用太担心。

新生儿的生理特征

体重减轻

出生后的前 5 天，新生儿的体重会减轻 10%～15%。这是新生儿刚开始无法充分地摄取奶水，又因呼吸、排尿、排便等行为减少了体内的水分所导致的。但这只是暂时性的，等到新生儿学会吸奶、妈妈乳汁大量分泌时，体重便会以每天 30～40 克的速度增加。

为了更好地检测新生儿的发育状况，最好购买一个体重秤，经常对新生儿进行测量。

出现黄疸

刚出生后的 2～3 日，新生儿的皮肤可能会呈现黄色，这是生理性黄疸，约有 4/5 的新生儿会出现这种现象。黄疸现象在出生后 1 周内表现得最明显，在 10～14 天之后会自然消失。

但是，出现黄疸现象也有可能是因为 Rh 因子和 A、B、O 血型不合等因素，所以请务必注意。如果是新生儿严重黄疸，有时会出现眼睛如夕阳的核黄疸，可引起脑性麻痹。同时，若黄疸现象持续 2 周以上而且颜色越来越浓，就表示已呈病态，应立刻去看医生。

脐带脱落

新生儿的脐带具有黏性，但几天之后就会干燥，一般在 4～10 天脱落。脱落之前要经常消毒并保持干燥清洁。

饥饿热

在新生儿体重减轻期间，有时会出现 38℃以上的高温，称之为“脱水热”。这是由于乳汁摄取不足，再加上新生儿体温调节功能尚不完善，保暖过度所致。这种现象会在新妈妈下奶之后消失。

皮肤的变化

新生儿的皮肤呈现红色，这是由于皮肤薄、皮下毛细血管显露所致。而到产后 3～4 日皮肤会开始发白，并且一碰触就会产生脱皮现象。这是所谓的生理性落屑，可视为掉落的体垢。

排便、排尿

排便、排尿是宝宝消化、排泄系统健康的表现。新生儿在吸奶以后会排泄出黄色的软便。尿液在出生后不久可能会呈茶褐色，那是因为含尿酸盐的缘故，不用担心。

呼吸、脉搏

宝宝的呼吸方式以腹式呼吸为主，因一次吸入的空气量太少，故呼吸次数多于成年人。脉搏也和呼吸一样，次数比成年人多，每分钟跳动 130～140 次。

低体温

新生儿的体温调节能力尚未成熟，故体温容易下降到 35℃以下。此外，新生儿皮下脂肪少，体表面积相对较大，皮肤很薄，血管较多，易于散热，所以容易被室温影响。建议保持室温在 24～26℃，以使宝宝的体温维持在正常范围内。

眼屎

早上醒来，新生儿眼睛部位会积存眼屎。如果是白色的，就不用担心，用消毒棉花擦拭掉就可以。若是眼睑水肿，眼睛充血并流出脓样、黄绿色的分泌物，就很有可能是新生儿结膜炎，应找医生治疗。

鼻塞

新生儿的鼻道狭窄，容易引起鼻塞。由于宝宝不能用口呼吸，故会发生“哽——哽——”的痛苦声音。此时应尽量保持室内空气的温暖和干燥。

髋关节脱臼

是指新生儿大腿髋关节已经脱臼或者即将脱臼的状态。髋关节脱臼多见于女婴，其发生率为男婴的 5～6 倍。这种情况最好能早点发现，若过迟发现和治疗，可能会留下步行障碍的症状。在出生后 2 个月内要尽可能检查出来，最迟也要在 3 个月之前发现并接受治疗。

初期症状，可利用束带来治疗。另外，背抱新生儿时，采取特殊体位（双腿呈蛙式）纠正。

新生儿常见问题及应对策略

吐奶

孩子吃奶后吐奶是常见的症状。周岁以前的宝宝贲门（连接食道和胃的地方）括约肌不发达，贲门容易打开，胃内的食物容易通过打开的贲门出来，所以每天会吐 2～3 次。

应对策略：新生儿每次吃完奶抱起拍嗝，能预防吐奶。即使吐奶了，如果宝宝正常成长，体重也正常增加，就没有什么问题。但如果宝宝不喝奶，持续呕吐还伴随着腹泻，则需要接受治疗。

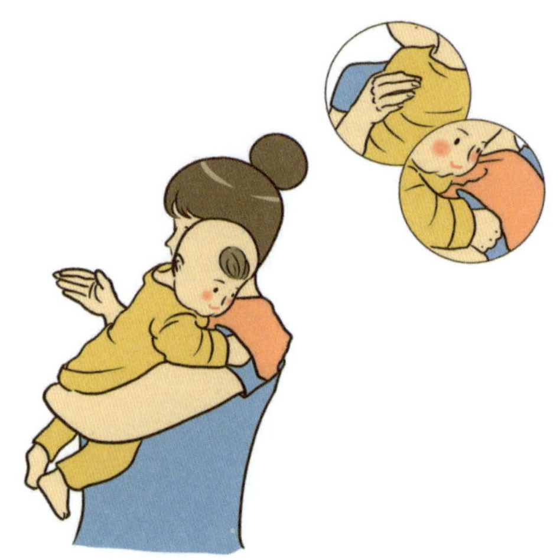

暗绿色的胎便

宝宝出生后 1～3 天排黏黏的暗绿色便，不用害怕，这是胎便。

应对策略：宝宝出生后 1～3 天排的胎便是黑绿色的，这是在妈妈子宫里时吞入并累积在肠道里的羊水、细胞、胎脂和汗毛等，随着母乳分泌量的增加，大便逐渐变为淡黄色。宝宝及早频繁地吸吮母乳初乳，有利于胎便的排出。

皮肤角质

宝宝出生后 2 ~ 3 天皮肤上会有白色角质出现。

应对策略： 待宝宝变胖就会慢慢消失，所以不要因为角质看起来不干净就故意扒下，否则会刺激皮肤。最好等其自然脱落。

女宝宝阴道出血

女宝宝在出生后 3 ~ 4 天阴道会有白带甚至会出血。

应对策略： 受胎盘分泌的激素的影响，女宝宝会有少量出血或白色阴道分泌物。看到血，不少爸爸妈妈会害怕，但这是正常现象，不用担心。不过，如出血量增多或出血天数较多就需要接受检查了。

脐炎

分娩时切断的脐带过段时间会变硬、变黑，一般出生 7 ~ 10 天会自己掉落，但 10 天以上没有掉，脐带下面会出现炎症。脐带痂下出现肉芽，变得黏黏的，还会流脓，严重时会流血或二次细菌感染导致炎症。

应对策略： 一般是在给宝宝洗完澡后，提起脐带结扎线，用 75% 酒精棉棍给肚脐消毒，保持清洁就能自愈。脐带流脓性分泌物时用 75% 酒精消毒后，可涂擦消炎软膏，若周围皮肤发红，应及时就医。

新生儿黄疸

新生儿的肝无法充分发挥其功能，所以无法去除胆红素，胆红素在体内堆积，就会引起黄疸。最初几天宝宝吸吮母乳初乳不足，胎便排出延迟，会增加早发型黄疸发生的概率。

应对策略： 75% 左右的新生儿会在出生后几天出现黄疸症状，早开奶、早吸吮，按需不限制地吸吮，有利于胎便排出，减轻黄疸的发生。早发现、早治疗，早期蓝光治疗，可以降低胆红素。

绿便

宝宝的便便根据肠的状态而不同。便便之所以是黄色，是因为胆汁的色素。胆汁的色素与空气接触就呈绿色。宝宝呼吸的空气与肚子里的便便接触会使便便成为绿便。

应对策略： 排绿便时如果没有伴随其他症状就不用担心。一般来说，吃母乳宝宝的便便呈黄褐色，味儿小，稀到误以为是腹泻，次数也比较多。吃奶粉的宝宝的便便呈浅黄色，味儿重，易成干球状。

赤尿

新生儿时期会有砖红色小便。

应对策略： 这是宝宝在排出体内的尿酸盐成分，不用担心。一般来说，男宝宝出现的赤尿会比女宝宝多。

婴儿肠绞痛

新生儿会突然哭得非常厉害，特别是在晚上哭一两次，可能是婴儿肠绞痛。

应对策略： 婴儿肠绞痛又叫“百日腹痛”。出现肠绞痛一般没有明显原因，可能因消化能力降低而无法吸收母乳或奶粉的蛋白质而出现腹痛。这种情况一般在出生后 3 个月就会自然好转。

新生儿眼屎

新生儿出生后 1 ~ 2 周泪腺没有充分发育，眼屎多且经常流泪，所以很多新生儿在出生后前几天睁不开眼睛。

应对策略：虽然经常出现，但过了 2 周眼屎还多或白眼珠充血则会发展成结膜炎，需要接受检查。此外，在摸宝宝的脸时，要先洗手，眼屎多时要用生理盐水擦眼睛。可在医生指导下应用抗生素眼水。

胎热

有的新生儿会出现皮肤干燥、粗糙、红肿或出现疹子，非常痒，严重时还会出现水疱，一挠会结痂。

应对策略：要每天温柔地给宝宝洗一次澡。室内环境要保持清洁。需要注意，这种状况在干燥的冬季或潮湿的夏季更为严重，宝宝情绪不安会恶化其症状。

头血肿

宝宝的头部在通过产道的过程中受到挤压，头盖骨和围住头盖骨的骨膜之间有出血，因此出现包。

应对策略：大部分是在出生后 3 个月以内消失，出生后 1 个月包周围或整个包变硬，不会导致头部形状变形，也不会有副作用。若血肿表面的皮肤上有伤口，可抹抗生素软膏后轻轻盖上消毒的纱布，以防引起炎症。

腹泻

宝宝经常排稀便。

应对策略：稀便不等于腹泻，要确认便便是否混着黏液，同时注意每天的排便次数。便便有点稀或每天排便 2 ~ 3 次或更多，只要宝宝是纯母乳喂养，状态好、食欲好就不用担心。如混合喂养，若宝宝腹泻且高热，没力气，大便混杂着黏液或血等，则须速到医院就诊。

便秘

宝宝排什么样的便便比排便次数更重要。喝母乳的宝宝有的是只要吃了就排便，有的是好几天都不排便，这都可以看作正常的。但宝宝在排便时表情很不舒服且便便非常硬，就可以说是便秘。一般吃母乳的宝宝排的便不会是硬球。

应对策略：没有好好吃奶或因呕吐等原因严重影响食物摄入或人工喂养的宝宝会出现便秘。有母乳喂养条件的，可坚持纯母乳喂养宝宝至少 6 个月。

新生儿痤疮

新生儿有黄色油光的皮脂痤疮。

应对策略：这是妈妈体内生成的性激素传达到胎宝宝身上，出生后还在宝宝的体内所致。这是一时出现的，所以不能挤疙瘩。最好在医生的指导下用温水清洗干净，再涂上药膏。

尿布疹

有的小宝宝臀部常会出现红色的小疹子或皮肤变得比较粗糙，这称作“尿布疹”或“红屁股”。

应对策略：出现疹子时，要经常拿下纸尿裤，清洁皮肤，保持臀部皮肤清洁干燥，也可以抹尿布疹乳霜。为了预防尿布疹，要经常换纸尿裤。

0～1 个月宝宝启智训练

新生儿抚触

从广义上来说，与宝宝的肌肤接触都可以称之为亲子抚触，随时随地都可以进行，如给宝宝洗澡的时候，换纸尿裤的时候，都可以抚摸宝宝的肌肤，与宝宝进行目光上的亲切交流。而现在我们要说的亲子抚触法，则是指一种比较正式、全面的抚触方法。

亲子抚触体现了父母对宝宝的热切关怀，是新生儿的基本需要。它可以促进宝宝感觉智能的全面发展，促进宝宝的身体健康，更能增进父母与宝宝的感情交流，是一种简便而行之有效的亲子方法。

准备工作

若宝宝情绪很好，也不饿不渴，此时就是最佳的亲子抚触时机了。刚开始，宝宝可能还不怎么适应，可以少做一会儿，每个动作做 2～3 次就可以了。等到宝宝慢慢适应并喜欢上这种抚触之后，就可以多做几次，适当延长点时间。

接下来，还需要做些必要的准备：

1. 选择一个温暖、舒适、安静的环境，室温为 24～26℃，光照柔和。

2. 放些轻柔的音乐，可以选择怀孕时听过的胎教音乐，宝宝可能会熟悉，也比较喜欢。

3. 准备好干净的衣服、纸尿裤、袜子等，待抚触结束后就给宝宝换上。

抚触顺序

抚触的顺序一般是从宝宝的头部开始，然后再到身体的其他部分，最后是四肢。具体顺序是：前额、下颌、头部、胸部、腹部、上肢、下肢、背、臀部。当然，也可以按照自己或宝宝喜欢的顺序进行，只要宝宝不反感，并且能达到亲子抚触的效果就行了。

前额

宝宝仰卧，妈妈（或爸爸）的拇指指腹从宝宝的眉心处向外侧滑动，止于两侧发际，从眉心处开始抚触全部的前额皮肤。

注意事项：如手部有润肤油，千万不要揉到宝宝的眼睛里。

下颌

妈妈（或爸爸）的双手拇指指腹从宝宝的下颌中央向外，向上滑动，止于耳前。

头部

妈妈（或爸爸）一只手托宝宝的头，另一只手从宝宝一侧的前发际抚向后发际，到耳后部停止，再换另一侧照此动作开始。

注意事项：托宝宝的头部时，要注意他的脊柱和颈部的安全。

胸部

妈妈（或爸爸）的双手指腹分别由宝宝的胸部外下侧抚向对侧外上方（似X形），到肩部停止。

注意事项：不要对宝宝的关节处施加压力。

腹部

妈妈（或爸爸）的手掌自宝宝的左上腹滑向左下腹，然后自右上腹滑向左上腹，再滑向左下腹。最后自右下腹经右上腹、左上腹滑向左下腹。

注意事项：按照顺时针的方向对宝宝进行抚触，可以促进宝宝的消化。如果宝宝的脐带还未脱落，就尽量不要触碰脐部。

上肢

自上臂至腕部轻揉，然后抚触宝宝的手掌、手背和各手指。

注意事项：在抚触上肢时，妈妈（或爸爸）要自如地转动宝宝的手腕、肘部、手指等处的关节，否则宝宝会感觉疼。

下肢

妈妈（或爸爸）自宝宝的大腿根部至足踝轻揉，然后延至足底、足背及脚趾。

注意事项：不要在宝宝的关节部位施加压力。

背部

使宝宝俯卧，自颈部至骶尾部沿脊柱两侧向外侧做横向抚触，然后再做纵向抚触。

注意事项：不要在宝宝的关节部位施加压力。

臀部

妈妈（或爸爸）的双手在宝宝的两侧臀部同时做环形抚触。

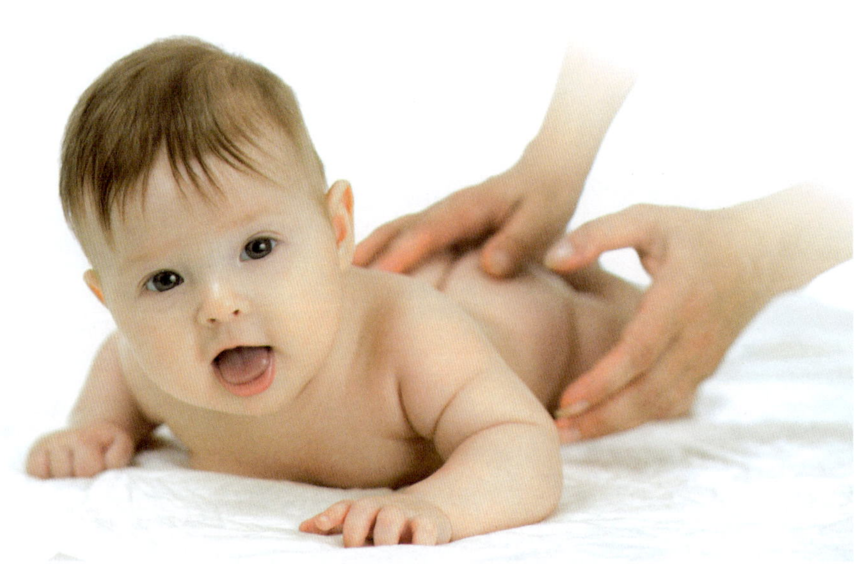

母乳喂养攻略

母乳喂养的好处

1. 母乳是宝宝的理想食品，能满足宝宝出生后4~6个月生长发育所需的全部营养，在满6个月后，母乳喂养的同时应适当添加辅食。

2. 母乳中含有丰富的抗感染物质，能降低宝宝患腹泻和呼吸道疾病的概率。

3. 可帮助宝宝预防过敏性疾病，如湿疹、哮喘等。

4. 可减少新妈妈产后出血量。

5. 可以减少新妈妈乳腺癌和卵巢癌的发生率。

6. 可以增进新妈妈和宝宝之间的感情。

7. 母乳喂养方便、经济、无菌，非常适合宝宝。

母乳喂养宜按需喂养

当新生儿饿了或新妈妈感到奶胀时就应该喂奶，至于喂奶的持续时间、间隔时间，这是没有具体限制的。一般来说，每日喂乳应在8~12次。当进食的乳量增加后，宝宝的睡眠时间逐渐延长，进食规律也就自然形成了。随着宝宝月龄的增大，母乳的分泌量也增多，两次喂乳的间隔时间会逐渐延长。

妈妈给宝宝喂乳时，两侧乳房要轮流来，先从一侧开始，这侧乳房排空后，再喂另一侧。每次喂乳时应尽量让宝宝吸奶吸到满足，自己放开乳头为止。

宝宝吐奶了该怎么办

吐奶是很多新妈妈都会遇到的头疼事儿，其实防止吐奶的方法很简单，就是每次吃完奶后拍嗝，帮助宝宝把吸入的空气吐出来。

需要掌握的拍嗝要领如下。

1. 头枕肩上。将宝宝竖抱起来，让他的头自然地趴在你的肩膀上，一只手揽着他的臀部，另一只手轻拍他的后背，直到听到他的打嗝声。

2. 如果宝宝吐奶比较频繁，妈妈可以试着在宝宝吃到一半时，让宝宝停下来，先拍拍嗝，等宝宝打出嗝后再继续喂。

新生儿日常保健

让宝宝睡好

刚刚出生的宝宝，每天除了吃奶或啼哭外，几乎整天都在睡觉，其睡眠时间每天大约有20小时，这是一种最自然的保护方式。否则，宝宝的大脑容易过度接受外界刺激，使睡眠不足，从而引起生物钟紊乱，并导致身体的免疫力下降。因此，为了让宝宝睡好，身体健康，新妈妈应做以下工作。

1. 为宝宝营造一个安静舒适的环境。

2. 每次宝宝睡前都要喂饱，在喂完后抱起并轻拍宝宝的后背，使胃里的空气排出，以免吐奶。不要让宝宝饿肚子睡觉。

3. 每次宝宝大便后，应清洗小屁屁，换上干净的纸尿裤。宝宝只有身体舒服了，才会睡得好。

4. 若宝宝整日沉睡或在睡眠中发出尖叫，则是身体有疾病的表现，应该马上去看医生。

给新生儿洗澡

洗澡的注意事项

1. 每周 2~3 次最好，洗澡的时间以 10 分钟为好，最好在上午 10 点至下午 2 点。新生儿出生后 1 周还有肚脐感染的危险，所以要做部分洗澡，脐带全部掉后再洗全身。

2. 宝宝洗澡时，室温宜为 24~26℃。洗澡水温度控制在 38~40℃，以妈妈的肘部浸在水里感到暖和为宜。

3. 准备好洗澡水和洗浴用品，不要让新生儿的体温降低。

4. 做好给宝宝肚脐消毒的准备，纱布、毛巾等要放在够得到的地方。洗完澡后换的衣服以上衣、纸尿裤、裤子的顺序叠放。

5. 洗完澡穿好衣服，要开始做肚脐护理了。消毒结束后，要露出肚脐待其变干。

6. 不要用香皂洗脸，最好用清水。

7. 洗完澡后喂热的奶或水。

全身洗澡的方法

洗澡准备

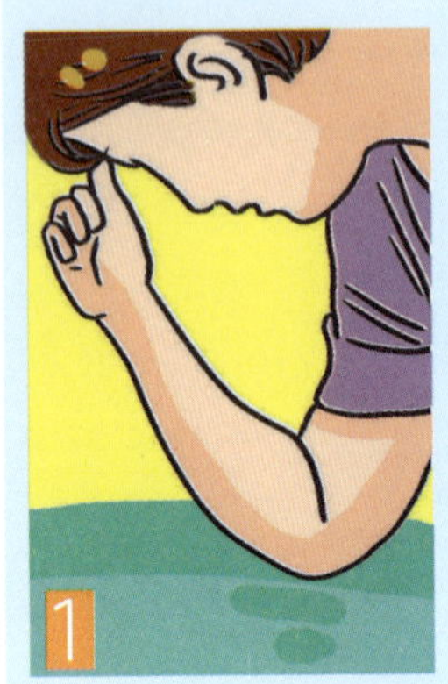

1. 测洗澡水的温度。在浴盆中准备洗澡水，洗脸盆里准备最后冲洗的水，用手肘测水温。

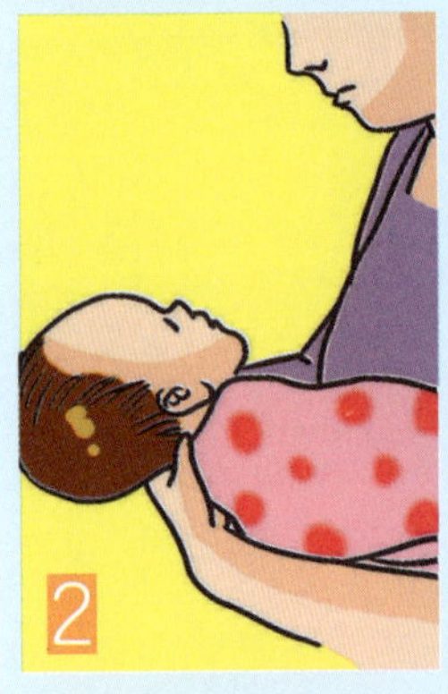

2. 抱起宝宝。给宝宝脱完衣服就放在水中会吓到宝宝，所以要围着毛巾，一只手托着脖子，肘部夹屁股，另一只手洗。

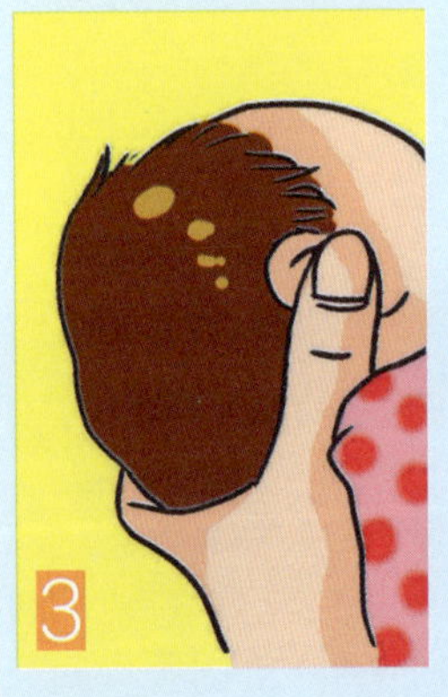

3. 堵住耳朵。耳朵里进水会导致中耳炎。用托着脖子的手的拇指和中指分别在两耳后方将耳郭压向前方，盖住外耳道，防止耳朵里进水。

擦脸、洗头发

1. 擦脸。以眼睛、鼻子、嘴巴、耳朵的顺序擦脸。在闭眼时从里往外擦眼屎。

2. 洗头发。弄湿头发，用手弄出泡泡后，从前往后地抚摸着洗头发。用手指温柔地按摩头皮。耳朵只擦外耳道部分。

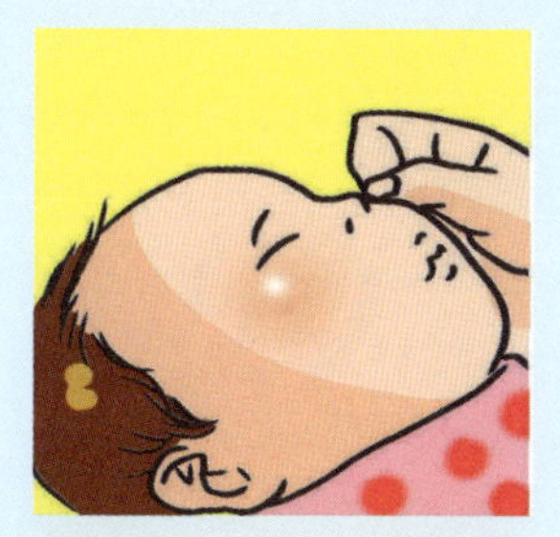

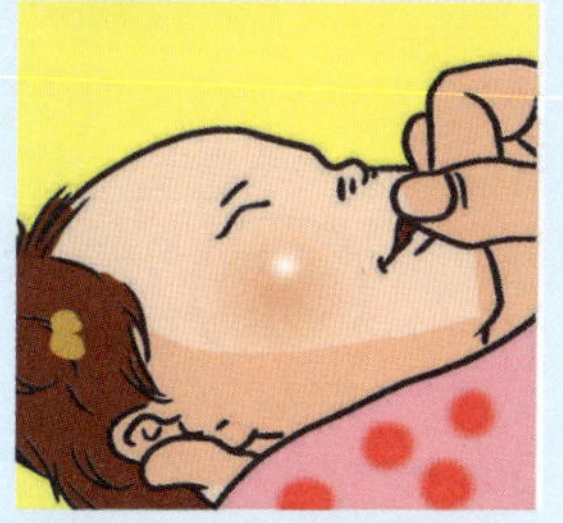

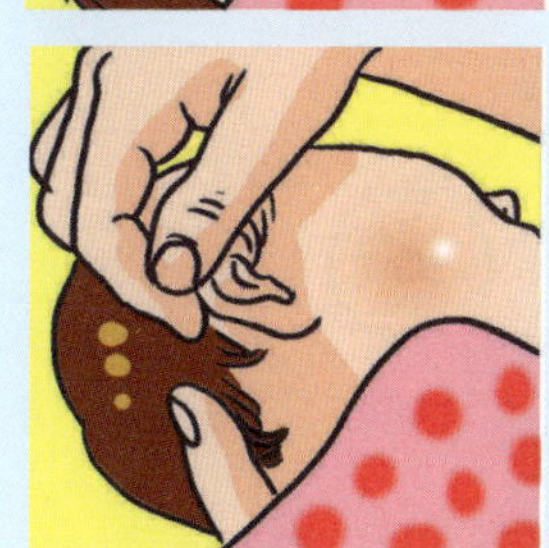

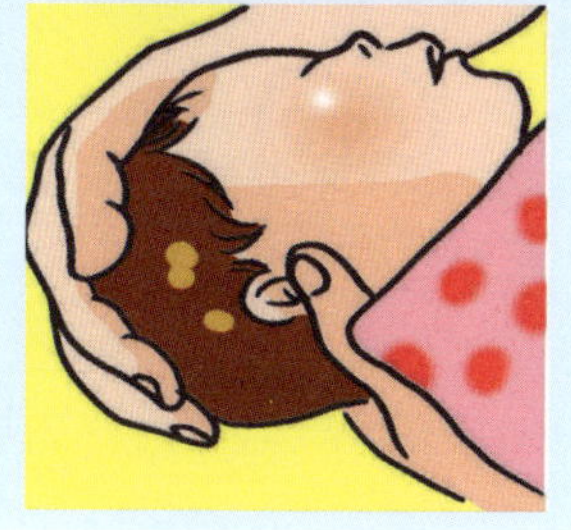

全身洗澡

1. 放入浴盆。拿下围着宝宝的毛巾后从脚慢慢地放入水中，需要注意的是，宝宝的头需要高出水面。

2. 洗澡。用胳膊托着宝宝的后背和脖子。按脖子、腋下、肚子、胳膊、手、腿、后背的顺序来洗。

冲洗、擦干

1. 冲洗。洗完澡后，小心地把冲洗水倒在宝宝的肚子上冲洗。最后全身浸在干净的水里10 秒钟左右再拿出来。

2. 擦干。把宝宝放在毛巾上，用毛巾围住全身，轻拍擦干。胳膊和腿要按摩着擦洗，手指一个个张开着擦。

给宝宝穿衣服

给宝宝穿衣服和脱衣服要有速度，避免使宝宝受凉。在给宝宝穿衣服时，要托住屁股和脖子，让宝宝觉得舒服。

穿衣服前

1. 剪下新衣服的商标。新生儿的新衣服需要将商标剪下来，如果是贴在里面的更要彻底剪下来。商标接触皮肤会使皮肤红肿。

2. 新衣服用清水漂洗。新生儿的衣服是贴身穿的，最好用干净的水漂洗后再穿，去掉可能附着在上面的灰尘或异物等。不要用洗涤剂，要用清水漂洗，这样接触的感觉会更清爽，也容易吸汗。

3. 室温升高后再脱衣服。在确定温度升高后，再迅速脱掉或换下宝宝多余的衣物。有的宝宝在脱衣服时会吓一跳，但这是 0 ~ 4 个月宝宝的反射反应，可以抓住宝宝的手或胳膊让宝宝安心。

穿衣服的要领

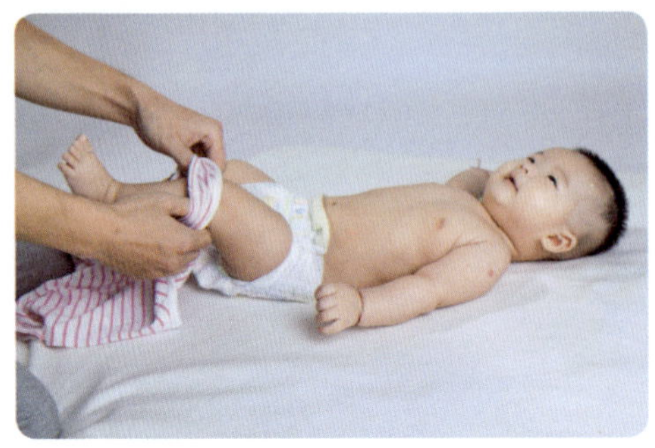

1.最好是穿领子宽的衣服。宝宝的头比身体大，不能从前面打开的T恤上衣不便穿脱，最好选择领子宽的，或可从前面或肩膀方向打开的。

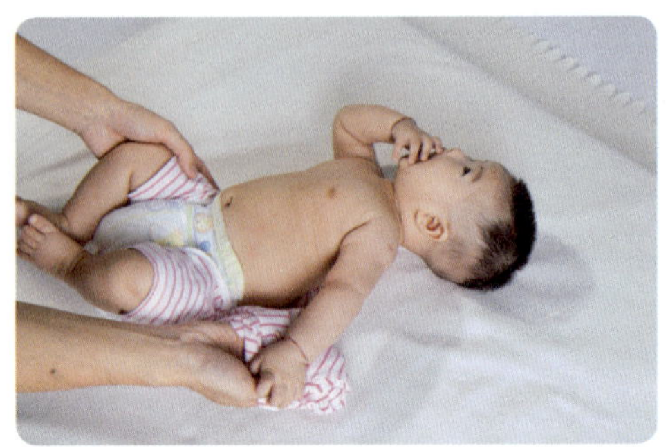

2.开胸衣服翻过来穿。给宝宝穿开胸衣服时要提前把衣服翻过来。将孩子的手通过翻过来的袖子，从妈妈的胳膊移动到宝宝的胳膊上，即翻成正面了，把衣服反过来就能容易地穿上了。

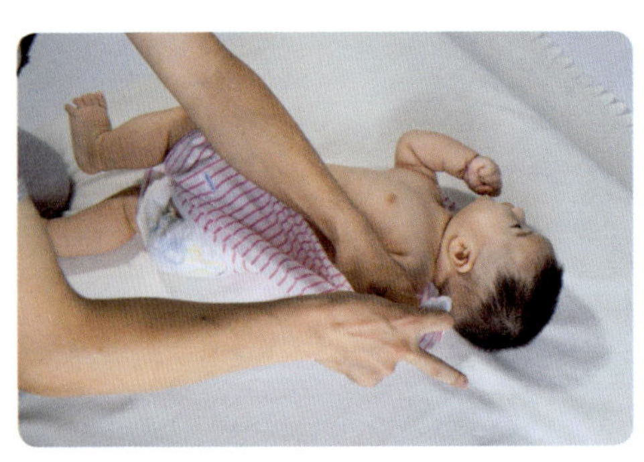

3.将内衣和外衣重叠后一次性穿上。内衣和外衣分着穿会比较辛苦，重叠内衣和外衣一次性穿上更简单。

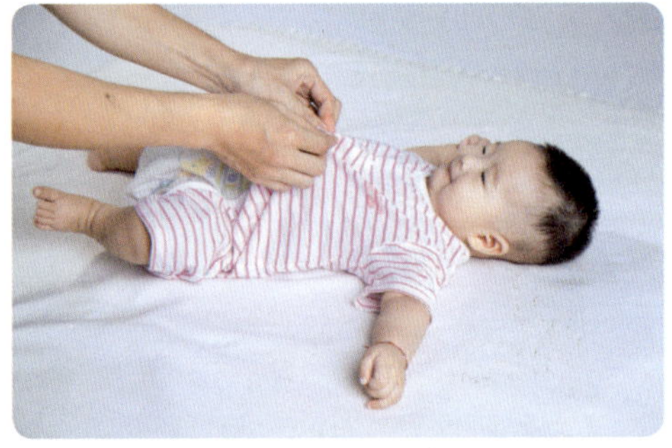

4.妈妈的手最好放在扣子下面扣扣子。穿着衣服扣扣子容易压迫到宝宝娇嫩的皮肤，所以，妈妈的手指要伸到宝宝的衣服下面或往前拉衣服再摁扣子。

不同月份的穿衣法则

1. 0~3个月。宝宝在温暖的被窝里度过，只穿哈衣或是用围巾围住就可以了。

2. 4~6个月。宝宝不停地动，睡觉时也动，所以要穿怎么动也不会露肚子的衣服，如连体服等。

3. 7~12个月。宝宝爬或走的动作明显增多，所以宝宝会出很多汗。妈妈要注意经常给宝宝换衣服。可分着穿上衣和下衣。

抱宝宝的方法

从床上抱起时

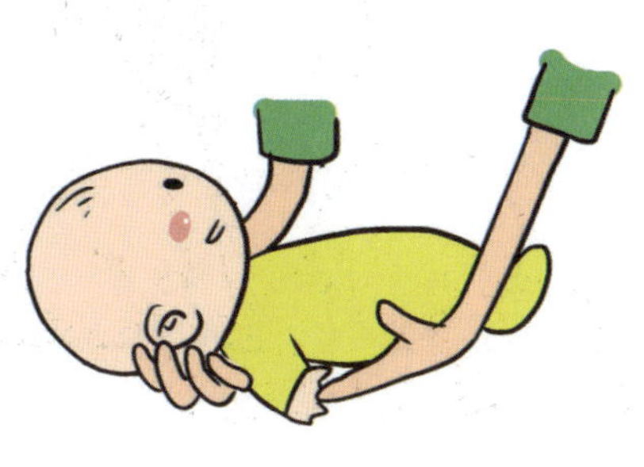

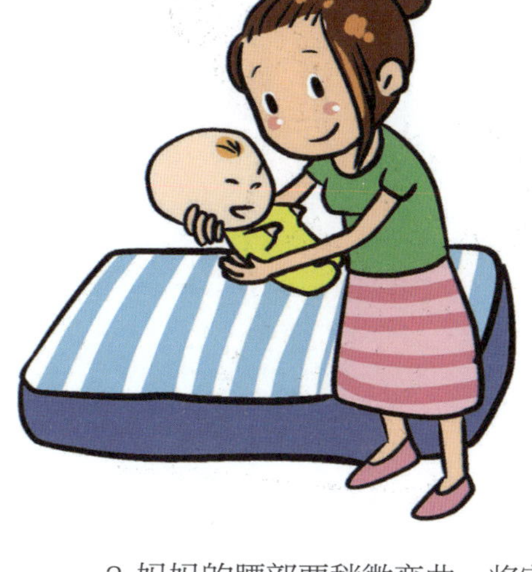

1. 托住脖子和屁股。一只手伸进脖子下方，用全部手掌托住脖子，另一只手伸进屁股下面。

2. 妈妈的腰部要稍微弯曲，将宝宝拉向妈妈的方向抱起来。妈妈要维持弯曲腰部的姿势。

喂母乳时

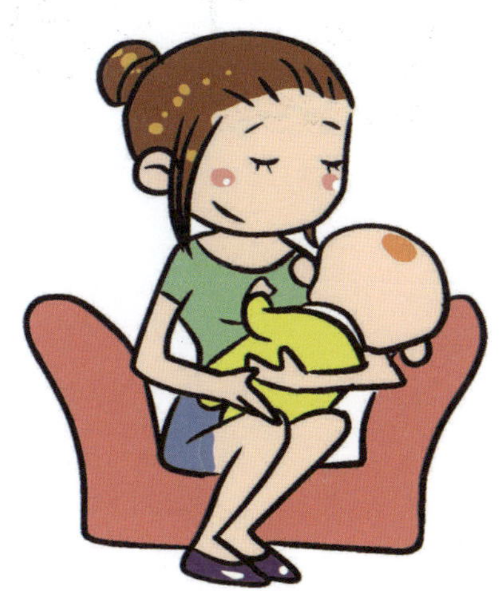

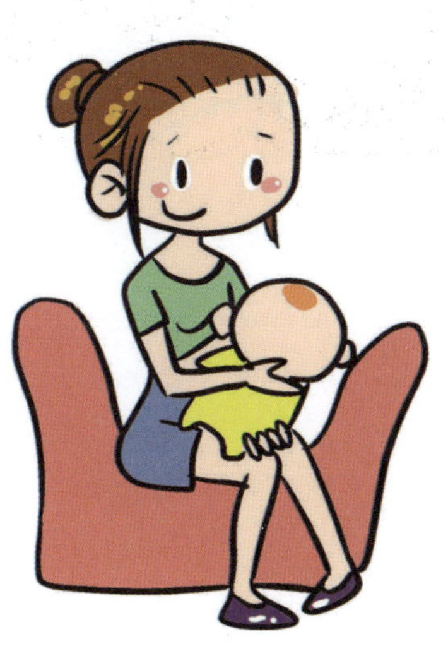

1. 摇篮抱法。这是授乳的基本姿势，将宝宝放在大腿上，用手肘的内侧托住头部，让宝宝侧躺后拉过来抱着。

2. 胁抱。适合于奶多的妈妈。用宝宝含住的乳房一侧的胳膊垫住宝宝的屁股，用另一只胳膊托住头部。

● 放下睡着的宝宝时

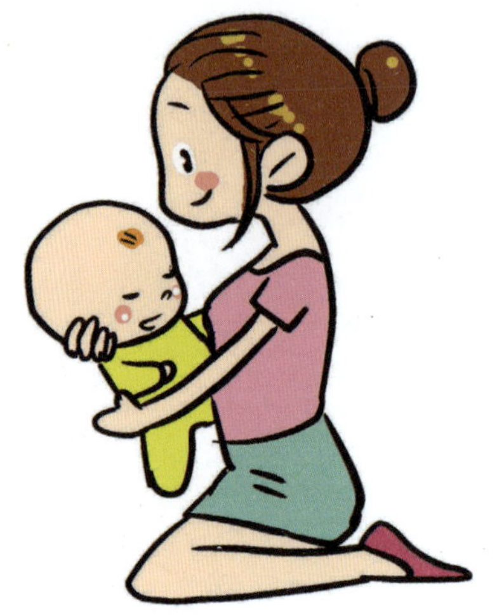

1. 抱着宝宝坐。为了不让宝宝醒来，抱着宝宝弯曲两膝盖，坐在地上。

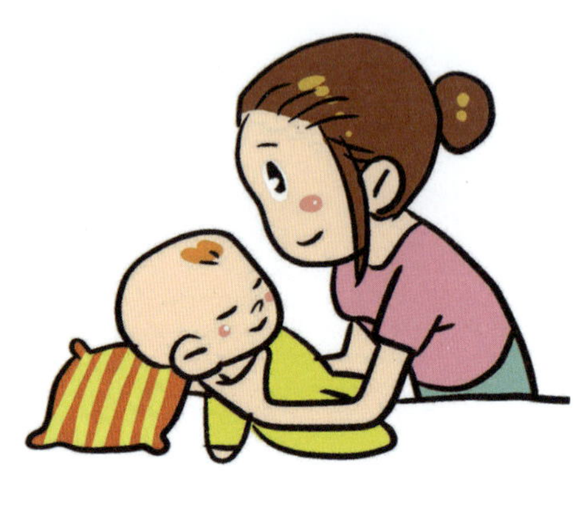

2. 让宝宝躺下。身体前倾，将宝宝的屁股放在床上。

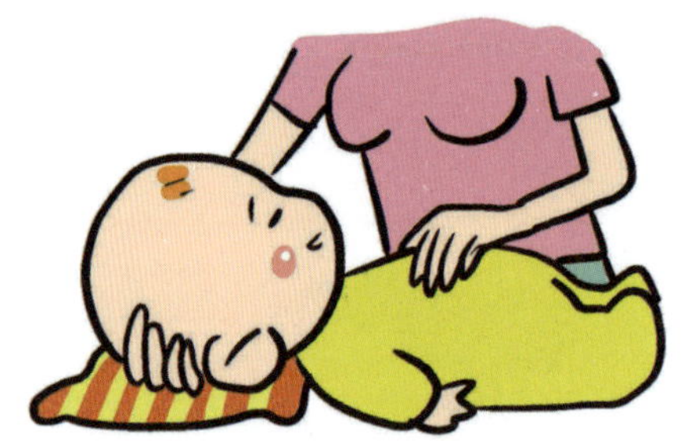

3. 将宝宝的头放在枕头上。

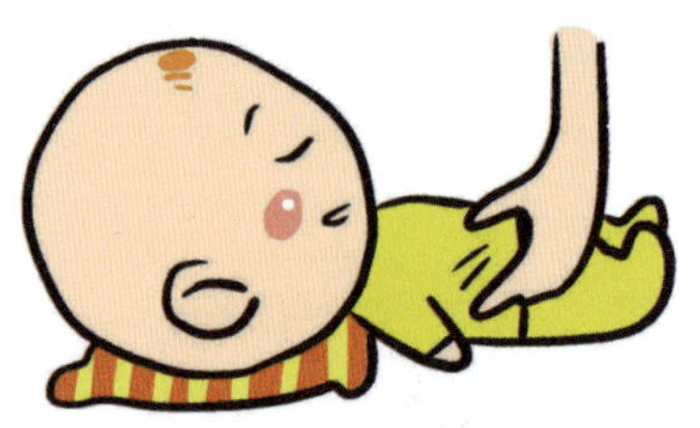

4. 整理。放下宝宝后为了不让宝宝的后背硌着，抚摸着后背整理衣服。

新生儿的日常护理

新生儿期是宝宝脱离母体后独立生活的初始阶段，因此，新妈妈要为他做一些必要的准备，使其尽快适应新的环境。

1. 新生儿房间的温度应保持在 24～26℃，洗澡时可达 26℃，湿度则宜保持在 50%。

2. 保持新生儿的房间阳光充足，空气新鲜。每天应该开窗通风换气两次，每次 30 分钟，以确保室内空气的清新。

3. 新生儿的卫生也非常重要，故衣服要勤换勤洗，定期给他洗澡，不过要注意的是，洗澡时要关闭门窗，防止受凉。

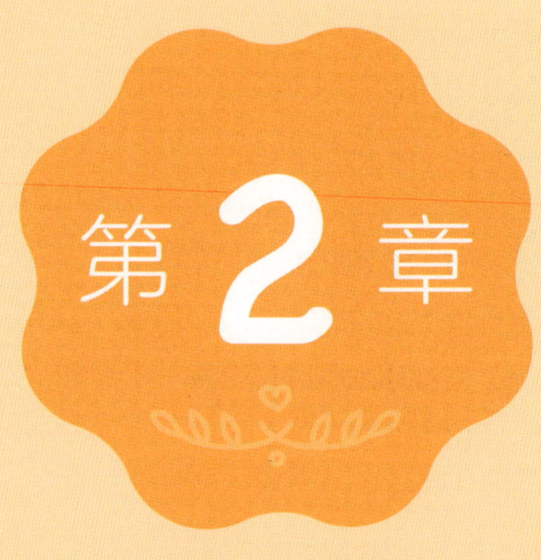

第2章

婴儿期

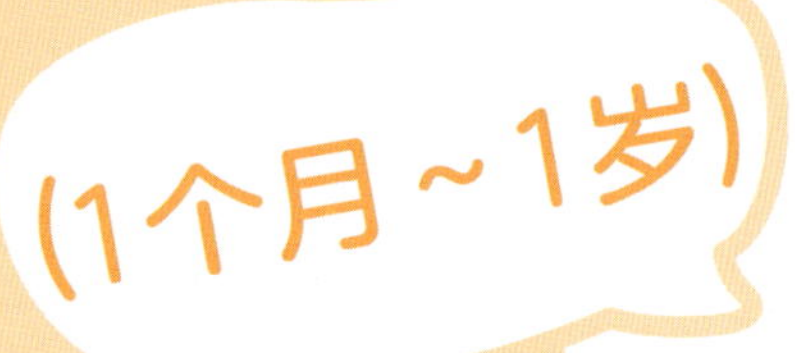

(1个月~1岁)

这段时间，在爸爸妈妈的悉心照料下，我的体重、身高、视力、听力和智力等都发育得飞快，快得我自己都不敢相信。而且，在这个过程中，我不仅会抓东西了，还学会了爬行、走路、吃饼干等。原来长大是这么美好的事情，我实在是太高兴了。

——小宝宝寄语

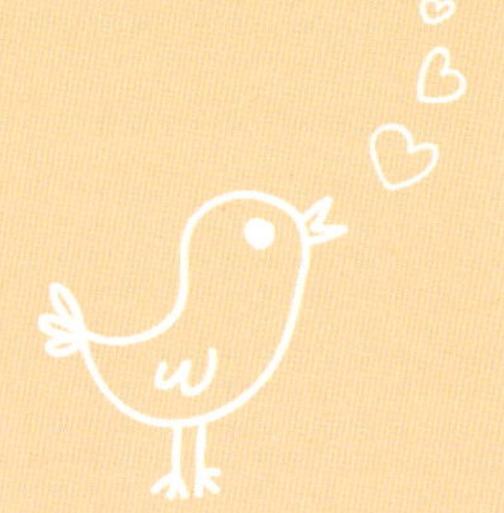

婴早期（1～3个月）

1～3个月宝宝的身心发育

婴儿的体重、身长、头围和胸围

婴儿出生后1～3个月是生长发育最旺盛的时期。宝宝体重增长是不等速的，年龄越小，增长越快，前3个月是体重增长的第一个高峰，体重增长为700～800克/月，其中第一个月的增重可达600克，3个月时体重增长至出生时的2倍，约6000克。出生时身长约为50厘米，至满2个月时约为60厘米。

婴儿发育标准

男婴2个月的发育标准	身长平均为59.6厘米，体重平均为5.59千克，头围为37.4厘米，胸围为35.7厘米
女婴2个月的发育标准	身长平均为58.4厘米，体重平均为5.49千克，头围为36.3厘米，胸围为35.1厘米
男婴3个月的发育标准	身长平均为62.3厘米，体重平均为6.27千克，头围为38.8厘米，胸围为38.2厘米
女婴3个月的发育标准	身长平均为60.9厘米，体重平均为6.23千克，头围为37.8厘米，胸围为37.3厘米

婴儿的视觉和听觉

1个月的婴儿已经有视觉集中的表现，能够注视大人的脸和鲜艳明亮的物体。开始有头眼协调，头可跟随移动的物体在水平方向转动。有初步的颜色分辨能力，可区分白色和红色。但视觉距离很近，最佳视距为25厘米左右。听觉有了发展，能对听到的声音做出反应。

2个月的婴儿视觉集中现象越来越明显和频繁，特别喜欢集中看活动的物体和大人的脸，并能跟随追踪物体。一个半月到二个半月会有眨眼反射，将手掌慢慢逼近他眼前，他就会眨眼。听觉加强，能辨别声音的方向，能安静地听较轻快、柔和

的音乐，喜欢大人和他说话，对噪声表示不快。

3个月的婴儿视觉功能较完善，头眼协调良好，视线能跟随鲜明的物体移动，逐渐能够集中看距离较远的带有声音、色彩鲜艳、活动的物体，远视距为4~7米。听觉也有了明显的发展，头可转向声源，听到悦耳声时会微笑。可以分辨妈妈的声音，如正在哭闹时听到妈妈的声音，可停止哭闹，显出专心听的神态。

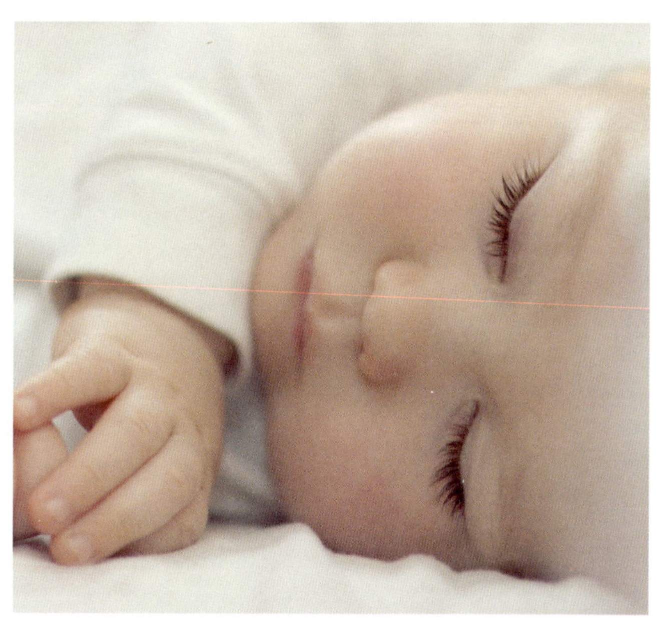

婴儿的运动功能

1个月婴儿的活动是全身无规律的活动，头稍能转动，尝试着抬头，腿脚喜欢弯曲。

2个月的婴儿竖抱时，头稍能挺直，并能随视线转动。婴儿的双手活动也很频繁、有力。经常本能地将手伸到头部，抓挠眼睛、耳朵，并将手伸进口中吸吮。心情愉快时，手臂和腿能做较大幅度的舞动。

3个月的婴儿头能挺直，能更灵活地随视线转动。俯卧时能稳固地抬头。手能抓起身旁的衣被，常把手放在嘴里，吸奶时能用手扶奶瓶。蹬腿动作比较有力，常把腿举高又放下。

婴儿早期的社会行为与语言发育

婴儿对大人的声音和触摸可产生反应，包括看、听，表现安静和愉快等。2~3个月时，婴儿以笑、啼哭、伸手等行为以及眼神和发声表示情绪变化。2个月的婴儿有愉快或不高兴的面部表情。3个月的婴儿，当感到愉快时可有意识地微笑，并可以发声大笑。有意识地微笑是婴儿社会行为的表现，称为“社会性”微笑，它是婴儿智力发育的重要标志，这一阶段是人生“社会化”的开始。

婴儿期是语言发育的准备阶段和开始阶段。1个月是反射性发声阶段，由生理上的需要做出哭喊反射。1个月后出现条件反射性发声，用不同的声音表示不同的意思。2~3个月开始咿呀学语，以发声为快乐，可以发出“啊”“咿”“哦”等声音。

1～3个月宝宝启智训练

婴儿按摩操

第一节：让婴儿仰卧，妈妈用左手轻轻握住婴儿的脚，用右手从内向外、从上往下轻轻按摩婴儿的腿，两只脚交替按摩。然后，轻轻地揉婴儿腿上的肌肉。

第二节：让婴儿俯卧，妈妈用手顺着婴儿脊椎骨从头部往臀部按摩，然后再从下往上按摩。

婴儿俯卧练习

婴儿睡醒后活动时，可让他俯卧在床上，两臂屈肘在胸前支撑身体。大人在婴儿面前用温柔的声音和他谈话，摇晃着鲜艳的、带响声的玩具逗引他抬头。这样能训练婴儿抬头，增强颈部和背部肌肉的力量，对呼吸、血液循环也有好处。而且，趴着可以扩大婴儿的视野，使他能更好地熟悉环境。婴儿从低头俯视到抬头的这个过程中，所看到的距离会越来越远，这有助于培养出婴儿观察事物的兴趣，从而进一步促进大脑的发育。

婴儿抓握练习

手的动作是小肌肉群的活动。2个月的婴儿能拿住放在手里的东西，3个月时，当手触到玩具时，偶尔能抓住。大人可用带响声、色彩鲜艳的玩具，如摇铃、响圈儿等，来训练婴儿的抓握动作。开始可将玩具放在婴儿手中让他握住，慢慢地再用玩具的声音和色彩逗引他注意，同时触碰他的手，吸引他去抓握，每天可做多次练习，通过手的动作来发展婴儿感知、认识事物的能力。

婴儿视觉刺激

在1个多月的时候，可在婴儿的摇篮上悬挂可移动的鲜红色或鲜黄色的气球或纸花等，让宝宝一醒来就能看到它们。大人应隔一定的时间去摇动一下气球或纸花，以引起宝宝的注意和兴趣，这是一种视觉刺激的好方法。此时的婴儿对鲜艳的色彩已有较强的“视觉捕捉”力了，只是注意悬挂的物体不要长时间地固定在一个地方，以免宝宝的眼睛发生对视或斜视。

此外，大人也可将婴儿竖抱起，在房间布置鲜艳的、大的图片及脸谱，边让婴儿看边与其说话，以训练婴儿的视觉感知能力。

婴儿听觉练习

听觉是学习语言、运用语言的基础，听觉的发展对语言能力的发展有重要意义。可在婴儿醒着时用亲切、温柔的语调面对面地和婴儿说话，吸引他听，还可定时给他听轻快、柔和的音乐，或妈妈唱歌给他听，这不仅可以发展婴儿的听觉，还可从小培养孩子对音乐的兴趣。另外，还可以用摇哗啦棒、响圈等能发出响声的玩具训练孩子的听觉。大人可把玩具慢慢地移开，往各个方向移动，让孩子寻找声源。由近及远逐渐移动，用各种发声体从各方向来训练婴儿的听觉。

多与婴儿说话

婴儿出生后2~3个月是语言发展的自发发音阶段，是婴儿学习说话的准备阶段。大人应多和婴儿说话，用亲切的表情，愉快、柔和的声音对婴儿说话，诱发他产生良好的情绪，引逗他自发地发声。如2~3个月的婴儿，大人可用“呃”“啊”的声音来与其对话，并且要表现得愉快。大人的表情、声调、态度等都能使婴儿产生安全感，利于婴儿情感的健康发展。

母乳喂养方法及哺乳误区

喂奶时，妈妈要放松全身的肌肉，保持体位舒适、精神愉快，这样才有利于乳汁排出。同时，宝宝的胸腹部要紧贴妈妈的胸腹部，下颌紧贴妈妈的乳房。

母乳喂养时，妈妈可先将拇指和其余四指分别放在乳房的上、下方，托起整个乳房。再将乳头触及宝宝的口唇，在婴儿口张大、舌向外伸展的一瞬间，将婴儿进一步贴近妈妈的乳房，使其能把乳头及乳晕的大部分吸入口内，这样，婴儿在吸吮时既能使乳汁排出，又能很好地刺激乳头上的感觉神经末梢，促进泌乳和喷乳反射。

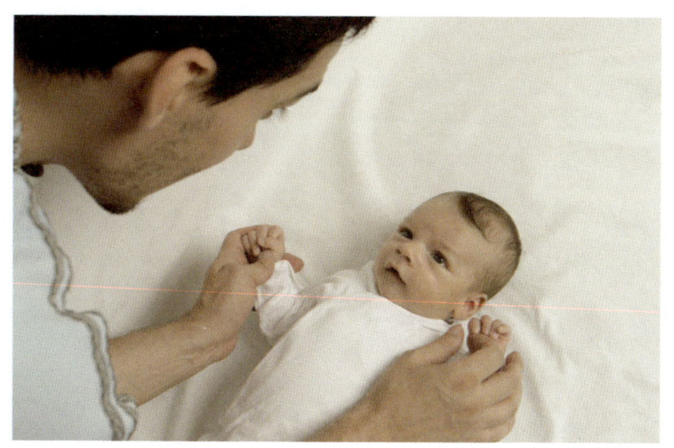

至于哺乳时间与次数，是没有严格限定的，妈妈奶胀了就喂，宝宝饿了就喂，直到吃饱，坚持夜间哺乳。若妈妈的乳汁过多，要及时用吸奶器排空，否则容易导致乳腺炎。

常见哺乳误区

1. 妈妈奶水量少，担心宝宝吃不饱长不壮，就断掉母乳，改喂配方奶。

母乳是6个月内的婴儿最适宜的食品，如出现暂时性母乳不足，只需让宝宝频繁吸吮即可。

此外，充分休息、合理饮食并按需哺乳，也可以帮妈妈有足够的奶水喂养宝宝。

2. 妈妈严格按书本上的要求，每隔2~4小时给宝宝喂一次奶。

哺乳时应按需哺乳，只要孩子想吃，就应该喂，这样更有利于宝宝的身体发育。宝宝多吸吮，可以促进泌乳量的增加。

3.哺乳的妈妈要多吃鸡鸭鱼肉、多喝汤。

其实哺乳的妈妈并不宜食用油脂过大的食品，特别是动物脂肪。否则会导致宝宝消化不良。

4.宝宝长牙后总爱咬妈妈的乳头，于是妈妈就给宝宝断乳了。

宝宝咬乳头是常见现象，因此，最好坚持到宝宝1～2岁后再断乳。至于宝宝咬乳头这种行为，可通过一些措施（如堵鼻子、捏下颌等）来纠正。

5.妈妈生病了，就给宝宝断乳了。

应根据病情而定。若是轻微的伤风感冒等，根本不必中止喂奶，只需戴上口罩，注意呼吸隔离就行。即使是急性乳腺炎等，也可以继续哺乳，而且应让宝宝先吃患侧，充分吸完再吸健侧，可配合消炎药，有利于炎症的尽快消退。具体情况应咨询医生。

6.对于混合喂养的宝宝，若母乳吃不饱，就再喂一些配方奶。

喂养宝宝时，不要同时喂两种奶，这样会导致小儿消化不良。正确的方式是先喂一次母乳，再喂一次配方奶，或白天喂配方奶，晚上喂母乳，总之是要保持一定的时间间隔。

培养1～3个月宝宝良好的生活习惯

宝宝良好生活习惯的形成，必须从婴儿期开始培养。

培养良好的睡眠习惯

1～2个月的宝宝还没有建立昼夜生活规律，因胃容量小，可夜间哺乳1～2次。鼓励夜间喂奶，喂奶间隔是随婴儿长大、乳汁成分变化自然而然形成的。

同时，要逐渐培养宝宝按时睡觉的好习惯，不可轻易干扰婴儿的睡眠时间，也要养成宝宝良好的睡眠习惯，如不拍、不摇、不依恋、不含奶头入睡，让其主动入睡。

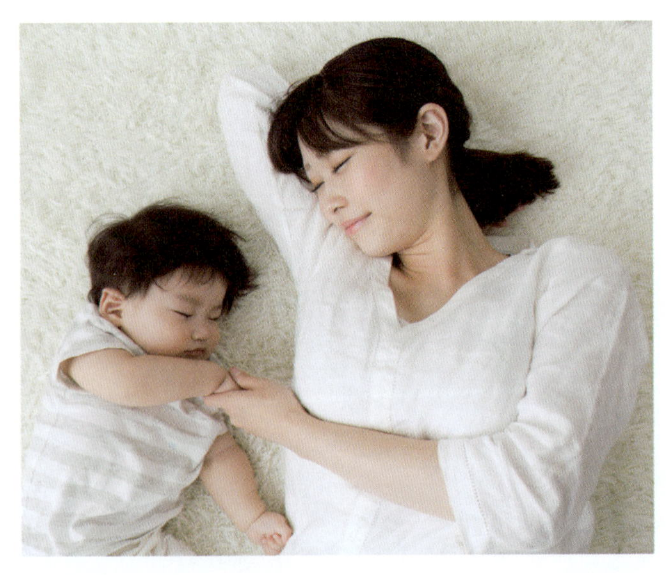

1～3 个月宝宝体格锻炼

婴儿的户外活动

新鲜空气中的氧气多，可以提高呼吸功能和抗病能力。经常进行户外活动，可增加婴儿对冷空气的适应能力，提高机体免疫力，减少呼吸道疾病的发生。根据婴儿的具体情况，可从出生后 1～2 个月开始，选择温暖的季节，风和日丽的天气，室外温度在 20℃以上时，把婴儿抱到人少、空气新鲜的地方。夏天婴儿只穿背心即可，每日外出 3～4 次，每次 20～30 分钟。冬天可先在室内开窗，然后在保暖的情况下到户外，户外活动时仅暴露出小脸、手部，抱到背风向阳处待 2～5 分钟，每日 1～2 次。

婴儿日光浴

日光浴可促进婴儿的血液循环。阳光照射皮肤，可促进皮肤合成维生素 D，利于钙质吸收，可以预防和治疗佝偻病。日光浴对机体的作用较空气浴强，进行日光浴时必须注意婴儿的反应，在开始日光浴前可先进行空气浴 7～10 天，待婴儿适应户外环境后再进行。

根据婴儿的身体情况，可从出生后 2 个月左右开始进行日光浴。在风和日丽且气温高于 20℃的天气里，每天最好是在上午 9～11 点或下午 3～5 点，抱婴儿出去晒太阳。尽量让婴儿少穿衣服。开始先晒手和脸，每日 1～2 次，每次 5～10 分钟。以后慢慢让婴儿身体更多的部分暴露在外面晒太阳，时间逐渐延长至每日 1 小时。

婴儿被动操

婴儿被动操可促进婴儿大运动能力的发育，改善身体的血液循环，使精神振奋，适合 2～6 个月的婴儿做。最好是每天做 1～2 次，由父母给婴儿做四肢伸屈活动。

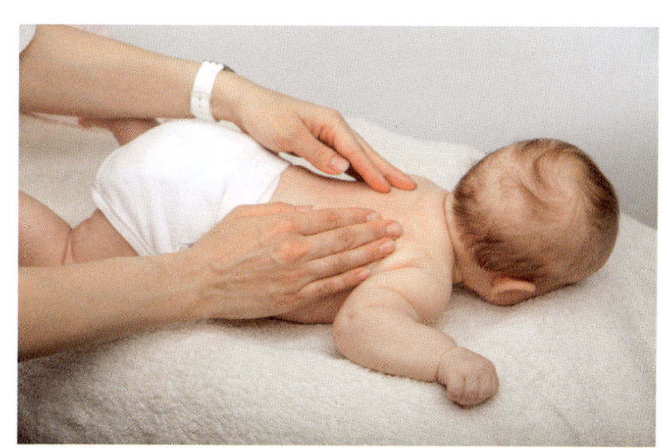

婴中期（4~6个月）

4~6个月宝宝的身心发育

婴儿的体重、身长、头围和胸围

4~6个月的婴儿生长发育十分迅速。正常男婴6个月的发育标准：身长平均为68.1厘米，体重平均为8.22千克，头围约为43.9厘米，胸围约为43.9厘米；正常女婴6个月的发育标准：身长平均为66厘米，体重平均为7.62千克，头围约为42厘米，胸围约为42厘米。

婴儿的运动功能

4~6个月的婴儿运动功能发育很快。

4个月的婴儿，俯卧时能用前臂支撑抬头，上肢能把上身支撑起来。手能抓握周围物体，握持反射消失，递给玩具能拿，会玩自己的手。看到感兴趣的东西时全身会乱动，并企图抓住。竖抱时头能保持平衡。能从仰卧位转到侧卧位。

5个月的婴儿，能比较熟练地从仰卧位翻到侧卧位，再翻到俯卧位，可以坐在大人腿上玩，能拿着东西往嘴里放。

6个月的婴儿，可以双手向前撑住独坐一会儿，大人扶着站立时，两腿会做跳的动作，有爬的愿望，能用一只手抓东西，会双手同时握物，出现换手、捏、敲等探索性动作，能摇发声的玩具，能抓悬挂的玩具。

婴儿的心理、视觉及语言功能

婴儿出生的前半年，主要是通过各种感官的发展来认识事物，从而发展各种心理活动。随着婴儿月龄的增长，4~6个月的婴儿心理功能有了很大的发展。

4个月的婴儿，视觉功能比较完善，能逐渐集中于较远的对象，开始出现主动的视觉集中，并开始形成视觉条件反射。如看到奶瓶时会手舞足蹈，高兴时会大笑、咿呀学语，会玩自己的小手，听到声音能较快地转头，能注意镜子中的自己。

5个月的婴儿，开始认人，能认识妈妈，开始认生，不喜欢生人抱，能辨别出妈妈的声音，听到熟悉的声音会表示高兴并发音回答。能发出喃喃的单音节，如“b、m”。在视觉发展的基础上，注意的范围扩大了，那些能直接满足自己需要的物品，如奶瓶、小勺等，能引起他的注意。能做简单的游戏，如藏猫猫、看镜子等。

6个月的婴儿，开始无意识地发出“爸”“妈”等音，同时能发出比较复杂的声音，如“a”“e”“i”“o”“u”等，好像要说话，会发不同的声音，表示不同的反应。开始能理解大人对他说话的态度，并开始感受愉快、不愉快等情感，要东西时，拿不到就哭。开始对陌生人表现出惊奇、不快。

4～6个月宝宝启智训练

婴儿爬行练习

爬行对婴儿的智能发展和健康有着重大作用。爬行是一种很好的肌肉锻炼方法，它是一种全身协调动作，可以很好地刺激中枢神经，还能扩大孩子的接触面和认识范围，利于智能发展。婴儿6个月时，已能自如地翻身俯卧，当婴儿俯卧时，大人可将他最喜欢的玩具摆放在前面，吸引他爬过去抓取。当他撑起身体跃跃欲试时，大人可用手掌顶住婴儿的脚掌，帮助他用脚蹬着大人的手向前爬，可以每天进行多次练习。

婴儿直立练习

婴儿6个月左右时，大人可双手抱在婴儿腋下，帮助婴儿在床上练习站立。每次应该练习1分钟左右，每天可练习1～2次。这种练习是学习站立的准备，它可以使婴儿获得站立的体验，让婴儿对学习站立充满兴趣，从而更快地学会站立。

婴儿被动操

2～6个月的婴儿运动功能发育还不是很完善，身体好多部分还不能充分活动，因此，须由大人帮助婴儿做体操。做体操可以促进婴儿大运动的发育，改善身体的血液循环及呼吸功能，使精神振奋，促进婴儿体力和智力的发育。大人在帮助婴儿做操时，注意动作要轻柔而有节律。最好每日做1～2次。

大人与婴儿一起玩

4～6个月的婴儿醒着的时间逐渐变长了，玩的时间也变长了。婴儿醒着时，不会躺着不动，他会看看周围环境中他感兴趣的东西，或玩玩自己的手，或翻翻身。大人应利用这个时间多和他一起玩游戏，如玩捉迷藏、玩玩具等，和他交谈的同时拿玩具给他看、听、玩，而且有意识地让婴儿模仿。在一起玩的过程中，发展他的动作及感、知觉等能力。

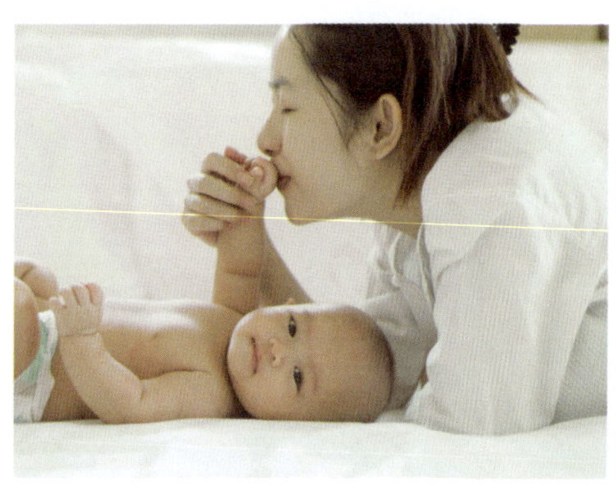

教婴儿自己玩

4～6个月的婴儿，手的动作有了一定的发展，会抓握玩具，并对有响声的玩具表现出兴趣。但此时婴儿还不能独立地玩玩具，需要大人教婴儿玩。婴儿在自己玩的过程中看看、摇摇、摸摸、听听，不仅可以发展视觉、听觉、触觉、注意力及手的动作，而且会对客观事物产生初步的认识和感受，并激发其对玩具的兴趣，也为其从小培养其独立活动的能力打下基础。

婴儿语言训练

语言是人类特有的高级神经活动，语言的发展要经过发音、理解和表达三个阶段。婴儿期正是小儿语言的发生期，大人要多对婴儿进行语言训练，为日后的语言发展奠定基础。

婴儿的口语能力都是在生活中学来的，若生活局限在一个小范围内，语言也就限制在了一个小范围内，因此，一定要让他多看多听。在生活中可多对婴儿说话，并将说话与教婴儿认识环境的活动结合起来。同时，要教婴儿认识物品，如起床时教他认识衣服和被子，开灯时教他认识灯，坐车时认识车，戴帽子时认识帽子等。也要多带婴儿外出开阔眼界，认识大自然，如大树、花草、小动物等。

在与婴儿一起玩耍时，可利用婴儿喜爱的玩具和活动来教婴儿，如大人扮作小狗“汪汪”叫，把娃娃藏起来让他找。玩的时候多和他说玩具的名称及活动的名称。在生活中要多叫婴儿的名字，使他逐渐确认自己的名字，并教他认识家庭成员，如妈妈、爸爸、奶奶等。

宝宝需要添加辅食了

对于满6个月的宝宝来说，单纯的母乳喂养已经不能满足其生长发育的需要了，即使是人工喂养的宝宝，仅靠增加配方奶的量也是无法满足营养所需的。加辅食不是以食量而定，是以儿童生长发育的阶段对营养的需求以及母乳中营养对儿童生长的满足量而定。宝宝满6个月时，他的体内已能分泌足够的淀粉酶，因此，可以添加一些淀粉类辅食（如米粉、奶糕、饼干等）、动物性食物（如肝、蛋、鱼等）、果蔬类及植物油。可根据不同月龄宝宝的需要和消化能力加喂辅食，使其逐渐适应，为顺利过渡到断奶创造条件。

辅食的添加原则

从少到多

让宝宝有一个适应过程，如添加蛋黄，宜从1/4开始，5~7天后如无不良反应可增加到1/3~1/2个，以后慢慢增加到1个。

由稀到稠

如从乳类开始到稀粥，再逐渐过渡到软饭。

由细到粗

如从菜汤到菜泥，乳牙萌出后可试着喂些碎菜。

由一种到多种

应该在宝宝习惯一种食物后再加另一种，不宜同时添加多种。

5

在婴儿健康、消化功能正常时逐步添加

添加辅食不宜在两次哺乳之间进行，由于婴儿在饥饿时比较容易接受新食物，在刚开始加辅食时，可先喂辅食后喂奶，待婴儿习惯辅食之后，再先喂奶后加辅食，以保证其营养的需要。两次辅食可以代替两次哺乳。加喂辅食的同时要观察婴儿的大便，了解其消化情况，若有腹泻、便秘等不良反应可酌情减少或暂停。

鸡蛋怎么吃
4~6个月，不喂鸡蛋。
7~9个月，将鸡蛋完全煮熟后，取蛋黄压碎成粉末状。
10~12个月，将鸡蛋完全煮熟后将蛋黄压碎。
1~2岁，鸡蛋完全煮熟后取蛋黄。
2~3岁，蛋清和蛋黄同时喂。

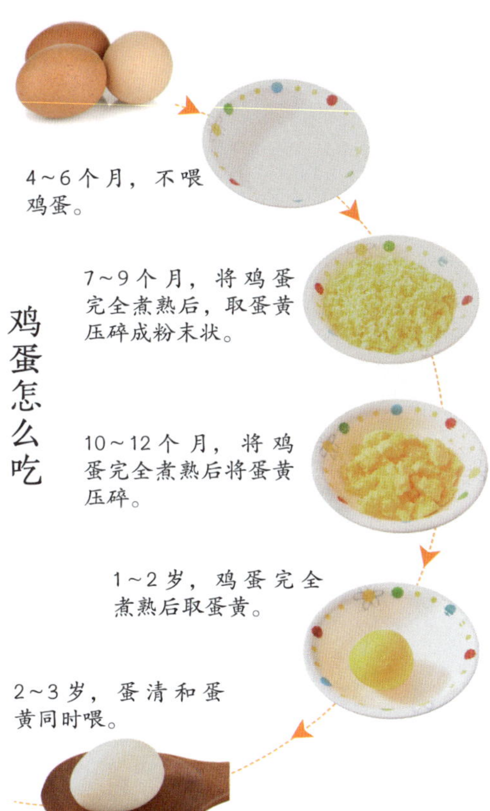

4~6个月宝宝体格锻炼

婴儿户外活动

在好的天气里，大人应抱婴儿到室外活动，进行日光浴、空气浴等活动，使其逐步适应外界环境的变化，以增强婴儿身体的耐受力及适应能力，减少疾病的发生。如果不带婴儿到户外活动，婴儿就会弱不禁风，遇到外界环境变化，身体因不能适应而生病。所以，大人应尽可能每天安排一定时间带婴儿到室外活动。

室外活动还可开阔婴儿的眼界，增长见识，对婴儿智力的开发大有益处。

擦浴

用温和的水擦浴，适合体弱儿及6个月以上的婴儿。在擦浴之前最好有2~4周干擦的准备阶段，可从5个月开始用柔软的干毛巾轻轻摩擦全身，手法应轻柔，防止擦伤皮肤。6~12个月婴儿擦浴时室温须保持在24~26℃，水温从34~35℃开始，以后逐渐降低水温至26℃左右。先用毛巾浸入温水，拧半干，然后在婴儿的四肢做向心性擦浴，擦完再用干毛巾擦至皮肤微红。这样做可使皮肤和黏膜得到锻炼，增强体质，预防感冒。

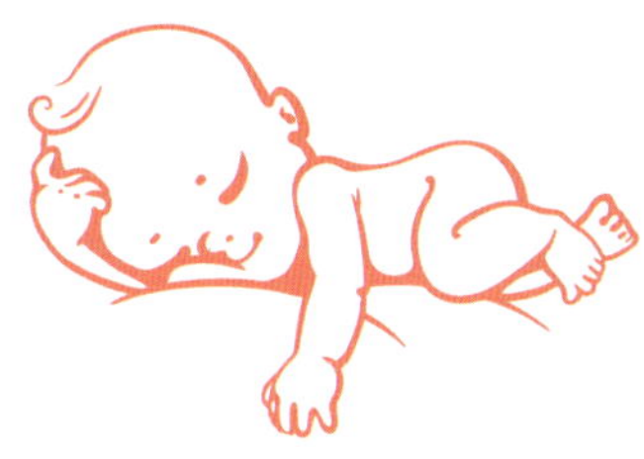

婴中后期（7～9个月）

7～9个月宝宝的身心发育

婴儿的体重、身长、头围和胸围

6个月以前的婴儿体格发育最快，6个月以后体格发育较前稍有减缓。6个月以后，体重平均每月增长500克，身长平均每月增长1厘米。此阶段胸围比头围略小。

正常男婴9个月的发育标准：身长平均为72.3厘米，体重平均为9.18千克，头围约为44.8厘米。正常女婴9个月的发育标准：身长平均为70.4厘米，体重平均为8.6千克，头围约为44.3厘米。

婴儿的牙齿

婴儿出牙的时间差异较大。正常情况下，出生后4～10个月乳牙开始萌出，一般婴儿在6～7个月萌出第一颗牙。出牙的顺序为：出中间的2颗下门牙，然后出4颗上门牙，1岁左右出齐以上6颗牙。出牙时婴儿可伴有焦躁不安，吮吸大拇指、玩具或家具。此时，可以给孩子玩能促进牙齿萌生的磨牙玩具或给予固体食物（如饼干等）刺激牙床，有助于牙齿的萌出。若12个月仍未长牙，可能是缺钙或其他疾病引起的，应该找医生检查。

婴儿的运动功能

6～7个月的婴儿可以独立坐稳，此时婴儿可接触爬行了，爬行可以使婴儿活动范围扩大，接触和观察到更多的事物，有利于婴儿智力发育和体格发育。婴儿学爬行的差异很大，有的婴儿未经过爬行训练，不会爬行。未经过爬行这个阶段，对于婴儿的身心发育来说是无法弥补的缺憾。

6～7个月的婴儿已开始有目的的玩玩具，会摇有响声的玩具，也可学着玩套叠玩具。9个月时手更加灵巧，可以用拇指、食指捏起小物体，如米粒、纸屑等。

婴儿的心理功能

此阶段的婴儿对周围环境的兴趣大为提高，能注视周围更多的物体和人。对不同的事物表现出不同的表情，会把注意力集中在他感兴趣的事物上。7～9个月的婴儿认生情绪更为突出，在陌生人面前表现出不安和啼哭。依恋妈妈，当妈妈暂时离开时表现出不安和哭闹。知道不在眼前的物体并没有消失，开始寻找当面被藏在枕下的玩具，拿的玩具掉到地上后知道寻找，喜欢反复扔东西让大人拾起。有初步的模仿能力，可以

模仿简单的动作，如拿笔乱画、摇铃，模仿大人摇手表示再见，模仿拍手等动作。

自我意识初现。此时期出现了最初的自我意识萌芽，可以认识自我，也能识别出自己与别人的不同。如让婴儿对着镜子照一会儿，然后将红颜色涂在他的鼻子上，婴儿看到镜中鼻子上的红颜色时就会去摸自己的鼻子，说明他认出了镜中的自我。此阶段的婴儿喜欢表现自我，不高兴时会以叫喊、扔东西表示愤怒。

语言有了进一步发展。7～9 个月的婴儿对语言有初步的理解，可以理解简单的词句，如听到“再见”就做出摇手动作，听到“欢迎”就做出拍手的动作，听到“上街”就会表示高兴。

7～9 个月宝宝的喂养

断奶过渡后期

断奶的具体月龄无硬性规定，通常在 1～2 岁，但必须要有一个过渡阶段，在此期间应逐渐减少哺乳次数，增加辅食，否则容易引起婴儿不适应，并导致摄入量锐减、消化不良，甚至营养不良。世界卫生组织提倡纯母乳喂养 6 个月，以后加辅食，并可继续母乳喂养到 2 岁或 2 岁以上。

具体断奶时间，要根据母亲乳汁的质量、季节等情况来决定。在夏天，天气炎热，婴儿易得肠道疾病，不宜断奶；婴儿生病期间不宜断奶。

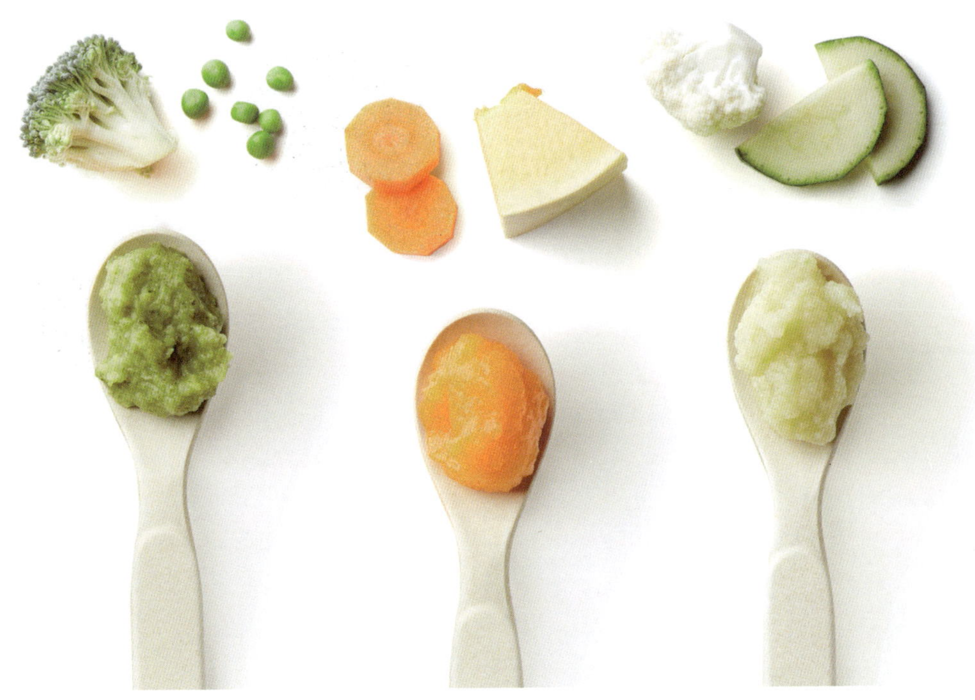

断奶时，妈妈可暂时与婴儿分开。如果喂养得合理，能适应多种多样的食物，1～2岁的婴儿就可以不吃母乳了。断奶后，每天除了给婴儿500毫升左右的配方奶外，还应增加其他辅食。

辅食的添加

7～9个月的婴儿多已出牙，所以应及时添加饼干、面包干等固体食物以促进牙齿的生长和培养咀嚼、吞咽等习惯。最初可在每天傍晚的一次哺乳后补充淀粉类食物，以后逐渐减少这一次的哺乳时间而增加辅食量，直到该次完全喂给辅食而不再吃奶，然后在午间依照此法给第二次，这样可逐渐过渡到三餐谷类和2～3次哺乳。人工喂养的婴儿，7个月时还应保证每天500～750毫升的配方奶供给。在喂粥和烂面的基础上，可以添加碎蔬菜、肝类、全蛋、禽肉、豆腐等食品，以使菜肴丰富多彩、形式多样，增加婴儿的食欲。此外，继续给予水果和鱼肝油。

从9个月开始，可以让婴儿练习用杯子喝水。让婴儿自己用手扶着杯子，大人可帮忙拿着杯子，教婴儿用杯子喝水。练习用杯子喝水，可以培养婴儿手与口的协调性，促进婴儿智力发展。

婴儿营养不良的表现

营养不良是由于营养供应不足、不合理喂养、不良饮食习惯及精神、心理因素而导致厌食、食物吸收利用障碍等引起的慢性疾病。表现为体重减轻，皮下脂肪减少、变薄。腹部皮下脂肪先减少，继之躯干、臀部、四肢，最后两颊脂肪消失而似老人，皮肤干燥、苍白松弛，肌肉发育不良，肌张力低。轻者常烦躁哭闹，重者反应迟钝、消化功能紊乱，可出现便秘或腹泻。

在治疗上，轻者可通过调节饮食使其恢复，重者应送医院进行治疗。

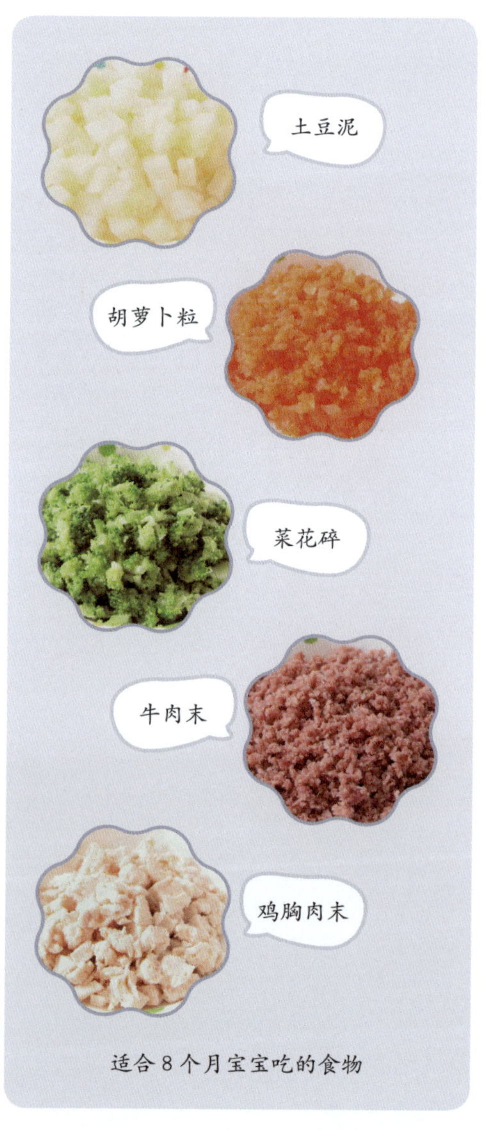

适合8个月宝宝吃的食物

婴儿食欲缺乏怎么办

在一般情况下，婴儿每日每餐的进食量都是比较均匀的，但也可能出现某日或某餐进食量减少的现象。不可强迫孩子进食，只要给予充足的水分，孩子的健康不会受损。

婴儿的食欲可受多种因素的影响，如温度变化、环境变化、接触不熟悉的人及体内消化和排泄状况的改变等。短暂的食欲缺乏不是病兆，如连续2~3天食量减少或拒绝进食，并出现便秘、手心发热、口唇发干、呼吸变粗、精神不振、哭闹等现象，则应注意。不发热者，可给孩子助消化的中药和双歧杆菌等菌群调节剂，也可多喂开水（可加果汁、菜汁）。待婴儿积食消除，消化通畅，便会很快恢复正常的食欲。如无好转，应去医院进一步检查治疗。

婴儿腹泻时应如何喂养

婴儿腹泻时，饮食要进行调整，原则上是首先减轻胃肠道负担，轻者不必禁食和输液；重症者可禁食6~8小时，静脉输液纠正脱水及电解质紊乱。脱水纠正后，先用口服补液和易消化的食物，由少到多，从稀到稠。原为母乳喂养的，每次吃奶时间要缩短；原为混合喂养的，可停喂配方奶或其他代奶品，单喂母乳；原为人工喂养者，喂奶量应减少，适当加水或米汤；原来已加辅食的，亦可减量或暂停喂辅食。患儿腹泻经治疗，病情逐渐好转，大便每日2~3次，水分减少，身体基本恢复正常时，再逐渐添加辅食，以免再次导致腹泻。一般需1~2周才能恢复到原来的饮食。

7~9个月宝宝的日常护理

婴儿在家惊厥怎么办

惊厥是婴儿时期常见的急症。孩子突然惊厥时，作为孩子的父母首先要冷静。要知道，惊厥必须迅速得到控制，因为惊厥一旦超过30分钟，就会进一步引起脑细胞的损伤。

- 孩子惊厥时全家人不要乱动孩子，先把孩子的头偏向一侧，防止呕吐物、分泌物吸入气管。
- 用勺子把或筷子缠上纱布放在孩子的两牙之间，以免咬伤舌尖。
- 用手捏患儿的人中、合谷、涌泉等穴，刺激使其惊厥停止。
- 一旦发生窒息，必须马上清理呼吸道分泌物，进行人工呼吸或口对口呼吸。
- 如果家中有氧气袋，可给孩子吸氧气。
- 当孩子发热时，先将衣服脱掉，但注意把肚子盖好，用温热毛巾擦拭来进行物理降温，切不要把孩子裹起来给孩子发汗。
- 最重要的是速去医院或拨打120，请医生治疗。

婴儿患外耳道疖肿怎么办

在炎热的夏天因出汗较多、洗澡不当或因泪水进入外耳道等原因可致婴儿外耳道疖肿。一旦外耳道皮肤发炎，化脓形成疖肿，随疖肿的加重，外耳道皮下的脓液渐增多，其产生的压力直接压迫在耳道骨壁上，此处神经对痛觉尤为敏感，所以婴儿感到特别疼痛，且在张口、咀嚼时疼痛加重。哺乳期患儿往往有拒乳、抓耳、摇头、夜间哭闹不能入眠等表现。若外耳道疖肿明显肿胀，睡眠时压迫患侧耳朵，婴儿会因疼痛加剧而哭闹。

发生疖肿时应用抗生素控制感染，给氯霉素、甘油滴耳液或1%~3%酚甘油滴耳，一日3次。若外耳道有分泌物，必须用3%双氧水洗净后再用氯霉素或酚甘油滴入。

从入睡状态看婴儿的健康

婴儿的健康状况或疾病的潜伏，都可以从婴儿的睡眠状态中观察得到。婴儿正常的睡眠是安静入睡，呼吸平稳，头部略潮，时有微汗，面目舒展，时而有微笑的表情。

若婴儿出现以下睡眠异常现象，常常是某些疾病潜伏或发病的征兆。

1. 睡眠不实，时而哭闹乱动，不能沉睡。

2. 全身干涩发烫，呼吸急促，脉搏较正常者快（新生儿140次/分，婴儿120次/分）。

3. 睡后不安宁，头部大汗，湿了枕头，出现痛苦表情；睡时抓耳挠腮，四肢不时抖动，有时惊叫。

经常仔细观察婴儿睡眠可以及时了解婴儿的健康状况，早期发现病症，及时排除或就医诊治。某些婴儿睡眠的异常现象是婴儿白天过度兴奋或暴饮暴食而致。如婴儿入睡时突然滚动或哭闹，则可能是在排尿，这些现象应进行有针对性的处理。每个婴儿都有自己的睡眠规律和睡眠表现，应具体情况具体对待。要为婴儿创造良好的睡眠环境并督促其养成良好的睡眠习惯。

培养7~9个月宝宝良好的生活习惯

培养良好的卫生习惯

应从婴儿期培养良好的卫生习惯。从出生开始就要注意清洁面部。每次吃完饭后要擦嘴，早晨起床后及晚上睡前都要洗脸、洗手。要经常洗澡，勤换衣服，定时理发，剪指甲。从小培养婴儿乐于接受盥洗的好习惯，稍大后自己就会主动要求讲卫生了。

培养入睡的好习惯

7~9个月的婴儿白天一般睡2~3次，夜间睡10小时左右，共计14~15小时。充足的睡眠可以保证婴儿的生长发育。婴儿的睡眠是生理的需要，当他身体能量消耗到一定程度时，自然会入睡，不要为了让婴儿入睡而养成抱着或拍着来回走、啃手指、吸奶头等不良习惯。如果暂时没有睡意，可以让他睁着眼在床上躺着，不要逗他，也不要抱他、拍他，培养他自己入睡的好习惯。

需要注意的是，宝宝刚入睡时，处于浅睡眠阶段，比较容易放下就醒。要解决放下就醒的问题，不要看宝宝一睡着就放下，可以稍微拖久点，等宝宝进入深睡眠后再放下。告诉爸妈一个判断宝宝是否进入深睡眠的方法，即轻轻抬一下宝宝的胳膊，如果发现胳膊软软的，基本上就可以确定他已经进入深睡眠。

培养良好的进食习惯

8~9个月的婴儿开始有主动进食的要求，可先训练他自己抓取食物的能力，尽量让婴儿学习自己用勺进食，以促进手眼协调动作，并促进手指肌肉发育，同时也使婴儿的独立性得到发展。

禁止婴儿做的事情

此阶段的婴儿可以感受大人的态度并对语言有了初步理解，对婴儿的一些不良行为，大人应及时纠正并禁止。婴儿喜欢把东西往口中塞、咬，应及时制止，凡是有危险的物品一定要远离婴儿，并禁止婴儿去抓。可让婴儿用手试摸烫的杯子后立即移开，以后凡是看到冒气的碗和杯子，他自己就知道躲开，不敢去碰。

如果婴儿偶尔打了人，大人立即笑了，还让他打，就会埋下打人的祸根。因为大人的笑对婴儿是一种鼓励，婴儿在大人的鼓励下形成了习惯，以后不管见谁都打。所以，在他打人时，大人应给他不高兴的脸色看，及时禁止，错误的行为没有得到强化，以后会逐渐消失。

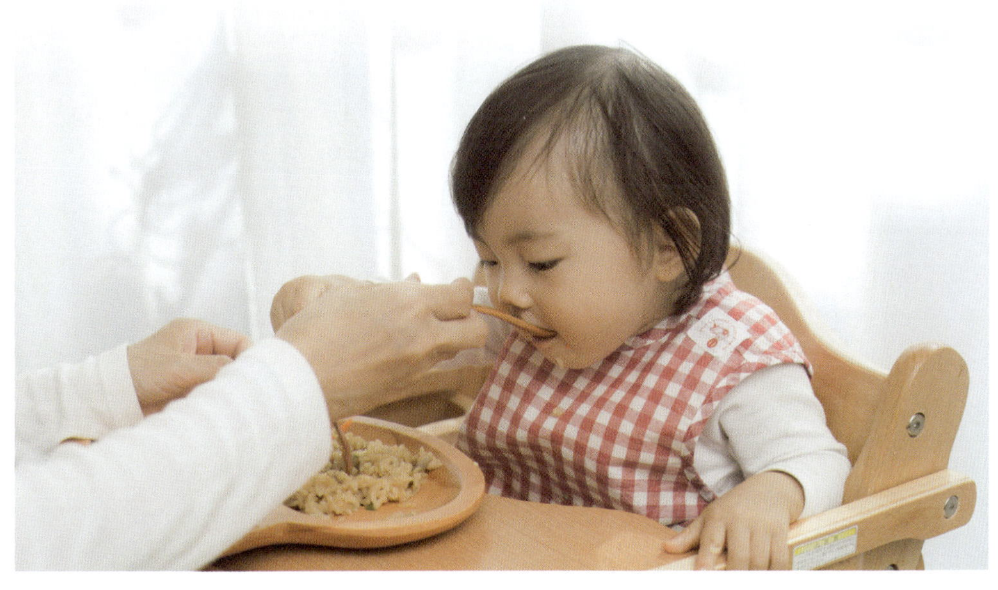

7~9个月宝宝启智训练

婴儿主动操

6~12个月的婴儿大运动神经开始发育，可训练婴儿坐、爬、仰卧起身、扶站扶走、双手取物等动作。通过运动可以促进婴儿肌肉、骨骼的发育，增强体质。同时，还可促进神经运动的协调性，利于婴儿智能的发展。

婴儿爬行练习

爬行可以促进婴儿的体格发育和智能发展，利于婴儿健康情绪的发展，此阶段，爬行练习是非常重要的一课。大人可以用玩具引导婴儿做爬行运动，必要时大人可用手推动婴儿的脚掌，帮助婴儿向前移动爬行。

让婴儿学习迈步

8~9个月的婴儿能在大人的扶持下站立，并能迈步向前走几步，在大人的帮助下可以学习行走。把婴儿放在学步车中坐下，然后他自己会用手扶着站起来，大人可以轻推他一下，让他学着迈步，学会后大人就不用帮忙了。在学步车里的时间不宜过长，每次以10~15分钟为宜，若时间过长，婴儿累了容易形成驼背，且双下肢负重过大也易影响婴儿的下肢发育。

婴儿手的精细动作练习

9~10个月婴儿，手的动作更加灵巧，可以用拇指、食指准确地将小的物品捏起，捏这种精细动作的出现是此阶段婴儿智能发展成熟的重要标志。此阶段大人可利用一些小型玩具（如乒乓球、小方木、小纸屑等）让婴儿做拾物练习，还可以做套环游戏，以练习手的精细动作、促进智能发展。

游戏和玩具

玩具是游戏必不可少的东西，玩具可以促进婴儿的精细动作、语言能力发育，并使他们心情愉快，也能培养婴儿对美的感受力。根据此阶段婴儿智能发

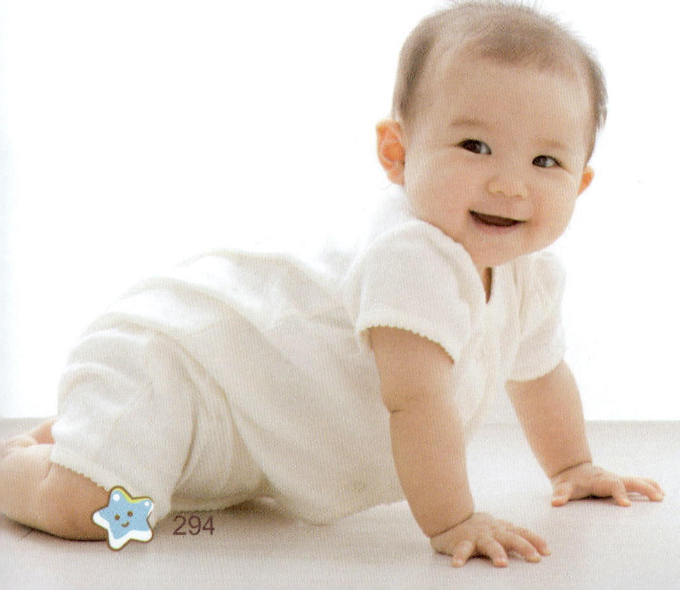

展的特点，可给7~9个月的婴儿提供下列玩具。

1 动物玩具是婴儿最喜欢的玩具，是婴儿生活中最贴近的、最熟悉的形象，动物玩具可以作为教具，可以使婴儿认识动物的名称。

2 生活用品，如小碗、小勺、小桌椅等，可以使婴儿认识物品的名称、用途。

3 运动性玩具可发展婴儿动作及感知觉和运动觉，如软球、摇铃、套环、套杯等。

4 还可购置一些彩色积木、小汽车等。

一次给婴儿的玩具不必太多，两三样即可，但要经常更换，以提高婴儿的兴趣。

经常和婴儿一起做游戏，可以使婴儿情绪愉快，和大人建立良好的感情，有利于接受教育。大人与婴儿做游戏的内容多种多样，如运动性游戏，把球扔在盆里，捡回来交给婴儿再扔。此阶段的婴儿自我意识加强，他可以有意识地支配手的动作，并对手和手臂的活动感兴趣，他要试验自己的力量，喜欢通过扔东西来表现自己。可提供彩球、乒乓球、羽毛球让婴儿练习扔东西或者大人扶着婴儿练习踢软球。大人可以一边唱歌一边做动作，开动机械玩具。

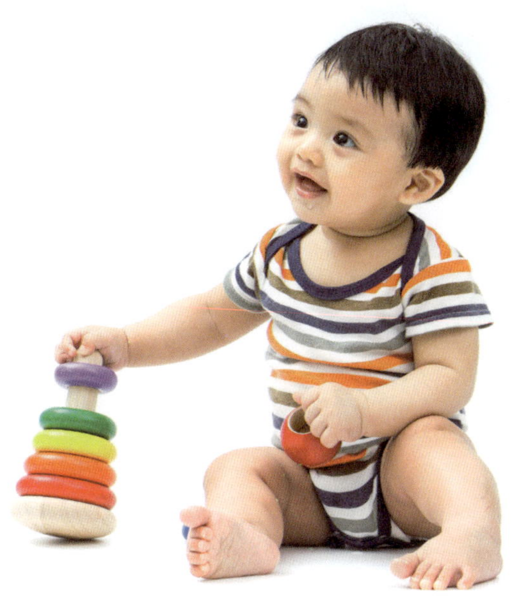

语言训练

7~8个月的婴儿对大人发出的声音能做出反应，开始有理解语言的能力。当大人说到一个常见的物品时，婴儿会用眼或手指该物品，此时，婴儿能将感知的物体与动作、语言建立起联系。大人应经常使婴儿保持良好的情绪，多与婴儿说话。此阶段，婴儿不仅喜欢听大人说话，也喜欢看大人说话，看大人怎样说话，是婴儿学习语言的一种方法。大人要对着婴儿说话，使他看见口型，如说“啊”时，嘴巴张开，他发“啊”音时，嘴巴也张开，让婴儿模仿口型发音。平时大人要多带孩子到大自然中去，去公园看动物、看树、看花草，观察自然现象，如刮风、下雨、树叶摇动等。在看的同时，大人应多说，尽可能地给予孩子语言刺激与训练，培养婴儿对事物的认识能力和对语言的理解能力。

婴晚期（10~12个月）

10~12个月宝宝的身心发育

婴儿的体重、身长、头围和胸围

10~12个月的婴儿体重增长较以前减慢了，但身高增长较快。到满周岁时，体重约为出生时的3倍，身长约为出生时的1.5倍，胸围比头围稍大些。

骨骼的发育也较快，此时前囟门慢慢闭合，部分婴儿甚至已完全闭合。由于婴儿在3个月时，抬头动作形成了脊椎颈段的前凸；6~7个月坐立时，形成胸椎的后凸；10~12个月站立及行走时，形成了腰椎的前凸，所以，此时脊柱变成了微微弯曲的“S”形，运动较前更稳定了。12个月时牙齿已萌出6~8颗。

婴儿的运动功能

10个月的婴儿已学会扶着栏杆站起来，并开始沿着栏杆迈步。11个月时婴儿能独立站立一会儿，能由大人牵着一只手走路。到1岁时能独立走路，但步态不稳。15个月时可独自走稳。

婴儿的心理功能

有一定的记忆能力

10个月的婴儿对大人的语言有了初步的理解能力。1岁时能认识自己的衣帽，能指出自己身上的器官。那些常见面的人和熟悉的东西，若间隔几天不见，再见到时，能够很快指认，这说明婴儿有了记忆。

个性的雏形

10个月的婴儿已显出个体特征的某些倾向性。例如，有的婴儿不让别人拿走他手中的玩具，想要的东西若不给他就马上大哭大闹，乱扔东西；而有的则不声不响，或显出恐惧和啼哭。对大人的逗引，不同的婴儿表现出不同的反应。有的报以热情的微笑；有的则绷着脸不理睬；有的见人就打，以打人为乐。这就是个性的雏形。这时，大人要注意婴儿良好个性的培养。

语言发展

9～10 个月的婴儿能够听懂一些话语，已发展到能听懂语言的词义，可以模仿大人简单地发音。接近 1 岁时，词对婴儿来说不仅是音调的刺激，他能听懂词句的意思，对大人的语言指示能做出反应，如当听到大人说“把饼干给妈妈吃”时，他会拿着饼干往妈妈口中送。发音早的孩子大约在 10 个月就开始讲话，迟的大约到 1 岁开始说话。1 岁左右的婴儿会有意识地叫“爸爸”“妈妈”，但更多的还是讲些“啊啊”“呜呜”等令人费解的乱语。

10～12 个月宝宝的喂养

开始断乳

10 个月左右婴儿的饮食已固定为早、中、晚一日三餐，主要营养的摄取已由乳类转向食物，变辅食为主食了。虽然有的婴儿还在吃母乳，但已可以换成配方奶了。奶水不足的妈妈可以选择断奶了。断奶时，孩子会哭闹几天，妈妈应采取果断措施，可暂时与婴儿分离，坚持数天，就可以保证断乳成功。

婴儿饮食

婴儿处于生长发育较快的时期，为婴儿提供的食物要从易于婴儿消化吸收、有利于生长发育及安全等方面考虑。以下食品不宜喂婴儿食用。

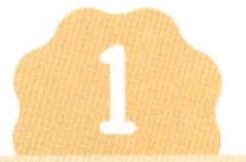

刺激性太强的食物

如姜、山芋芽、咖喱粉及香辣料较多的食品。

不易消化的食物

如糯米制品、油炸食品、花生米、瓜子、炒豆、水泡饭、肥肉等，最好不喂。

饮料、浓茶不能饮用

因浓茶和咖啡中所含的茶碱、咖啡因等会使神经兴奋，影响婴儿的神经系统正常发育；太甜的饮料和果酱中，碳水化合物含量过多，其营养价值很低，可造成婴儿食欲缺乏和营养不良，不宜多喂。

太咸的食物

如腌鱼、酱油煮的鱼、虾和咸菜不宜给婴儿吃。

10个月后婴儿的饮食可以多种多样，可逐渐添加瘦肉、猪肝泥、粥、豆腐等食品。因这时婴儿的咀嚼功能较差，食物须做得烂些，以利于消化吸收，不可由大人嚼碎食物喂婴儿，这样容易传染疾病，而且不利于婴儿养成自己进食的习惯。牛奶可以逐渐减少到每日500毫升左右，可以让婴儿练习用杯子喝奶。水果可制成果泥（如刮苹果）喂婴儿，应在饭后吃水果，不要在饭前吃水果，以免影响食欲和进餐。

养成好的进食习惯

婴儿进餐时要有固定的座位，吃东西时不打闹、不说笑。吃饭前不要给婴儿吃零食，以免影响食欲，使婴儿产生厌食情绪。

要训练婴儿自己吃东西。10～12个月的婴儿还不能自己拿匙吃东西，但大人在喂他时，可以给他一把匙子，让他自己舀着试试，大人可以扶着他的手，把食物送到嘴里。有时可以给他一块饼干或馒头片，让他自己用手拿着吃。大人要逐渐培养婴儿自己吃饭的习惯，不能因为怕弄脏衣物而不让婴儿自己动手，否则到了3～4岁时他也不会自己动手吃饭。

婴儿不要偏食、挑食

我们日常吃的饭菜中，含有多种营养成分，如孩子偏食、挑食，则易缺乏某些营养素，不利于身体健康。如果加以引导，就能逐渐改变孩子偏食、挑食的习惯。不要随便允许孩子剩饭，某些孩子不喜欢吃的食物，可先少给他吃一点，以后逐渐增加，但不应轻易答应孩子不吃某些食品。也可用孩子的某些心理来进行引导，如果女婴不爱吃蔬菜，但她非常喜欢漂亮，你就告诉她，多吃蔬菜长得更漂亮，经过一段时间，她偏食的习惯会渐渐改变。

婴儿应少吃冷饮

在炎热的夏天，冷饮有消暑解渴之功，但冷饮含糖量较高，还含有食用色素，故婴儿不宜饮用。

一是吃过多的糖，肠内发酵产生胀气，孩子有饱腹感，同时利于细菌生长繁殖，易致婴儿腹泻。

二是冷饮与体内温差较大，婴儿的消化器官不适应，能引起胃肠功能紊乱，降低食欲，影响婴儿的生长发育。因此，婴儿最好少吃冷饮。

10～12个月宝宝的日常护理

多到户外玩

多带婴儿到户外玩耍，呼吸新鲜空气、晒太阳，可增强体质，防止佝偻病。到了11～12个月这个阶段，多去户外玩耍可以增长婴儿的社会知识，开阔眼界，促进运动功能和智力发展。在户外玩耍时，大人可边指实物边教婴儿认知和说话，如见了小狗就叫“汪汪”，见了小汽车就叫“嘟嘟”，这样，婴儿有了感性认识，他会很快记牢的。

掌握婴儿的肥胖度

1 岁以内的婴儿标准体重简易测量方法如下。

1～6 个月婴儿体重（千克）=
足月数 ×0.6 + 3

7～12 个月婴儿体重（千克）=
足月数 ×0.5 + 3

婴儿肥胖度 =
婴儿体重 / 标准体重 ×100 － 100

婴儿肥胖度计算的结果在 20 以上可能为肥胖，低于 20 为正常体重。一般婴儿体重高于 20，尚不可以定为肥胖儿，低月龄婴儿的体重发育比较快，待学会走路，身体发育趋于稳定后，才可以判定是否肥胖。10 个月以后，如婴儿特别胖，应引起家长注意，需 10 天称一次体重，如每天体重增长大于 20 克，则属于增长过快。

肥胖的危害及预防

要知道肥胖会伴发许多疾病，将来可能发展成高血压、糖尿病、冠心病以及肝胆疾病等。肥胖的婴儿，一般懒于活动，食量较大。

如果婴儿体重每天增长大于 20 克，必须控制饮食，从减少牛奶量入手；如体重仍然增长过多，应限制糖、肉、鱼的摄入量，使婴儿的体重增长控制在每天 10～15 克。此外，还要让孩子在就餐时细嚼慢咽，多做户外活动。

宝宝患溃疡性口腔炎怎么办

溃疡性口腔炎俗称口疮，多见于婴儿期，以夏秋季节多见，是一种常见病。表现为在开始时，口腔黏膜上呈现米粒大小的圆形小泡，继之破溃呈黄白色溃疡，轻者数粒，多则数十粒，有的可蔓延到咽喉部。患儿往往疼痛难忍，哭闹，不思饮食，进食困难，甚至拒食，每逢进食哭闹不止，家人甚为苦恼。

对患有溃疡性口腔炎的婴儿应做如下护理。

多给婴儿饮温开水，可少量多次，吃一些无刺激性的流质或半流质食物。

溃疡面上可涂思密达，以保护口腔黏膜及止痛，一日数次。

小贴士

- 锡类散：可解毒化腐，用于咽喉糜烂肿痛，将药粉少许涂于口腔糜烂处，每日 2 次。
- 六神丸：有清热解毒、止痛消炎的作用，每日 2 次，每次半粒到 1 粒口服。
- 牛黄解毒丸：有消炎解毒作用，口服每日 2 次，一次 1/4～1/2 片。

哪些情况可引起婴儿入睡后打鼾

婴儿入睡后偶有微弱的阵阵鼾声，这种偶然的现象并非病态。如婴儿每在入睡后鼾声较大，应引起家长的注意，及时去看医生，检查是否有增殖体肥大。增殖体是位于鼻咽部的淋巴组织，如果病理性增大，婴儿入睡后会引起鼻鼾、张口呼吸，增殖体肥大严重影响呼吸时可手术摘除。另一种情况为先天性悬雍垂过长，可以接触到舌根部，当婴儿卧位睡时，悬雍垂可倒向咽喉部，阻碍咽喉部空气流通，可发出呼噜声，亦可引起刺激发生咳嗽，可手术切除尖端过长的部分。

不要让宝宝形成“八字脚”

“八字脚”是一种足部骨骼畸形，分为“内八字脚”和“外八字脚”两种。造成“八字脚”的原因是婴儿过早地独自站立和学走。因婴儿足部骨骼尚无力支撑身体的全部重量，从而导致婴儿站立时双足呈外撇或内对的不正确姿势。

为防止“八字脚”，不要让婴儿过早地学站立或走，可用学步车或由大人牵着手辅助学站、学走，每次时间不宜过长。如已形成“八字脚”，可通过做双脚内侧或双脚外侧的动作练习，进行矫正。

1岁还不开口说话不必惊慌

孩子开始说话的年龄差异较大，通常婴儿1岁时会发简单的音，如会叫“爸爸”“妈妈”“奶奶”等。但也有的孩子在这个年龄段不会说话，甚至到了1岁半仍很少说话，可是没过多久突然会说话了，并且一下子会说许多话，这都属于正常。孩子对词语的理解应该说在出生后的第一年就已经开始了。婴儿在5~6个月时，如唤其名字就会回头注视；7~9个月的婴儿叫其名字就会做寻找反应，大人叫婴儿做各种动作（如欢迎、再见），他都能听懂，并能做出相应的动作，这些都是婴儿对语言的理解和反应。婴儿语言的发展是从听懂大人的语言开始的，听懂语言是开口说话的准备。

若1岁左右的孩子能听懂大人的语言，并做出相应的反应，发出声音及简单的音，这就可以放心，他能学会说话的，只是时间迟早的问题。爸爸妈妈应积极创造听说条件，促使婴儿语言的发育。

影响语言发育的因素中，除婴儿的听觉器官和语言器官外，还有外在的因素。大人要积极为婴儿的听和说创造条件，在照看孩子时多和孩子讲话、唱歌、讲故事，这都会促使婴儿对语言的理解和开口说话。

10~12个月宝宝启智训练

游戏

10~12个月婴儿的智能发展比以前成熟，可以进行多种游戏了。大人要给婴儿提供适宜的玩具，如球、不倒娃娃、塑料或绒毛制作的玩偶、小块积木、有盖的盒子、玩具小车等。要经常清洗玩具，防止传播疾病。

可以玩的游戏有搭积木、涂画、开汽车、小画册指认、扔球、踢球、将小东西从有盖的盒中取出和放入等。多做游戏可以锻炼婴儿的神经运动协调能力，有利于婴儿的身心发育。

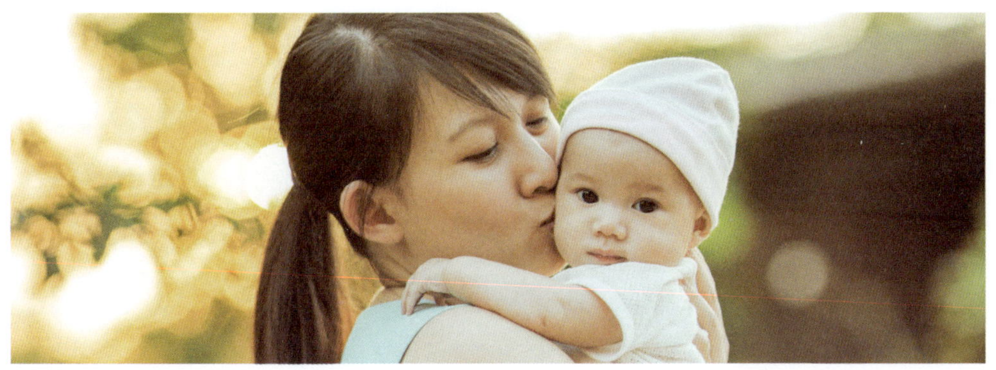

个性的培养

10~12 个月的婴儿已经出现个性的雏形，大人对婴儿的行为要区别对待。如果这时父母无原则妥协，久而久之，孩子慢慢地就会因为有求必应而变得骄横任性。好的行为要加以强化，如点头微笑、拍手叫好；不好的行为要严肃制止，要板起面孔表示不满意。让孩子学会自制、忍耐，不能做的事情，就是哭闹，也不能答应他，他哭闹后如见无人理睬，自然就会平息的。要防止婴儿发生意外，若他想把手指往电器插座里伸或乱动煤气开关等，要反复多次说明，使他明白这些是不能乱动的，慢慢地他就不会乱动了。10~12 个月的婴儿喜欢模仿，为了使婴儿形成良好的个性，大人的榜样非常重要。

大人要多让婴儿与外界接触，克服“怕生”的情绪。从小要培养其礼貌行为，如有食物让婴儿分享给大家吃，学会表示感谢等。

要从小培养婴儿的独立性。如培养婴儿自己拿饼干吃，学会自己抱奶瓶吃奶，拿杯喝水，并开始培养婴儿独立坐盆大小便，培养婴儿独立爬行、去捡扔掉的玩具。培养婴儿的独立性，克服依赖性，这对发展婴儿智力、形成良好的个性有很大帮助。

语言训练

此阶段的婴儿可以理解、听懂语言，要为婴儿创造一个良好的学习语言的环境。在日常生活及玩耍中，大人要多用语言解说。抱孩子在户外活动时，用语言伴随婴儿观察周围环境中的人或物。要为婴儿发音示范，使他模仿大人的口型练习发音，并鼓励、强化婴儿学习语言。良好的语言环境可使婴儿更多地听到语言、熟悉语言和理解语言，也可促进婴儿更积极地说出语言，这些是语言发展的重要准备。

可利用儿歌、看图讲故事来进行语言训练。可以经常给婴儿看图讲故事，边看图、边讲、边让婴儿指认。如“这是姐姐，她在跳舞”“这是小兔，它在吃草”等。这是最初的阅读，对发展婴儿的语言、培养认知能力有重要的作用。

婴儿期常见问题解答

宝宝总吃手指怎么办

虽然不能强行阻止宝宝吃和咬的习惯，但是，如果宝宝喜欢吃手指，就需要引起注意了。吃手指不仅不卫生，时间长了不容易纠正，还会让牙齿或手指变形，所以一定要想办法阻止这个不良习惯。

转移注意力

可以拿别的东西或玩具给宝宝玩，以及时让他放下口中的手指头。

多做关于手的游戏

比如拍手歌、手指歌谣等，让宝宝发现小手的其他乐趣，而不仅仅是吃。

随时准备能吃的食物

如磨牙棒、水果条等，让他的口和手没有机会凑到一起去。

宝宝需要穿鞋吗

光脚好处多

在宝宝尚未走路前，是没有必要给孩子穿鞋的，虽然有时他的小脚丫摸起来凉凉的，但是光着脚对他没什么影响。即使他能站立和行走后，光着脚对他也有很多好处，宝宝的脚底生来是平的，如果在站立和行走时有力地使用双脚，会逐渐使脚底略拱起来，以利于他在粗糙的表面行走，还能促进脚部和腿部肌肉的使用。如果总把脚裹在鞋子里，特别是鞋底过硬的鞋子，会使宝宝的脚底肌肉松弛，变成我们常说的平足。

如果以后也能让宝宝继续光着脚在室内走动，或者在室外，比如在温和的海滨、沙滩或其他安全的地方光着脚走路，那对他是十分有益的，脚底得到丰富的刺激，会促进全身的健康。

半软底的鞋更合适

如果室内温度低或是地板特别凉，就有必要给宝宝穿上一双鞋子，在这个时候，鞋子主要具有保暖、保护还有装饰的作用。

鞋子要略大一些，不挤压脚趾即可，不能大得几乎一抬脚就掉下来，这一点非常重要。如果穿袜子，袜子也要略大一点。

宝宝的脚长得非常快，因此，妈妈应该每隔几周就要摸摸宝宝的鞋子，看看到底还能不能穿。

注意让宝宝穿防滑鞋，方便宝宝练习站立和行走。如果鞋底较滑，可以用粗砂纸磨一磨。

宝宝什么时候开始补钙

婴儿是特殊人群，无论是母乳喂养还是混合或人工喂养，奶类是饮食的主体。0～5个月的婴儿，每天对钙的摄取量为300毫克，只要每天摄入母乳或配方奶600～800毫升，补充维生素D，就可以满足婴儿对钙的需要。

到了6个月时，婴儿开始添加辅食，每天的喝奶量逐渐减少，这个阶段的婴儿对钙的摄取量每天增至400毫克。因此，从这时起开始补充钙剂。

宝宝在补钙的同时还要注意补充维生素D，这样可以促进身体对钙的吸收。无论母乳喂养，还是人工喂养的宝宝，在出生2周后都要开始补充维生素D。

钙剂和维生素D的补充应持续到2～2.5岁。宝宝在2岁半后户外活动增加，饮食种类逐渐多样化，这时就不需要补充维生素D和钙剂了。此时，宝宝要注意饮食上多摄取含钙丰富的食物，奶及奶制品仍是饮食中不可缺少的成分。每天最好饮奶400毫升左右，同时注意安排奶制品、骨头汤、小虾皮、鱼类等富含钙的食物。

宝宝什么时候开始长牙

4～6个月的时候，宝宝的乳牙已经悄悄地萌出了。不过，如果你发现宝宝还没有长出乳牙也不必着急，因为只要在出生后4～12个月长出都是正常的。牙齿有乳牙和恒牙之分，2岁半左右出齐的是乳牙，6～8岁时乳牙逐个脱落，换成恒牙。一般情况下，婴儿6～8个月开始萌出乳牙，11个月宝宝应出5～7颗牙，1岁时长6～8颗牙，2岁左右出齐，共20颗。一般牙齿是成对萌出的，并有一定的时间和顺序。最先萌出的乳牙为下面中间的一对门牙，叫乳中切牙。然后是上面中间的一对门牙，随后再按照由中间到两边的顺序逐步萌出。依次长出侧切牙、乳磨牙、乳尖牙，最后长出第二乳磨牙。

有的宝宝进入出牙期并没有什么异常的反应，但是也有的宝宝可能会出现一些状况，如低热、流口水、烦躁、睡眠不安等。所以，还需要妈妈细心地做好宝宝出牙前后的护理工作。

宝宝为什么会认生

几乎每个宝宝都会在出生五六个月之后经历所谓的“认生期”。到1岁左右会表现得最为强烈。这是因为6个月以后，宝宝视觉和听觉都有了很大的发展，开始对陌生人和亲人有了分辨能力，已经对父母产生了信任和依恋，害怕与他们分离，而对于陌生人则感到警惕和恐慌。所以，认生说明宝宝的社会认知开始发展了。

一般来说，内向、安静的乖宝宝比活泼好动的淘宝宝更容易认生。平时在家里时间长，接触人少的宝宝比喜欢在户外、接触人多的宝宝更容易认生。此外，如果某类人对宝宝有过强烈的刺激，如打针的医生等，那么他会对这类特定人群表现出害怕。

大人可以帮助宝宝度过这个认生期，同时，这也是与宝宝形成巩固的亲子关系的关键期。我们一定要给宝宝安全感，不要长期离开他，同时不要对他过度保护，引导他熟悉周围的人，慢慢接近陌生人，教他学会称呼不同的人，参加一些宝宝社区活动等，消除他怯生害怕的心理，这些都有利于养成宝宝活泼开朗、乐于与人交往的性情。

宝宝生病了要注意什么

打针还是吃药

宝宝生病，就要去医院，医生会对症下药，一般情况下，医生会根据具体情况来决定该吃药还是打针。其实，能吃药尽量吃药，实在不得已才考虑打针。口服药物是一种最简单、方便的用药方法，一般的轻度腹泻、感冒等都可以通过口服药解决问题。打针虽然吸收快，但是每次都会增加宝宝的痛苦。另外，经常打针，还有可能引起臀肌萎缩，影响宝宝行走。

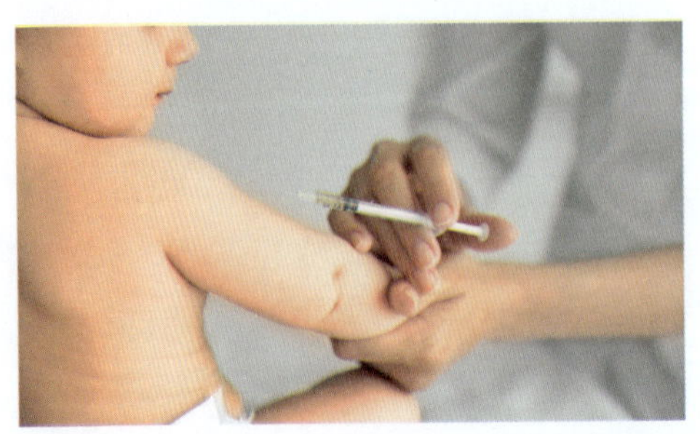

输液好不好

静脉输液，可以使药物立即进入血管内，血流循环至全身各处，起效很快，适用于急救或重症病人。但缺点是，如果每天仅输一次，输液在药物滴入时血浓度很高，停止滴入后药物浓度迅速下降。

另外，如果经常输液滥用抗生素，也会使细菌产生耐药性，破坏和杀死正常有益菌群，降低宝宝自身的免疫力。

喂宝宝吃药注意事项

1. 看清楚药物标签，了解药物用途及用量。因为宝宝服药是根据体重计算用量的。切勿服用过量，以免发生药物中毒。另外，还要掌握用药次数及天数。

2. 喂药水时应首先摇匀，粉状药物要用温开水调匀了，片状的最好先压碎成粉剂再服。

3. 喂药时，最好抱起宝宝，防止药物呛入气管内。

4. 如果宝宝不愿吃，扶住宝宝的头，用拇指和食指轻轻地捏宝宝的双颊，使宝宝的嘴张开，盛药的小勺紧贴嘴角，压住舌头，当宝宝完全吞咽药液后再把勺子抽出。

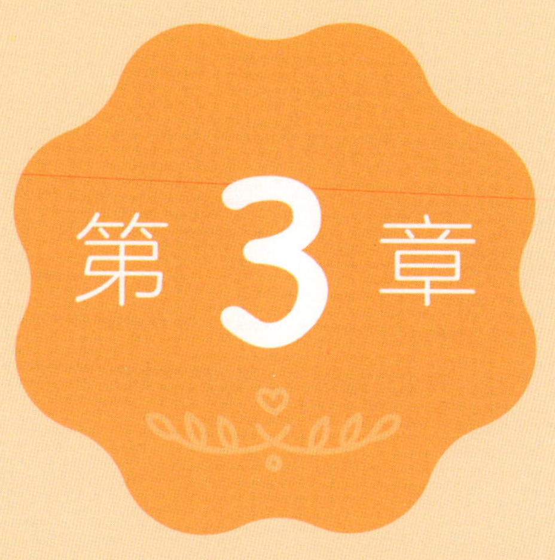

第3章 幼儿期

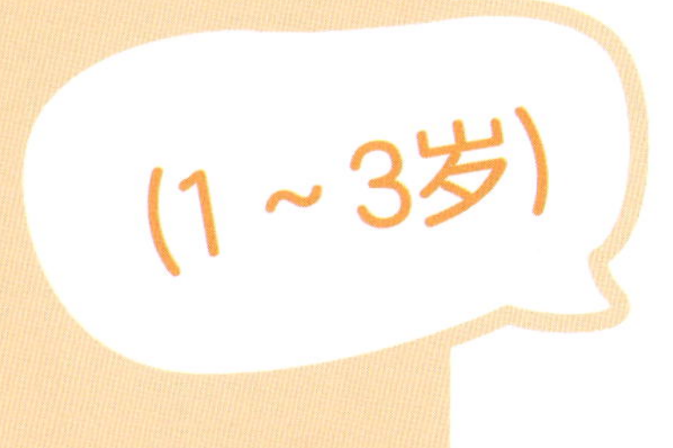

不知不觉中，我都是个小大人了。这段时间我要学习好多知识，也要培养自己的兴趣爱好，还要养成良好的生活习惯。总之，我要好好学习，天天向上。不过，这时候我的身体其实很脆弱，容易生病。不过没关系，有疼我爱我的爸爸妈妈在，我就什么也不怕。

——小宝宝寄语

幼儿的日常饮食与生活指导

适合幼儿的食物

幼儿吃哪些食物较好？孩子在这一时期生长发育较快，对营养需求相对较多，而此时孩子的胃肠道消化、吸收功能尚未发育完善，所以膳食以细、软、烂、易于消化、易于咀嚼为主。

1~3岁宝宝对谷类食物的消化吸收已没有什么问题，因此，诸如米饭、馒头等主食对孩子是适宜的，带馅的包子、馄饨、饺子等食品更受宝宝的欢迎，但应避免油炸食品。辅食中，鲜鱼、奶制品及各种肉、蛋类均能够提供优质的蛋白质、脂溶性维生素及微量元素，尤其是鸡蛋，营养价值高，易于消化，是幼儿的首选辅食。豆制品是我国的传统食品，营养丰富，是实惠的优质蛋白质来源。

蔬菜类富含矿物质与维生素，如油菜、白菜、菠菜、芹菜、胡萝卜、土豆、冬瓜等均具较高的营养价值。水果类如西瓜、苹果、橘子、香蕉等，坚果类如花生、核桃仁等，不仅营养价值高，还颇受孩子们喜欢。

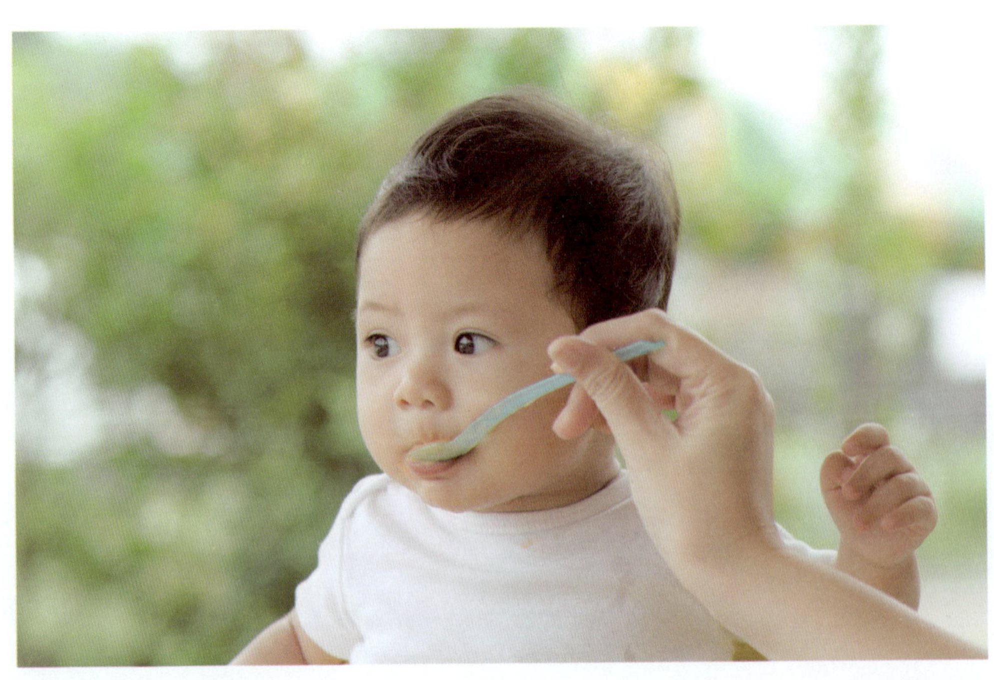

培养孩子安静入睡的习惯

1 岁半以上的孩子睡眠时间较前减少，每昼夜需 13 小时左右。由于孩子接触外界的机会增多，活动量增加，睡前比较兴奋，常常不能安静，有时还会闹着爬起来。

先要合理地安排孩子睡觉的时间。夜间睡眠释放出的生长激素比白天多得多，可促进孩子的生长发育，所以，夜间睡眠不足对孩子的成长不利。平时要遵守睡眠时间，一般晚上不要超过 9 点，早上 7 点起床，中午睡 2 ~ 3 小时为好。只有养成按时睡眠的好习惯，孩子才容易安静入睡。

在孩子睡觉前，要做好准备工作。如睡前半小时不要给孩子讲恐怖、可怕的故事，不要看电视或听刺耳的音乐等，以免使孩子兴奋。把孩子的手、脚、脸洗干净，或洗个澡，换上宽松的衣服。白天光线太亮时，可拉上窗帘，晚上要关灯，营造安静的睡眠环境。

逐渐培养孩子独立安静入睡的习惯。孩子吵闹不睡觉要找原因：有的是白天睡得太多，还不困，可以晚些睡；有时家中有客人或外出回家比较兴奋，可以静一下再睡；有的孩子有夜间喝奶的习惯，随年龄增长要逐渐改掉；有的孩子喜欢抱着自己心爱的玩具或小毛巾、小袜子等才睡得着，可以顺其自然，使孩子愉快入睡。

如厕训练

宝宝如厕训练急不得

宝宝多大可以进行如厕训练，并没有明确的标准，不过，1 岁以前是不可以的。因为 1 岁前的宝宝尿道括约肌和肛门括约肌还没发育成熟。建议家长不要过早对宝宝进行如厕训练，等宝宝满周岁、准备好了之后，因势利导会简单得多。通常 2.5~3 岁可根据宝宝具体情况进行如厕训练。

宝宝准备好如厕训练的表现

1. 纸尿裤能保持 2 小时以上干爽。
2. 主动要求换纸尿裤。
3. 对坐便器产生兴趣。
4. 大便时间逐渐规律。
5. 主动要求穿内裤。
6. 可以遵守简单的指令。
7. 会用表情、姿势、语言来表达要大小便。
8. 可以自己或者在家长帮助下穿脱裤子。

让宝宝看到大人上厕所

宝宝是通过模仿来学习的，如厕训练也不例外。有两个宝宝的家庭，可以让小宝看大宝上厕所，有大宝的带动效果会好得多，而且宝宝们用的坐便器是相似的。只有一个宝宝的家庭，可以有意识地让他看爸爸 / 妈妈上厕所。

早早开始教养宝宝

培养孩子良好的性格特质

细心的家长都会发现，孩子在平时的生活、玩耍、游戏、学习中，可表现出一些比较稳定的特点，如有的孩子比较合群；有的比较任性、自私；有的比较大胆、勇敢；有的比较胆小、怯懦；有的能自己的事自己做；有的处处依赖于家长等。这些孩子在生活和活动中表现出来的特点，就是心理学上所说的性格。

孩子的性格与其日后成长有着十分密切的关系。幼儿时期是培养孩子性格的最佳时期之一，应从以下几个方面培养孩子，使其形成良好的性格。

教育孩子做一个诚实的人

- 给孩子树立诚实的榜样。幼儿模仿能力很强，家长平时的言行对孩子诚实性格的形成至关重要。
- 正确对待孩子的过错。孩子做错事是很自然的，家长要态度温和地鼓励孩子说出事情的真相，承认错误，帮助孩子找出做错的原因，鼓励孩子改正错误。
- 满足孩子的合理要求与愿望。对孩子提出的合理要求家长要尽量满足，如一时无法满足，也要向孩子说明原因；相反，如一味地拒绝或迁就，容易造成孩子说谎和背着家长做坏事的情况发生。

培养孩子的自信心

- 创造和谐、愉快的家庭氛围，建立良好的亲子关系，可以给孩子带来安全感。
- 帮孩子获得成功的体验，家长应提供能发展孩子独立能力的学习机会，如系扣子、搬椅子等。
- 对孩子的优点和进步要及时给予表扬和鼓励。

培养孩子勤奋的品质

- 多让孩子从事一些力所能及的劳动，根据孩子身体发育的情况安排简单的劳动，让孩子逐步认识到劳动的价值与乐趣，懂得尊重家长和他人的劳动成果，避免孩子养成无所事事的不良性格。
- 用人物传记、历史故事中勤奋的例子启发、教育孩子，让孩子向勤奋者学习。
- 家长以身作则，给孩子树立勤奋的榜样。

合理培养孩子的兴趣爱好

现在的家长都很重视自己孩子素质的培养，不惜钱财和精力，让孩子学音乐、练书法等。家长们的这种重视孩子早期特殊才能培养的愿望和行动，应当予以肯定，但如不根据孩子的兴趣爱好和接受能力，而只凭家长的主观想法进行引导培养是不正确的。

如何培养、引导孩子的兴趣爱好？首先要善于识别孩子的兴趣爱好。孩子最初的兴趣爱好往往是寻常的、不引人注目的举动，甚至是淘气、顽皮的行为。这就要求家长平时要深入、细致地观察孩子的日常活动，并从以下几个方面加以确定。

主动性

在没有其他人要求、督促的情况下，孩子经常主动地从事某一方面的活动，具有自发、积极和主动的特点。

伴有愉快的情感

孩子经常带着愉快的心情从事自己感兴趣的活动，乐此不疲。

坚持性

孩子能较长时间集中注意观察或从事自己喜欢的活动。

看到孩子经常主动、愉快并较长时间地从事某一活动，家长就可以确定孩子对该方面有较浓厚的兴趣。发现孩子的某种兴趣后，就要精心加以培养。在培养孩子兴趣爱好的过程中，家长不必操之过急，要遵循规律，循序渐进，适当安排。例如，孩子对数学很感兴趣，应首先了解孩子目前的心理发展和知识水平，确定让孩子学些什么，如果学习的内容太难，远远超出孩子的接受能力，就会挫伤孩子学习的积极性；学习的内容太容易，无须努力就会，就不能激发孩子的求知欲，不能引起学习兴趣，也不利于孩子智力的发展。

幼儿期常见问题与应对举措

发热

发热是育儿中最常遇到的难题之一，特别是晚上宝宝突然高热不退，这令许多新手爸妈束手无策，情急之下就乱用退热药，其实，这是非常不科学的。

要知道，发热并不总是生病的警讯。最新的医学研究证实，发热是身体对感染的免疫反应中很重要的一部分。也就是说，发热不是病，而是身体努力战胜疾病的象征。在所有发热的宝宝中，有 80％～90％的宝宝和自身性病菌感染有关——不需要治疗便可逐渐好转。

何时就医

当发热的宝宝出现下列情形时，必须尽快就医。

- 2～6 个月大的宝宝肛温超过 38℃，或 6 个月以上的宝宝肛温超过 39.2℃或医生认为应该就医的体温。记住，较小的婴儿若发热超过 37.9℃必须立即治疗。
- 宝宝有慢性疾病，如心脏、肾脏或神经上的疾病，或是镰状细胞性贫血或其他慢性贫血症。
- 宝宝出现抽筋现象，而且以前发热时也曾出现抽筋现象。
- 宝宝有脱水现象。
- 宝宝很虚弱，行为异常，十分爱睡但又睡不着，对灯光敏感，比平时爱哭，不吃东西，会揪扯自己的耳朵。
- 宝宝轻微发热已经有好几天，但突然转剧；或宝宝本来已感冒好几天了，却突然开始发热。
- 经药物治疗发热症状仍未改善。
- 轻微感冒引起的低度发热（肛温 38.9℃以下），或流行性感冒症状持续 3 天以上。
- 持续发热 24 小时却又查不出原因。

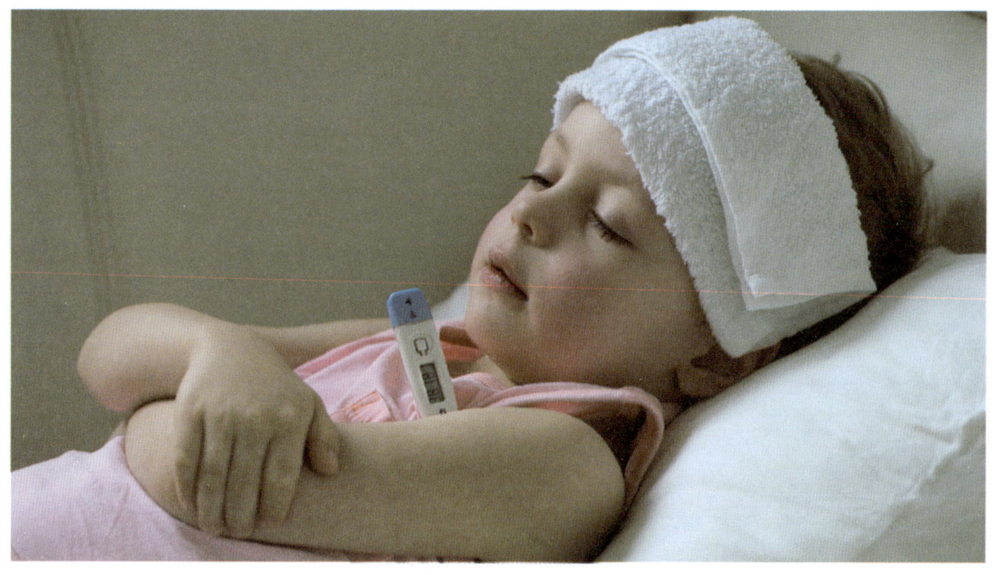

发热的处理

1. 保持凉爽。室内温度宜保持在20～22℃，同时应让宝宝穿得轻便一点，可以让身体充分散热。

2. 增加流食的摄取。对于较小的宝宝来说，可以多喂几次母乳或配方奶；而对于较大的宝宝，可以多供应一些流质食物，如稀释的果汁或多汁的水果。另外，还可以多喂一些水、清汤等，但不要强迫宝宝。若宝宝已经有好几个小时拒绝喝流质食物，则必须尽快通知医生。

3. 若有必要，服用退热药。要不要服用退热药，以及何时服用，须由医生决定。

4. 使用温水擦浴。体温在38.5℃以下时，应给予温水擦颈下、腋窝、大腿根部等处，避免擦胸、腹部，以免着凉，诱发腹痛或腹泻。

小贴士

发热时不能做的事

- 不要强迫宝宝休息。一个真的生病的宝宝绝对会想要休息的。如果宝宝想要出去，那么适量的活动也没什么问题，但是避免让宝宝做剧烈的活动，因为这会使得宝宝的体温进一步升高，尤其是在温暖的室内。
- 不要给宝宝穿太多衣服或裹得太暖。
- 不要给宝宝盖上湿毛巾，因为这会妨碍皮肤散热。
- 及时喂食。宝宝发热时热量的需求会提升，所以事实上，宝宝虽然生病了，但需要更多的热量，而非节食。
- 如果宝宝有中暑迹象，要立即采取措施，如用一大块浸过冰水的毛巾包住身体，立即送宝宝到最近的医院治疗。

哭闹不止

哭是宝宝表达情绪的唯一方式，因此，无论采取何种方式都无法制止宝宝的哭闹时，表明宝宝有某方面需求。一般情况下，宝宝哭闹，只要妈妈抱抱、哄哄便可停止，但若这样宝宝仍痛哭不止，便应找出哭闹的原因。

应对举措

1. 宝宝啼哭，抱他、喂他仍哭不停，且脸色不好、想吐或发现粪便混有血液或黏液时，有可能是肠套叠，要带孩子去医院治疗。

2. 夜啼原因很多，如太热、太冷、口渴、皮肤痒、异物刺痛皮肤等。此外，由于宝宝边吃奶边睡觉，吸进大量的空气，嗝打不出来也会哭。佝偻病、肠痉挛、蛲虫病也是宝宝夜啼常见的原因。

3. 宝宝哭闹时把脚朝肚子里缩，像虾一样弓着身体哭。通常提示肚子痛，如肠痉挛、肠套叠、肠道蛔虫等，应去医院请儿科医生诊断治疗。

4. 发热、摸到耳朵就哭、摇头或吐奶时，可能是中耳炎，应去医院。突然痛哭后停止呼吸几秒钟，起初脸色红润然后渐变成紫色，精疲力竭时，剧哭晕厥。这种发作只是一下，常见于情绪不稳的婴儿。

5. 发热、分开大腿换纸尿裤时大哭，则可能是股关节炎，应就诊。卧床不哭，抱起即哭（拒抱）和移动肢体时哭，应考虑肢体疼痛，如骨关节脱位、维生素C缺乏病、扭伤等。如排便时哭闹应注意结肠炎、尿道炎、肛裂、便秘等疾病。

边吃边玩

有些孩子食欲尚好，但有边吃边玩的坏习惯，不肯坐着吃，喜欢四处走动。这是因为孩子爱动，有引起他兴趣的东西，他就会去碰它。所以吃东西时，要给他好的环境，不要把会引起他注意的东西放在旁边。当宝宝真正肚子饿时，应该不会乱动，既然边吃边玩，也许并不是真正饿了，父母可试着把一天三次的辅食时间延后看看，让孩子在真正饥饿时吃也许会好一些。

孩子很少能端端正正、专心地吃东西。当孩子的肚子有某种程度的满足后，会马上开始玩，这是很自然的事情。至于吃到什么程度才让他去玩，这必须由父母做适当的判断，不可追逐喂食。

偏食及挑食

宝宝在喂养过程中，随着年龄的变化，对食物经常会产生好恶感，导致偏食，多为心理因素所致。偏食严重时会导致营养素失调，影响生长发育，如果不严重，父母就不要过于干涉，因为在生长发育过程中会改变。

不同孩子的偏食各有不同，如果不喜欢吃某些食物，可以用其他食品代替，如不喜欢吃鱼，可以用肉、蛋、牛奶等代替，这样在蛋白营养上就不会出现太大问题。

下面介绍几种宝宝容易不爱吃的食品的烹调法。

不爱吃鱼

鱼的腥味及鱼刺最容易令孩子讨厌和父母担心，如果不小心被鱼刺卡住喉咙，宝宝下次就会不敢吃鱼了。

烹调法：添加番茄酱或咖喱，可以消除腥味。在蒸熟的鱼上，加点沙拉，也是种好方法。

代替食品：宝宝不吃鱼，不要勉强他吃，可用其他食品代替，如鸡肉、猪肉等富含蛋白质的食物。

不爱吃蔬菜

蔬菜含有纤维，宝宝味觉大多对其不敏感，因此，会不喜欢吃，尤其是胡萝卜类蔬菜。

烹调法：把蔬菜切细，加蛋、豆腐，做成肉丸，让孩子感觉不出蔬菜的味道即可。此外，也可将擦碎的胡萝卜和苹果汁混在一起，还可以把蔬菜和肉一起煮烂，亦可用咖喱调味。

代替食品：厌恶某种蔬菜，只要喜欢其他蔬菜就不必担心。常用来代替蔬菜的食品是水果，大部分孩子都喜欢水果，洗后直接食用，十分方便。

不爱吃肉

肉质坚硬，难以咀嚼，或是油脂较多，味道特殊，这些都是令孩子讨厌的原因。

肉类中最令孩子讨厌的是鸡肉，大概是因为鸡肉有腥味，而且肉色呈淡白色，丝质多，塞牙等。

烹调法：加咖喱、番茄酱消除腥味，也可炸或红烧，还可切碎添加土豆或南瓜泥，再与豆腐、蒸蛋混合，孩子多能接受。

若不爱吃牛肉、羊肉、猪肉的话，可把肉绞碎或切细，加少许蔬菜做成丸子或包子等。

代替食品：可用富含蛋白质的豆制品、蛋类替代，大部分孩子喜欢蛋，可用蒸蛋、荷包蛋方式补给。

不爱喝牛奶

牛奶的膻味令一部分孩子生厌。

烹调法：在牛奶中加少许糖，或加入切碎的草莓来增加口感。

代替食品：奶油、乳酪、酸乳酪。

不会咀嚼

有些孩子到了3~4岁，仍不会咀嚼，只是直接吞咽或立即吐出。这大多与父母溺爱或断奶过晚有关。当然断奶时父母有时过分急躁，供给超过宝宝咀嚼能力的食物也可导致这种现象的发生。

克服这一现象的方法是按时添加适当辅食，先从较软的食品开始，逐渐让孩子习惯固体食物，父母不可过于急躁，让孩子自由发展。

便秘

母乳喂养的新生儿很少会发生便秘，因为他们的肠道从来都是恪尽职守地“工作”着，而喝配方奶的宝宝却可能会发生便秘的情形。

症状

- 肛门有裂缝，便中带血——用力将坚硬的粪便排出体外的结果。
- 胃痛和腹痛。
- 过敏。

婴幼儿便秘主要看质和量以及对宝宝有无不良影响，而不是以大便的次数来确定。况且，每个宝宝排便的情况都不一样。肠道很少蠕动，粪便很硬，常常是一小粒一小粒的，且很难排出，这些症状很少单独出现，但这不一定就是便秘的征兆，也许你的宝宝平时就是这样。

小贴士

若排便时比较困难，且宝宝异常烦躁、哭闹，甚至害怕排便，这都属于病态。便秘原因：一般有消化系统蠕动缓慢，生病、饮食中缺乏膳食纤维、饮水少、运动量少，或肛门有缝裂使得排便疼痛；严重的疾病，如甲状腺功能低下、巨结肠等。

应对技巧

饮食调理：丰富饮食结构，力争多样化，多喝水，多饮用含膳食纤维较多的水果汁、蔬菜汁，如梅子汁、胡萝卜汁等。

增加运动量：每天带孩子进行1~2小时的户外运动，如玩水、玩沙、荡秋千、滑滑梯等。

生活规律：让孩子养成早晨起床后大便的好习惯。

治疗：以上若都效果不佳，可在医生指导下用开塞露。

幼儿常见疾病的预防及治疗

消化系统疾病

口角炎

口角炎主要为B族维生素缺乏、真菌感染以及缺牙致牙床间距离过短所致，也与小儿口水过多及有舔唇或口角、咬手指或铅笔头等不良习惯有关系。

发生口角炎时，主要表现为口角双侧对称性湿白糜烂，重则有裂口。往往同时伴有唇炎或舌炎，唇部干燥、裂口，舌部充血、光滑，有时会有灼热感。

照料方法

1. 补充B族维生素。真菌感染时，可遵医嘱在口角涂抹浓度为1％的甲紫及制霉菌素鱼肝油液。
2. 保持口腔清洁卫生，多吃蔬菜、水果，去除不良习惯。

鹅口疮

鹅口疮俗称白口糊，是由真菌传染，在黏膜表面形成白色斑膜的疾病，年龄越小越容易发病。主要由幼儿免疫力低下（如营养不良、腹泻及长期使用广谱抗生素等）造成，也可能由被真菌污染的食具、奶头、手等传染造成。

发病时，幼儿口腔内壁充血和发红，有大量白雪样、针尖大小的柔软小斑点，不久即可相互融合为白色或乳黄色斑块。斑块不易擦掉，若用干净的纱布擦拭会出血或出现潮红色的不出血的红色创面。

照料方法

1. 幼儿因疼痛而不愿吃东西时，应耐心地喂其流质或半流质食物，以保证营养摄入。同时应给患儿多喂水，以清洁口腔，防止感染。
2. 在医生的指导下，对患儿口腔内局部用药也能有效治疗鹅口疮。
3. 注意饮食卫生，餐具洗净后再消毒。哺乳期的妈妈应注意清洗乳晕，并且要经常洗澡、换内衣、剪指甲，抱宝宝时要先洗手。
4. 宝宝的被褥要经常拆洗、晾晒，洗漱用具要尽量和大人的分开，并定期消毒。
5. 要经常带宝宝到户外活动，以提高其免疫力。

腹股沟疝

有的宝宝在哭闹或活动剧烈时，会在其大腿根部发现一个光滑、圆钝、稍带弹性的肿物，平卧或不用力时可复位消失，用手指由下向上轻顶肿物可将其纳入腹腔，有时还可听到咕噜声，此种情况即为腹股沟疝，俗称疝气。

照料方法

任何年龄均可手术，但6个月以下的宝宝体质弱，对麻醉药物耐力差且小型疝有自愈的可能，故手术时间以6个月到6岁为宜。若发生嵌顿性肠梗阻，则必须即刻手术。

脱肛

脱肛又称肛门直肠脱垂，是指肛管直肠向下移位，外翻脱出于肛门外。初期小儿排便时有肿物自肛门脱出，便后自动缩回。反复动作后，每次便后须用手托回。

照料方法

1.从小养成良好的排便习惯，不要长期坐在便盆上玩耍。
2.加强运动锻炼，增强营养，强化体质。
3.训练小儿半立位或卧位排便2~3周，可预防复发，并可能自愈。
4.复位困难、嵌顿者需外科手术。

肠炎

肠炎分为病毒性肠炎和细菌性肠炎。幼儿患的肠炎大部分是病毒性肠炎，常见的是被称为假性霍乱的病毒性肠炎，多发于秋冬季节。肠炎一般是通过沾染细菌的手、玩具等感染的，传染性极强，也可能通过呼吸系统感染。1周以后，大部分幼儿病情都会逐渐好转。

通常，患了肠炎以后首先会发热，接下来还会发生腹泻和呕吐。一开始吐的是吃下去的食物，情况严重的话，还会把掺有胆汁的青色胃液吐出来，甚至一喝水就会吐。腹泻的话，母乳喂养的宝宝的泻物就如白色的淘米水一样。

照料方法

1.幼儿若发高热，应先让他服用退热剂；若腹泻和呕吐，则要经常喂淡盐水。同时，为了补充营养，可以喂母乳、米汤、大麦茶等，也可以在医生的指导下服用适合于肠炎患者的特殊奶粉。
2.要积极预防肠炎。在抚摸宝宝时，一定要先洗手，尤其是换纸尿裤后要把手洗干净，杜绝细菌感染。

小儿便秘

宝宝大便时总是比较吃力，或3~4天不大便，即可认为是便秘。新生儿每天大便4~8次，周岁前后每天大便2次，4周岁起每天3次到每周3次，都属于正常情况。

大便时肛门疼痛，或者因大便干硬导致肛门出血，这都是便秘的症状。症状严重的话，还会出现一连好几天的溏便。幼儿便秘分为功能性便秘和器质性便秘，大部分幼儿便秘属于功能性便秘。其病因有饮水不足、肛门发炎、饮食不当、压力过大、服用药物等。

照料方法

1. 尽量少用灌肠的方式解决便秘，否则一旦养成习惯，幼儿就难以自行调节肛门括约肌，严重的话，会使肛门括约肌变得松弛。
2. 把体温计的端部插入幼儿肛门后立即拔出，可以助其排便。若大便太过干硬，可以让幼儿把臀部浸泡在凉开水中。若幼儿的大便带血，则须到医院进行检查。

腹痛

通常来说，宝宝吃太多凉的食物，或睡觉时把肚子露在外面等，都容易导致腹痛。

腹痛时，除了腹部疼痛，还常伴随着腹胀等症状，严重时还会发生腹泻和呕吐，甚至会引发胀气或痉挛等。但是，腹痛又跟肠炎不同，它一般不会有发热的现象出现。

照料方法

1. 睡觉时，注意给宝宝盖好被子，别让其露着肚子睡。
2. 若宝宝发生腹泻，要多喂水。腹泻症状稍有好转之后，可以喂稀的米糊来代替水。腹泻期间，可以继续母乳喂养。

呼吸系统疾病

感冒

感冒主要是因为鼻子和咽喉周围出现了炎症，也被称为咽鼻炎，多发生于气温变化较大的季节。幼儿感冒后，易引发中耳炎、支气管炎、肺炎等并发症，因此，须尽快治疗并积极预防。

感冒的常见症状有发热、喉咙肿、流鼻涕、咳嗽等，还可能伴有呕吐和腹泻等症状。一旦得了感冒，不仅会食欲减退，还可能导致脱水、无力等。

照料方法

1. 若幼儿体温超过38.5℃，应该喂退热剂，也可以用温热的毛巾擦拭全身或将幼儿放在盛有温水的浴缸里，以助其退热。
2. 咳嗽和多痰时，可常喂温热的大麦茶，不仅能减少咳嗽，还有助于排痰。无食欲或者腹泻和呕吐时，可喂米糊等易消化的食物。

照料方法

3. 要积极预防感冒，可以让幼儿适当地多穿些衣服，外出回家时，要将其手脚洗干净。此外，还要保持室内通风、清洁。

小贴士

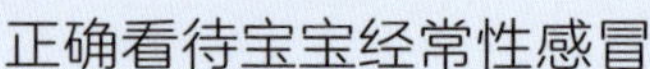

正确看待宝宝经常性感冒

宝宝经常感冒，每次只要有家人感冒，宝宝都会中招；或每隔一两周就会感冒一次。别担心，虽然感冒让宝宝鼻子不舒服，但如此频繁的轻微感冒对宝宝来说是有益而无害的。

这是因为经常性感冒会提升宝宝的免疫力，让他以后不轻易被感染。事实上，上幼儿园的宝宝（比待在家里的宝宝更容易生病）长大入学后，反而不容易患感冒或感染其他疾病。

经常性感冒完全不会影响宝宝日后的发育。研究发现，患各种感冒、腹泻及感染其他病毒的宝宝，和不常生病的宝宝没什么不同，学龄前无须做特别的准备，而且这些宝宝的社交能力也很强。

肺炎

肺炎是肺部产生炎症而引发的疾病，主要是由病毒感染引起，也有可能是由寄生性细菌引起的。大部分幼儿的肺炎是由感冒、流行性感冒、麻疹等并发症引发的。

肺炎的常见症状是发热和持续咳嗽。和感冒不同的是，严重时，高热还可能造成呼吸困难。另外，呼吸会快到1分钟50次以上，且每次呼吸时，身体多部位往往会由青转白。咳嗽严重时，年龄越小越易出现呕吐、多痰、类似腹泻等现象。即使病因相同，患儿的状态也各不相同，因此，须根据发病原因和幼儿的状态来进行治疗。

照料方法

1. 一定要根据医生开的处方用药，而且要坚持喂药。若病情稍有好转就停止喂药，再次严重时再喂药的话，就可能产生耐药性。一般来说，病毒性肺炎经治疗后很容易好转。
2. 由于肺炎预防接种只能预防由肺炎球菌引起的肺炎，因此，不能指望预防接种可以一劳永逸，而应该从生活的细节方面积极预防。

支气管炎

支气管炎是支气管发生炎症而引发的疾病，多发于2周岁以内的幼儿，特别是3~6个月的宝宝。支气管炎是传染性极强的病毒性疾病，主要由感冒并发症引起，常在季节变化的时候和冬季时流行。

支气管炎的主要症状为多痰、咳嗽、呼吸困难、食欲缺乏等，偶尔还伴有发热。一旦患病，会在2~3天内病情加重。此外，支气管炎引发的呼吸困难会使体内水分流失，食欲缺乏则会引起脱水，甚至会因并发症而引起肺炎。因此，幼儿发病后应及时送医院治疗。

照料方法

1. 要重视感冒引起的咳嗽，否则不仅影响治疗，还可能引发慢性哮喘或肺炎。要多给宝宝喂水，用加湿器增加空气湿度等，这样有利于排痰，减少对支气管的刺激，使咳嗽减轻，从而有助于治疗。
2. 宝宝出现呼吸困难的情况时，可让其以平稳的姿势坐起，使头部与胸口成45°或脖子后倾。因咳嗽严重或多痰等原因造成呼吸困难时，也可采取轻轻拍打后背的方法。

急性扁桃体炎

急性扁桃体炎主要分为细菌感染和病毒感染两类，多发于季节变换的时候，1周岁以上的幼儿常患此病。此外，幼儿若是患上风热感冒的话，喉咙肿就会引起扁桃体发炎，而且易发展成急性扁桃体炎，出现突然发热达39~40℃、头痛、肌肉痛等症状。

经常发生扁桃体炎，会造成扁桃体增大、鼻塞、用嘴呼吸，以及不能入睡等症状，也有可能会延缓宝宝的成长。随着宝宝年龄的增大，扁桃体会慢慢变小，到了3~4周岁以后，也可以动手术切除。

照料方法

1. 在儿科进行治疗后，一定要做到及时让幼儿服药，经常喂水，好好休息。
2. 为了不刺激喉咙，可以给幼儿喂柔软的食物。如果喉咙肿胀严重，喂宝宝吃冰激凌等凉的饮食，不失为一个好办法。

眼、鼻、口、耳疾病

中耳炎

幼儿与大人相比，耳朵内的耳咽管短而宽，更易发生炎症。据统计，80%的宝宝在3周岁之前都曾患过中耳炎，而且这一数字还在不断增加。

一旦患中耳炎，发热39℃以上，宝宝会哭闹得十分厉害，特别是晚上。喂奶后会立即吐出，手经常会去摸耳朵，并且边摸边发出刺耳的哭声。鼓膜破裂或转化为慢性病时，耳朵里会化脓并流出脓水，还有可能出现弱听的症状。

照料方法

1. 患急性中耳炎，应立即送医院进行治疗。治疗一般需要半个月到1个月的时间，而且一定要坚持治疗，直到痊愈为止。
2. 发热会导致耳朵疼痛，可以用湿毛巾冷敷耳后，以减轻疼痛；平时擤鼻涕时，轮流使用两侧鼻孔，也是很好的预防方法。
3. 躺着喂奶的话，奶会流入中耳，因此，最好是用半坐起的姿势来喂。
4. 流行性感冒疫苗接种也有助于预防中耳炎。因为患流行性感冒比患一般感冒更容易得中耳炎。

疱疹性口腔炎

由疱疹病毒产生的传染性疾病，通过孩子之间的接触或空气进行传染。幼儿很容易患此疾病，尤其是1~2周岁的宝宝。它可分为水疱性、溃疡性、疱疹性等种类，幼儿易患的是疱疹性口腔炎。

该病毒进入人体后，会使人发热至38~39℃，或者只是发低热。出现症状后经过2~3天，口腔黏膜和喉咙等部位会出现红肿，口腔和舌头上还会生成斑点，而且唾液突然增多，导致食欲缺乏。用手触摸红肿的牙龈或口腔黏膜，会有血渗出，并伴有气味。但过一段时间会慢慢恢复，4~7天以后逐渐好转。

照料方法

1. 可以在医生的指导下利用镇痛剂、退热剂、消炎剂等进行对症治疗。出现2次感染的情况时，也可以使用抗生素。
2. 由于该病会传染，所以宝宝的物品一定要单独使用。最重要的是要充分休息和正常饮食，身体免疫力弱的话，更容易患病。
3. 平时要经常漱口，以预防该病。若患病后口腔疼痛，且无法吃东西，则可能会导致脱水，所以要常喂宝宝喝温水。

口疮

口疮是由白色真菌引起的疾病，常表现为口腔内长出白苔。一般来说，早产儿或身体免疫力低下的宝宝更容易患此疾病。口腔内不干净，或妈妈的乳头、奶瓶等不清洁的话，也容易使宝宝患口疮。

得了口疮后，两颊内侧黏膜上会粘有奶垢般的物质，触摸会感到疼痛，脱落时还会出血。护理时要与奶垢区别开来，用柔软的纱布等轻轻擦拭，能脱落的是奶垢，不易脱落且出血的就是口疮。口疮常因症状不明显而难以发现，如果不严重的话，会自然好转。口腔内的真菌进入肠道，可能会引发腹泻。

照料方法

1. 在医生指导下将青黛散或珠黄散等药物搽于患处。
2. 每次洗澡时，可用柔软的纱布轻轻擦拭口腔。口疮严重的话，会使舌头疼痛而无法吃东西，可以喂稍凉的饮食。
3. 平时注意使奶瓶和妈妈的乳头、手等部位保持清洁。如果体重增加缓慢、经常患病的宝宝患了口疮，最好接受专科医生的诊疗。

结膜炎

结膜指包裹着眼皮内侧和眼睛表面的透明薄膜，该部分出现的炎症叫作结膜炎。根据发病原因，它可分为细菌性结膜炎、流行性结膜炎、过敏性结膜炎等。

虽然结膜炎的种类有多种，但它们也有共同的症状，如眼睛充血、多眼泪、瘙痒、异物感、眼皮红肿、长黄色眼眵等，严重时还会化脓。有可能只有一只眼睛患病，也有可能两只眼睛都患病。

根据感染细菌的不同，细菌性结膜炎的表现症状也不同，故治疗方法也有差别。春夏在公共场所易感染流行性结膜炎，会出现咳嗽、流鼻涕、发热、腹泻等与感冒相似的症状。

照料方法

1. 刚开始的 1 周内尽量不要外出，以防传染给别人；家人之间不要共用毛巾等物品。
2. 为了预防细菌性结膜炎，要保持手的清洁，尽量不要用手揉搓眼睛；因流行性结膜炎导致高热的话，先遵医嘱喂退热剂，然后让宝宝充分休息，保持安定。
3. 在治疗过敏性结膜炎的同时，要清除诱发过敏的物质。宝宝若是过敏性体质的话，要常使用吸尘器或拖把打扫其房间。
4. 积极预防结膜炎。外出回家后，要把手脚洗净。特别是在眼病流行时期，利用盐水洗眼，也有一定的帮助。平时可保持室内的湿度在 50 %，温度在 20 ~ 22 ℃，随时开窗换气。

外耳道炎

外耳道炎是耳郭和外耳道连接的外耳部分发生炎症而引发的疾病，它主要是由挖耳垢时不慎留下的伤痕感染细菌而引起的。外耳道上有汗腺，被细菌侵入的话，会生成与皮肤脓疮类似的东西。从耳孔到鼓膜的“S”形管道里如生了脓疮的话，就会使入口变窄或内侧堵塞。

患外耳道炎时，一开始瘙痒，然后慢慢出现疼痛，耳孔入口红肿，变得越来越窄。按压耳孔入口或拉动耳垂，会觉得十分疼痛。等到脓疮自然破裂，脓液流出，就会渐渐好转。

照料方法

1. 保持外耳道的清洁，适当服用抗生素，以消除脓疮化脓后生成的脓液。
2. 可遵医嘱喂减轻瘙痒或疼痛的药。一旦幼儿的耳孔变窄的话，一刻也不会安静。因此，不要随便挖耳垢，用棉签轻轻地挖耳孔入口即可。但在沐浴以后，不宜用棉签挖耳朵。

皮肤疾病

过敏

宝宝周岁之前出现的胎热，其实也是一种过敏，通常周岁以后会逐渐好转。2 周岁之前，大部分过敏性皮炎是由饮食引起的。4~5 周岁以后，环境因素起的作用更大，煤烟、灰尘、花粉等，都能成为感染的原因。此外，心理压力或遗传等因素也可能产生作用。

过敏的主要症状是生成水疱般的高低不平的红色凸起，且瘙痒难忍，抓破后会流出脓水，干了以后形成白色的疮痂。若不能忍受瘙痒而连续抓挠的话，会因二次感染产生炎症而流脓水。如此反复的话，皮肤会越来越厚，越来越粗，肤色也会逐渐变黑。

照料方法

1. 若瘙痒很严重，可在医生的指导下搽具有减轻瘙痒效果的软膏。
2. 要保持皮肤的清洁和湿润。如有汗水或食物沾在皮肤上，应用毛巾擦干净或用水洗净。
3. 洗澡时，用温水洗 10 分钟左右即可，而且要尽量使用抗过敏的专用浴巾。洗完后，趁身子还未完全变干，可充分地搽上润肤乳。
4. 对于新生儿来说，母乳喂养比奶粉更好；而蛋白、乳酪、鱼虾等易诱发过敏，最好是在周岁以后再喂。
5. 为了防止灰尘、真菌等侵蚀宝宝的皮肤，尽量不要使用地毯和窗帘等，被褥等也要经常更换，还应该多进行日光消毒。

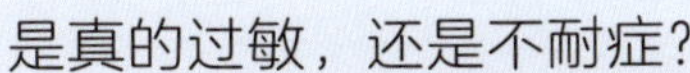

小贴士

是真的过敏，还是不耐症？

引发宝宝过敏的食物有很多。有些宝宝一生下来，就对奶制品、面包、鸡蛋甚至面粉过敏。但事实上，与免疫系统有关的食物过敏并不常见。

大部分食物过敏其实都是对某种食物敏感或只是不耐症。二者的区别是：对某种食物过敏是完全不能吃（尤其是出现严重的反应时）；而不耐症则无须完全拒绝这种食物（因为其反应只是不舒服），只要没有反应，有时候适量吃一点也无碍。有乳糖不耐症（缺乏消化乳糖的酶）的宝宝喝牛奶后可能会发生腹痛、胀气或腹泻。而真正对牛奶过敏的宝宝大便会有血或黏液。

所以，若宝宝吃了某种食物后看起来有“过敏”症状，务必请医生认真检查，以确定是真的过敏，还是只是敏感。

手足疱疹

手足疱疹是传染性极强的急性疾病，一般由霉菌病毒引起，肠道病毒71型等病毒也可能引发该病。幼儿一般是通过手和口导致病毒进入体内的。

被霉菌病毒感染后，经过4~6天的潜伏期才会出现症状。初期会有发低热、食欲缺乏、腹痛等不适，接着手掌、脚掌、身子、臀部、手臂、脸部、腹部、喉咙、牙龈和舌头等部位会出现红色的疱疹。此外，手足疱疹还可能引发肠炎。它初看与麻疹的症状很相似，但没有咳嗽和流鼻涕等症状，发病1周以后，水疱消失，病情自然好转。

照料方法

1. 在夏秋两季，不要去人多的场所；外出回家后立即将手和脚洗干净；最好经常漱口。
2. 发热的话，可以遵医嘱喂退热剂；食欲缺乏、腹痛、腹泻的话，可以喂盐水或粥等柔软的食物；口腔疼痛而无法吃东西时，只要不腹泻，就可以喂点凉的饮食，以减轻疼痛。
3. 宝宝觉得瘙痒难忍时，可以遵医嘱涂抹减轻瘙痒的药水。但如果使用甾体抗炎药的话，反而会促使病毒增殖，一定要慎重。
4. 一般不会留下后遗症，可自行好转。但为了健康考虑，最好还是找专科医生诊断一下。

尿布疹

由于宝宝的皮肤敏感脆弱，因此，大小便中的阿莫尼亚成分连续刺激皮肤，湿的纸尿裤和不透气的纸尿裤摩擦皮肤，容易生成疹子。不经常更换纸尿裤或宝宝长时间坐婴儿车，都会引发尿布疹。另外，预防痱子的爽身粉或纸尿裤上残留的洗涤剂余垢等，都可能引发疹子。

出现尿布疹后，凡是被纸尿裤覆盖的皮肤及其周围都会发红，并逐渐肿胀瘙痒。若不及早治疗，就会流出大量脓水，以致更加瘙痒难忍。一旦发展成慢性，皮肤会出现裂缝，变得粗糙；继续恶化的话，不仅会流脓水，还会化脓、流血，这会让宝宝十分痛苦。

照料方法

1. 宝宝大小便以后，一定要把臀部擦净晾干。经常更换纸尿裤，有时候不穿纸尿裤，也有助于防治尿布疹。
2. 宝宝症状严重的话，应到医院进行治疗。在对宝宝使用药物方面，要谨遵医嘱。
3. 抹了软膏再搽爽身粉的话，反而不利于皮肤恢复。因此，在流脓水时抹软膏，不流脓水时搽爽身粉。使用爽身粉时，为了不使毛孔被堵住，须把多余的粉末抖掉，保持皮肤松软。
4. 若使用尿布，一旦脏了，就必须马上洗净，并在日光下晒干、消毒，不可长时间浸泡在水里。纸尿裤透气性较好，因此，出尿布疹严重的时候，宜使用纸尿裤。

痱子

宝宝本身就很容易出汗，若再处于潮湿、闷热的环境中，汗腺就会被堵住，汗水难以分泌，于是就生成了痱子。有的妈妈喜欢将幼儿捂得严严实实的，生怕受凉，因此，就连冬天也会长出痱子来。

痱子主要长在经常出汗的部位，如额头、脖子、鼻子、胸口等。出现红色疹子后会引起瘙痒，如果无意识地经常抓挠，就会造成细菌侵蚀、化脓并变黄，有时候会与过敏性皮炎混淆起来。但痱子只长在经常出汗的部位，也不十分瘙痒，只要把汗水擦干，保持皮肤清洁，症状就能得以好转。

照料方法

1. 出汗太多或天气太热、温度太高时，不要让宝宝穿太多的衣服。最重要的是保持环境的凉爽、通风，而且幼儿一出汗应及时擦干，要让其穿吸汗性能好的宽松的棉质衣服。
2. 不宜给宝宝搽大量的爽身粉、软膏等，这样做会阻碍汗水的蒸发，反而使症状恶化。痱子严重时，可在医生的指导下涂抹添加了抗组胺或甾族化合物的皮肤油脂，防止其发展为湿疹。
3. 将新鲜的去皮黄瓜捣碎，用纱布包上后在长痱子的部位轻轻敲击着进行按摩。按摩结束后，皮肤上会残留一些汁水，可用清水洗净。

传染性疾病

脑膜炎

脑膜炎是指包在脑和脊髓表面的薄膜产生了炎症，分为细菌性脑膜炎、病毒性脑膜炎和结核性脑膜炎，它还会诱发肺炎或中耳炎等并发症。出生后 6 ~ 12 个月的宝宝免疫力低下，容易患上脑膜炎。但患过 1 次以后会产生免疫力，以后就不会再患。

脑膜炎患者一般伴随着头痛，会出现 39 ~ 41℃的高热，而且高热会持续 1 周左右。严重的话，还会呕吐、出疹子等。不满周岁的宝宝患病后，可能症状不很明显，但是会出现无力、发热、哭闹、呕吐等现象。因此，当脑膜炎流行时，一旦出现这些现象，就要高度重视。

照料方法

1. 若怀疑宝宝患了脑膜炎，应及早去医院检查治疗，一旦耽误了治疗，可能致命。
2. 未满周岁的宝宝即使患了脑膜炎，其症状也不很明显。因此，即使症状只是像轻微的感冒，但是如果持续高热的话，也最好去医院检查一下。
3. 若是感染了细菌性脑膜炎，会出现各种后遗症，进行预防接种比较安全。在出生后第 2、第 4、第 6 个月时进行接种，出生后第 15 个月补充接种。
4. 在脑膜炎流行的时候，尽量减少外出，避免去人多的地方。另外，外出回家后一定要把手脚洗干净，漱完口以后再好好休息。

幼儿期常见问题与应对举措

家庭常备的急救物品

一般家庭常备的急救物品应以简单和实用为原则。

物品	体温计、剪刀、镊子、纱布、棉球、创可贴、止血带、热水袋、冰袋、绷带、胶布、一次性注射器等
外用药	2%碘酒、75%酒精、过氧化氢、红药水、甲紫、0.5%呋麻液、氯霉素眼药水、红霉素软膏、呋锌膏、氟轻松软膏、风油精、红花油等
内用药	退热药：小儿退热栓、小儿APC、复方氨基比林、臣功再欣等 止血药：云南白药 止咳药：甘草合剂、急支糖浆、止咳露等 助消化药：小儿消食片、米雅、思密达等 抗生素类药：复方新诺明、红霉素、强必林等

溺水

溺水发生后，口、鼻腔内吸入大量的水，引起呼吸窒息和肺水肿，而肺内水分被吸收进入血液后，会使血液稀释并引起严重的电解质紊乱，同时水刺激导致喉头痉挛或心脏突然停跳。

急救处理

1. 对溺水者要争分夺秒就地抢救，如溺水时间短、喝水量不多、没有其他症状，可不必送医院。
2. 如溺水时间长，口鼻内的淤泥、杂草等较多，应立即清除。如口腔紧闭，可捏起两侧面颊部用力启开牙关，松开衣带进行控水，方法是小儿伏卧在救护人员肩上或腿上，头向下垂，使水自然流出。
3. 如呼吸、心跳停止，除用上述方法外，应立即进行口对口人工呼吸及胸外心脏按压。

烫伤

宝宝轻微烫伤后，应立即用冷水冲洗，降低伤处的热度，冲洗的时间至少20分钟。也可用白酒涂患处。但烫伤的处置方法因烫伤的程度不同而不同，是由烫伤的深度与宽度来决定的。全身性的烫伤不能用水冲洗。

烫伤以后会形成水疱，应赶紧连着衣服泡入水中，然后再脱衣服，勉强脱或撕开衣服，常会加重损伤，如果没有把握的话，去医院请医护人员脱衣服。创面已经起疱时最好不要挑破，免得细菌感染，让其慢慢吸收，亦可用无菌注射器穿刺抽吸，局部也可用涂有烫伤膏或凡士林的纱布包扎。如果是脸部烫伤可用湿毛巾冷敷，为了避免伤及眼角膜，不可擦拭眼睛。

大面积及严重烫伤应尽早送医院治疗。

烫伤是可以预防的，平时父母及家人应将热水瓶、粥锅、汤锅、牛奶锅及碗等放在宝宝碰不到、够不着的地方。应告诉宝宝不要接近火炉、电开关等，给宝宝洗脸、洗澡时先放冷水后再加热水，让宝宝了解冷、热、烫的概念。

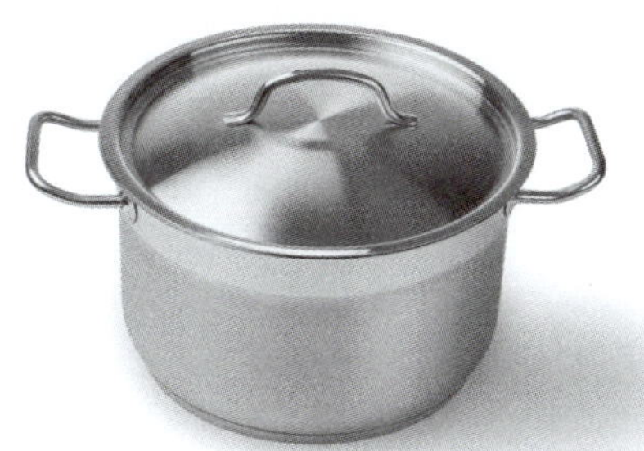

触电

电击可引起局部皮肤的严重烧伤和全身反应，表现为头晕、心慌、惊恐、面色苍白，严重者可发生昏迷及抽风，呼吸、心跳停止。

急救处理

1. 一旦触电，触电宝宝还贴在电源上，应尽快让宝宝脱离电源，如宝宝触及插销，应立即关掉电源开关；如触及了垂下或刮断的电线，可用干燥的木棒、竹竿等绝缘工具将电线挑开；如宝宝倒在电线上，附近又无法切断电源，可用绳子或将衣服拧成带子套在宝宝身上，将其拉开。救护者一定要注意自身安全。
2. 在送往医院或等救护车到来之前，心跳、呼吸停止的一定要及时做人工呼吸和胸外心脏按压。
3. 触电是严重的意外事故，应加强防范。孩子从走路开始就应该反复教育其不许玩灯头、电插销、电线和各种交流电器，孩子从小养成不玩带电物品的习惯，可预防发生触电。
4. 家长要有较强的安全防范意识，电插销应安装在孩子摸不到的地方，教育孩子遇有雷雨时，不要在大树下或电线杆旁避雨，以防电击。

骨折

手臂、腿、锁骨或手指骨折

如果宝宝发生了这类骨折，一般是很难分辨的。这类骨折的症状有：意外发生时有清脆的声响，受伤部位变形（也有可能是骨折），不能移动或负载重量，极端疼痛（宝宝持续性地哭可能是发出的信号），麻痹或刺痛，肿胀及变色。若怀疑宝宝四肢发生了骨折，千万不可移动，等医生前来处理。若一定要移动，应先试着用夹板、小的硬枕头、尺子、杂志、书本或其他坚固物体将受伤部位固定，再在其上下用绷带、布条、围巾或领带固定，但不可绑得太紧，以免血液受阻。

开放性骨折

如果骨头突出在皮肤外面，千万不可触碰。若条件允许，找一块无菌的纱布或干净的软布盖住伤口。若有必要，先予以加压止血，再紧急求救。

脖子或背部受伤

如果发现宝宝脖子或背部受伤，千万不可移动，要立即求救。在等待救援时，要尽可能地使孩子保持舒适的体位，并注意保暖，可以拿一本书或其他较重物体放在孩子头的周围，以帮助固定。不要喂食物或饮料。

吞下异物

圆形异物

如果宝宝吞下了如硬币、珠子之类的圆形异物，但宝宝看起来并没有什么异样，最好让宝宝自行排出，大部分宝宝可于2~3天将异物排出，排出前要随时检查宝宝的粪便。但若宝宝吞下的是水银电池，则必须马上找医生处理。

若宝宝吞下这类异物后出现吞咽困难、喘气、流口水、呕吐等现象，很有可能是东西卡在食道里，要立即给医生打电话，并送急诊。

如果宝宝咳嗽而且看起来呼吸困难，很可能是吸入而不是吞下异物，必须去急诊以特殊工具取出。

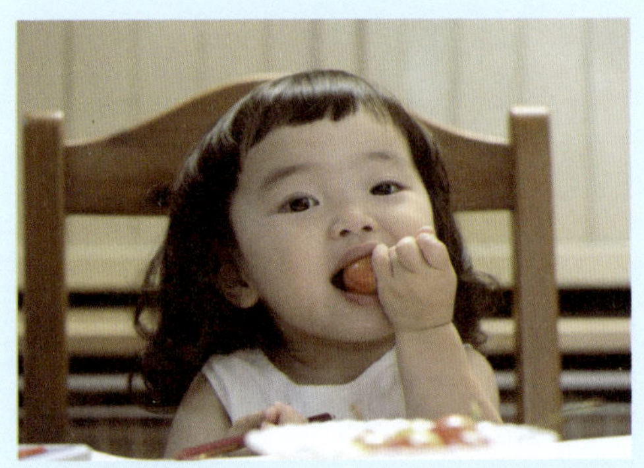

尖锐异物

如果宝宝吞下的是如大头针、鱼刺、边缘锐利的玩具之类的尖锐异物，必须立即去急诊用特殊工具取出异物。

食物中毒

宝宝食物中毒大多是因为食物被有毒的物质污染或食入了含有毒性的物质。误服某些药物也可导致小儿药物中毒。

急救处理

1. 对中毒物质不明者，如果宝宝意识清醒，应饮用大量的淡盐水，每次30～60毫升（5～6匙），不可饮牛奶。然后用食指刺激其咽部，促使呕吐。
2. 收集呕吐物，送医院进行毒性鉴定，明确诊断后尽快应用特效药物。
3. 如果家长对食入有毒物质明确，应做一些简单的处理，如误食强碱应用食醋中和，误食强酸须饮用较稀的肥皂水中和。
4. 经过催吐和中和处理后，可给牛奶或蛋清、稠米汤等食物保护胃黏膜，而且对金属中毒能起沉淀作用。
5. 做好简单的保护处理后，就尽快送医院，否则，毒物的腐蚀破坏作用继续加大，会使孩子的生命受到威胁。

气管异物

当宝宝把纽扣、小笔帽、小玩具等放在口中玩弄时，或咀嚼花生米、豆类食物时大笑、哭闹或惊恐而深吸气时，会将这些异物吸入气管。一旦吸入气管，必然引起呛咳、气急或呼吸困难。异物停留在气管中，可随呼吸移动引起剧烈的阵发性咳嗽。如果异物较小，可通过气管落入支气管，这时咳嗽、呼吸困难反而减轻。由于一侧支气管堵塞而产生肺不张，另一侧吸入气体增加而出现代偿性肺气肿，时间久后，可并发气管炎、肺炎等。

急救处理

1. 气管异物非常危险，应尽快送医院救治，千万不要用手去掏，以免异物越陷越深，更不易取出。
2. 平时要加强预防，防止大宝宝往小宝宝嘴里塞东西；不要给小宝宝吃花生米、瓜子、豆类及有核的食物；教育宝宝不要把玩具放在嘴里，吃饭时不要逗乐、大笑、看电视。

鼻腔内异物

大多情况下是宝宝将花生米、豆类、小玩具、纽扣等塞进自己的鼻孔，刺激鼻腔黏膜，出现打喷嚏、流涕、鼻塞等不适症状，往往此时父母或宝宝急于用手掏，但越掏越深，加之一些豆类异物经鼻腔分泌物浸泡，体积涨大，会堵塞鼻道。

有些异物存留很久，若病侧鼻臭，

流脓血性分泌物时，应想到鼻腔异物的可能。

当孩子将花生米、豆类、纽扣等异物塞入鼻孔后，不要用手去掏，可令小儿将另一侧鼻孔压紧，抿住嘴用力让鼻孔出气，异物多能擤出。难以取出的异物，应立即去医院经黏膜麻醉后取出。

煤气中毒

煤气中毒又称一氧化碳中毒。一氧化碳是煤炭燃烧不完全时产生的，吸入肺后，进入血液循环，与红细胞结合，就大大降低了红细胞携氧的能力，使组织器官缺氧而窒息。如脑缺氧时间过长，就会发生脑缺氧后遗症，重者会导致死亡。

煤气中毒的常见原因多为煤气外漏且门窗紧闭，冬季在汽车内连续开动发动机取暖，用炉子生火取暖，将未充分燃烧的炭火炉移进卧室且通风不良等。

急救处理

1. 煤气中毒是完全可以预防的，只要炉子及房间的通风设备合理，家长细心管理多能避免。
2. 一旦发生煤气中毒，轻者将小儿抱到户外，并注意保暖，穿好衣服、包好被子，以防继发呼吸道感染；重者应立即送医院，给予氧气吸入，如能迅速放入高压氧舱，效果更好。

动物咬伤

宝宝最常见的动物咬伤来自狗、猫和其他家庭宠物。如在户外活动，也会被蜂、蝎、蚊虫等咬伤。被动物或昆虫咬伤后，动物的唾液以及附着在皮肤上的细菌，会进入伤口，引起感染。

急救处理

1. 被狗、猫咬伤后，伤口流血，不要立即止血，流出的血可以冲掉伤口内的一些细菌和毒素。
2. 被咬伤后应用自来水反复冲洗，然后涂以 2.5％碘酒，用纱布包扎，如出血不多也可不包扎。
3. 被狗咬伤后，应在 2～3 小时注射狂犬疫苗。
4. 如是蜂蜇伤，切忌挤压蜂蜇处，也不要马上冲洗或涂碘酒，应先用无菌针头把蜇针挑出，涂擦食醋（黄蜂蜇伤）或肥皂水（蜜蜂蜇伤），出现水肿时，可冷敷患处。
5. 如系毒蛇咬伤，应先挤出毒液。用干净的剪刀在伤口部位切成 2 厘米的十字形，然后挤出毒液或吸出毒液（蛇的毒液在血中具有强烈毒性，而在唾液中无毒）。保持安静，保暖，然后送医院，接受抗血清注射。
6. 蚊虫咬伤后症状较轻，可涂抹抗组织胺类软膏，并防搔抓。

产检时间表

孕期	检查项目	检查内容
孕 1～2 月	人绒毛膜促性腺激素（hCG）	确保孕酮和 hCG 正常值，对保胎和维持妊娠很重要
	B 超	孕 5～8 周，确认妊娠囊位置，并排除异位妊娠
		高龄或有流产史的孕妈妈最好在孕 6～8 周去做这项 B 超检查，确认有无胎心、胎芽
孕 3～4 月	第一次正式产检，医院建档要趁早。孕妈妈确认怀孕之后到社区医院办理《母子健康档案》，尽早带着相关证件到医院做各项基本检查	
	验血常规	主要看怀孕后有没有出现贫血、感染等
	验尿常规	检查肾脏功能是否能承受孕期生理变化
	评估肝肾功能状态	检测肝和肾是否能供应两人的需要
	TORCH 全套	了解病毒、细菌的免疫情况，避免胎宝宝出现出生缺陷
	乙肝筛查	减少宫内感染的概率
	颈项透明层厚度（NT）	要在孕 11～14 周做 NT，判断是否有染色体问题和心脏问题
	凝血检查	预测血栓以及出血风险
	测血型	筛查特殊血型，好为输血时提早准备；同时预防新生儿溶血病
孕 4～5 月	唐氏筛查	计算“唐氏儿”的危险系数
	无创产前 DNA 检测	唐氏筛查不过关，建议进行无创产前 DNA 检测来评估胎儿 21－三体、18－三体、13－三体风险
	羊水穿刺	如果唐氏筛查结果不在安全范围内，即是高危，可以进一步做羊水穿刺，再次评估风险性，评估结果有可能会是低危

（续表）

孕期	检查项目	检查内容
孕6月	B超大排畸	孕20～24周是做B超大排畸的最佳时间，是针对胎宝宝的重大畸形做筛检，如脑部异常、四肢畸形、胎儿水肿、脊椎畸形、心脏畸形、唇腭裂、显著消化系统以及泌尿系统异常等
	B超羊水量检查	B超羊水量检查并不是所有人都要做的，到了孕中期，羊水量仍然过多，提示可能存在胎儿畸形或者孕妈妈高血糖，有此情况的孕妈妈要进行相关检查
孕7月	妊娠糖尿病筛查	在孕24～28周做，检查孕妈妈的血糖水平，如果发现异常，需要进行葡萄糖耐量试验，以确诊是否患有妊娠期糖尿病
	B超检查胎盘	不是必查项目，如果孕妈妈有反复阴道流血，需要进行B超检查，看看是否为前置胎盘
孕8月	重点筛查 妊娠期高血压疾病	避免先兆子痫、早产等
孕9月	B超检查	在孕33～34周的B超检查，主要评估胎宝宝有多大，观察羊水多少和胎盘功能以及胎宝宝有没有出现脐带绕颈
	胎心监护	在怀孕34周后，孕妈妈每周去医院产检时，都要进行胎心监护，以此判断胎宝宝在子宫内的健康状况
	阴道拭子检查	看阴道是否有细菌感染，降低新生儿感染风险
	B超检查	监测胎宝宝的大小
	心电图	35～36周是整个孕期心脏压力最大的时候，这时候的心电图是判断心脏能否承受生产压力的主要依据
	骨盆测量	在孕35～36周进行，主要是了解骨盆腔的宽度是否适合顺产
孕10月	产前B超检查	孕37～40周，一般情况下，这是产前最后一次B超检查，主要是查看胎宝宝的大小、胎位、胎盘、羊水、脐带情况等，为分娩做充分准备

WHO 生长发育新指标
——学看宝宝“生长曲线图”

细心的爸爸妈妈会发现，在母子系统保健手册中，在各大医院的儿科保健门诊，一般都有适用于 0～5 岁宝宝生长发育评价的分析图表，主要用于儿童生长发育评价。如果父母学会了看宝宝的生长曲线图，就会对宝宝的健康状况有更深入的了解，进而对宝宝的健康有更加客观的认知，也免去了一些后顾之忧。

“生长曲线图”的使用诀窍

顺时记录

要想了解宝宝的生长发育是否正常，身高体重是否标准等，爸爸妈妈可以为宝宝每个月测量一次身高、体重，把测量结果标注在生长发育曲线图上（避免在宝宝患病期间测量），然后连成一条曲线。若宝宝的生长曲线一直在正常范围内（3rd至97th），且能匀速顺时增长，这就表明是正常的。可能有些宝宝的生长速度会比较快，生长曲线呈斜线，不过，若一直在正常值范围内就不用担心。

动态观察

利用生长发育曲线图对宝宝的生长发育指标进行定期的、连续的测量，最好每 2～3 个月对生长曲线增长速度进行一次横向比较，如果出现突然增速或减速，就要引起注意了，定期体检时可以向儿科保健医生反映情况，听取医生的建议，以便及早分析原因，采取措施，促进生长发育。

“生长曲线图”的使用误区

误区 1：追求最高值，认为平均值以下为不正常

每个宝宝的生长发育曲线都会有所不同，平均值曲线并非判断发育正常与否的唯一标准。即使宝宝的生长曲线一直在平均值曲线下面，最低值曲线上面，只要一直呈现匀速顺时增长就应视为正常。

误区 2：一直等到生长曲线突破正常值后才引起注意

很多父母往往在宝宝的身高、体重超出或低于正常值后才发现问题，那时已经有点晚了。若宝宝的生长曲线总是超过 85th 或者低于 15th，就应咨询医生，看是否是喂养方式不当造成的，是否需要予以干涉。

注：世界卫生组织（World Health Organization），英文缩写为 WHO，中文简称世卫组织。第 334 页为 0～5 岁男女宝宝的身高发育曲线图。以男孩为例，该曲线图中对生长发育的评价采用的是百分位法。百分位法是将 100 个人的身高按从小到大的顺序排列，图中 3rd、15th、50th、85th、97th 分别表示的是第 3 百分位、第 15 百分位、第 50 百分位（中位数）、第 85 百分位、第 97 百分位。排位在 85th～97th 的为上等，50th～85th 的为中上等，15th～50th 的为中等，3th～15th 的为中下等，3rd 以下为下等，属矮小。

0～5 岁宝宝身高标准（男）

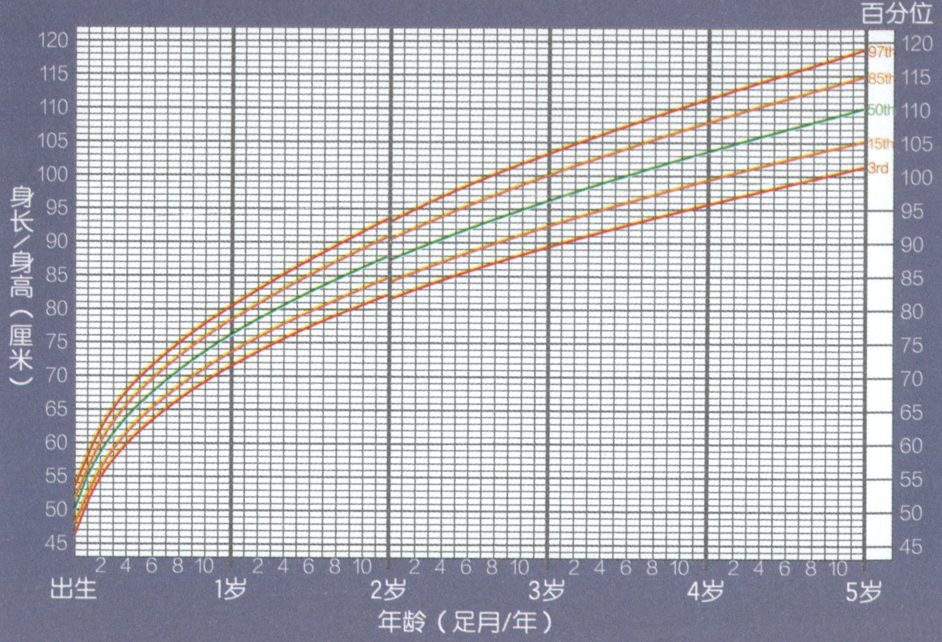

百分位

97th
85th
50th
15th
3rd

身长/身高（厘米）

120 115 110 105 100 95 90 85 80 75 70 65 60 55 50 45

2 4 6 8 10 2 4 6 8 10 2 4 6 8 10 2 4 6 8 10 2 4 6 8 10

出生 1岁 2岁 3岁 4岁 5岁

年龄（足月/年）

0～5 岁宝宝身高标准（女）

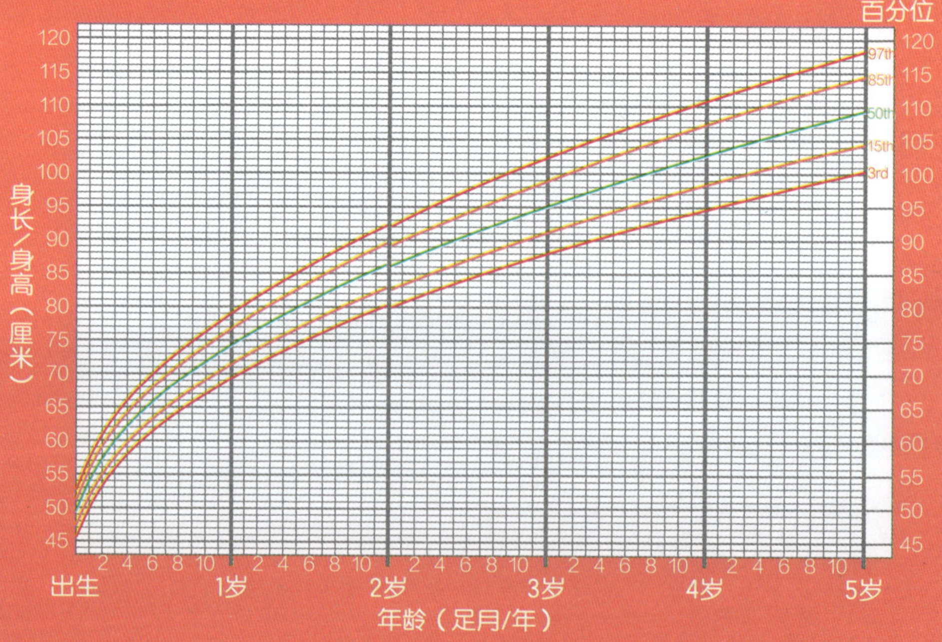

百分位

97th
85th
50th
15th
3rd

身长/身高（厘米）

120 115 110 105 100 95 90 85 80 75 70 65 60 55 50 45

2 4 6 8 10 2 4 6 8 10 2 4 6 8 10 2 4 6 8 10 2 4 6 8 10

出生 1岁 2岁 3岁 4岁 5岁

年龄（足月/年）

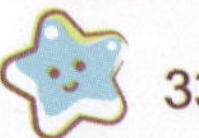